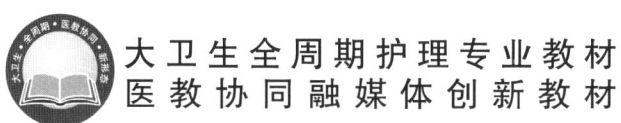

大卫生全周期护理专业教材
医教协同融媒体创新教材

五官科护理学

主编 王宇鹰

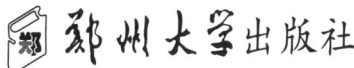

郑州大学出版社

图书在版编目(CIP)数据

五官科护理学 / 王宇鹰主编. -- 郑州：郑州大学出版社, 2025.4. --（大卫生全周期护理专业教材）. ISBN 978-7-5773-0791-6

Ⅰ. R473.76

中国国家版本馆 CIP 数据核字第 2024R6P357 号

五官科护理学
WUGUANKE HULIXUE

策划编辑	吕笑娟	封面设计	苏永生
责任编辑	吕笑娟	版式设计	苏永生
责任校对	张　楠	责任监制	朱亚君

出版发行	郑州大学出版社	地　　址	河南省郑州市高新技术开发区
经　　销	全国新华书店		长椿路 11 号(450001)
发行电话	0371-66966070	网　　址	http://www.zzup.cn
印　　刷	河南龙华印务有限公司		
开　　本	850 mm×1 168 mm　1/16		
印　　张	18.5	字　　数	512 千字
版　　次	2025 年 4 月第 1 版	印　　次	2025 年 4 月第 1 次印刷
书　　号	ISBN 978-7-5773-0791-6	定　　价	59.00 元

本书如有印装质量问题,请与本社联系调换。

作者名单

主　　编　王宇鹰
副 主 编　李亚楠　王烨华　叶　琳　施　华　范小兰　张智霖
编　　者　（以姓氏笔画为序）
　　　　　　马灵草（河南省人民医院）
　　　　　　王文娟（郑州大学第一附属医院）
　　　　　　王宇鹰（郑州大学第一附属医院）
　　　　　　王欣芝（浙江大学医学院附属口腔医院）
　　　　　　王彦艳（郑州大学第一附属医院）
　　　　　　王烨华（郑州大学第一附属医院）
　　　　　　叶　琳（郑州大学第一附属医院）
　　　　　　朱金艳（温州医科大学附属口腔医院）
　　　　　　杜　芳（重庆医科大学附属第一医院）
　　　　　　李亚楠（郑州大学第一附属医院）
　　　　　　李慧川（郑州大学第一附属医院）
　　　　　　何金凯（新疆医科大学第一附属医院）
　　　　　　何清丽（河南省人民医院）
　　　　　　张和平（温州医科大学附属口腔医院）
　　　　　　张智霖（南昌大学第二附属医院）
　　　　　　范小兰（温州医科大学附属口腔医院）
　　　　　　周　娜（北京大学口腔医院）
　　　　　　赵　静（郑州大学第五附属医院）
　　　　　　胡明芳（郑州大学第一附属医院）
　　　　　　施　华（河南中医药大学第一附属医院）
　　　　　　宣　萍（浙江大学医学院附属口腔医院）
　　　　　　符晓红（河南中医药大学第一附属医院）
　　　　　　程彦如（郑州大学第一附属医院）
编写秘书　陈　刚　李　腾

前言

为贯彻落实《国家教育事业发展"十四五"规划纲要》《"健康中国 2030"规划纲要》等重要文件精神，加快五官科护理学教育改革与发展步伐，紧跟学科新进展、新趋势，郑州大学出版社组织专家、教授共同编写了本教材。

本教材扎实践行国家新一轮教学改革的要求，紧密对接新时代健康中国对高质量护理人才的培养需求，坚持立德树人，秉承"三基（基础理论、基本知识、基本技能）五性（思想性、科学性、先进性、启发性、适用性）"，将人文精神和职业素养渗透始终。本教材具有如下特点。

1. 适应人才培养需求。为培养具有专业知识及岗位胜任力的高素质护理人才，教材注重理论与实践相结合，采用"案例与思考"的编写形式，吸引学生主动探寻所学课程的新知识、新发展，利于形成良好的临床思维，提高其应用知识分析问题、解决问题的能力。

2. 选材适宜。注重相关学科的交叉、融合，优化课程内容，选材适度，根据各专业疾病特点，精心地进行病种选择。内容设计上，注重内容选材与框架体系的设计具有启发性。

3. 体现专业特色。护理学类专业特色体现在专业思想、专业知识、专业工作方法和技能上，教材内容上重点体现对"人"的整体护理观，在护理概述中完整地呈现护理程序的方法和步骤，加强对学生人文素质的培养，体现"以患者为中心"的优质护理思想。

4. 注重实际。每章设有"学习目标""本章小结""思考题"及配套课件等，便于学生系统测试本章知识掌握情况，在切实发挥针对性和实效性的同时，激发学生的学习兴趣，提高学生的综合能力。

本教材编写团队来自医学院校的教师及教学医院的眼科、耳鼻咽喉科、口腔科的护理专家，在教材编写、出版过程中得到了出版社、各参编院校和临床医院等单位的高度重视和大力支持，同时教材的编写也有赖于所有编者的通力协作和辛勤付出，在此一并致谢。由于编者水平所限，不足之处在所难免，望广大读者不吝赐教，提出宝贵意见，以便再版时修订、完善。

王宇鹰
2025 年 3 月

目 录

第一篇 眼科护理

第一章 眼的应用解剖及生理 ·· 001
  第一节 眼球 ·· 001
    一、眼球壁 ·· 002
    二、眼球内容物 ·· 003
  第二节 眼附属器 ·· 004
    一、眼眶 ·· 004
    二、结膜 ·· 004
    三、眼睑 ·· 004
    四、泪器 ·· 004
    五、眼外肌 ·· 005
  第三节 视路 ·· 006
    一、视神经 ·· 006
    二、视交叉 ·· 006
    三、视束 ·· 006
    四、外侧膝状体 ·· 006
    五、视放射 ·· 007
    六、视皮质 ·· 007
  第四节 眼部血管和神经 ·· 007
    一、血管 ·· 007
    二、神经 ·· 007

第二章 眼科患者护理概述 ·· 009
  第一节 眼科护理程序 ·· 009
    一、护理评估 ·· 009
    二、护理诊断 ·· 010
    三、护理计划 ·· 011

四、护理实施 ··· 011
　　　五、护理评价 ··· 011
　第二节　眼科检查和护理配合 ··· 011
　　　一、视功能检查 ··· 011
　　　二、眼部检查 ··· 014
　第三节　眼科手术患者常规护理 ··· 016
　　　一、眼科手术前 ··· 016
　　　二、眼科手术中 ··· 017
　　　三、眼科手术后 ··· 017
　第四节　眼科常用护理技术操作 ··· 018
　　　一、滴眼液（膏）法 ··· 018
　　　二、结膜囊冲洗法 ·· 019
　　　三、泪道冲洗法 ··· 019
　　　四、球结膜下注射法 ··· 020
　　　五、睑结膜结石剔除术 ·· 021
　　　六、睑板腺按摩法 ·· 022
　　　七、泪液分泌试验 ·· 022

第三章　眼睑及泪器病患者的护理 ·· 024
　第一节　睑腺炎症 ··· 024
　　　一、睑腺炎 ·· 024
　　　二、睑板腺囊肿 ··· 026
　第二节　眼睑位置、功能和先天异常 ······································· 027
　　　一、睑内翻与倒睫 ·· 027
　　　二、上睑下垂 ··· 028
　第三节　泪液排出系统障碍 ·· 030
　　　一、泪道阻塞或狭窄 ··· 030
　　　二、慢性泪囊炎 ··· 032
　　　三、急性泪囊炎 ··· 033

第四章　眼表疾病患者的护理 ··· 035
　第一节　干眼 ··· 035
　第二节　睑板腺功能障碍 ··· 038

第五章　结膜病患者的护理 ·· 040
　第一节　结膜炎 ·· 041
　　　一、细菌性结膜炎 ·· 041
　　　二、病毒性结膜炎 ·· 043

三、沙眼 044
　第二节　翼状胬肉 046

第六章　角膜病患者的护理 049
　第一节　角膜炎 049
　　　一、细菌性角膜炎 050
　　　二、真菌性角膜炎 053
　　　三、单纯疱疹性角膜炎 055
　第二节　角膜移植术 057

第七章　晶状体病患者的护理 059
　第一节　年龄相关性白内障 060
　第二节　糖尿病性白内障 062
　第三节　先天性白内障 063

第八章　青光眼患者的护理 066
　第一节　原发性青光眼 067
　第二节　先天性青光眼 069

第九章　葡萄膜炎患者的护理 072

第十章　玻璃体、视网膜病患者的护理 076
　第一节　玻璃体液化及后脱离 076
　第二节　视网膜动脉阻塞 078
　第三节　视网膜静脉阻塞 080
　第四节　糖尿病性视网膜病变 081
　第五节　视网膜脱离 083

第十一章　视神经疾病患者的护理 086
　第一节　视神经炎 086
　第二节　视神经萎缩 089

第十二章　屈光不正和老视患者的护理 091
　第一节　近视 092
　第二节　远视 095
　第三节　散光 097
　第四节　老视 099

第十三章　斜视和弱视患者的护理 101
　第一节　斜视 101
　　　一、共同性斜视 102
　　　二、麻痹性斜视 104
　第二节　弱视 106

第十四章 眼外伤患者的护理 109
第一节 眼钝挫伤 109
第二节 眼球穿通伤 112
第三节 眼异物伤 113
一、角膜、结膜异物伤 113
二、眼内异物 114
第四节 眼化学伤 115

第二篇 耳鼻咽喉科护理

第十五章 耳鼻咽喉部的应用解剖及生理 118
第一节 耳 118
一、耳的应用解剖 118
二、耳的生理 120
第二节 鼻 121
一、鼻的应用解剖 121
二、鼻的生理 124
第三节 咽 124
一、咽的应用解剖 124
二、咽的生理 125
第四节 喉 126
一、喉的应用解剖 126
二、喉的生理 128
第五节 气管、支气管和食管 129
一、气管、支气管的应用解剖及生理 129
二、食管的应用解剖及生理 130

第十六章 耳鼻咽喉科患者护理概述 131
第一节 耳鼻咽喉科护理程序 131
一、护理评估 131
二、护理诊断 135
三、护理计划 136
四、护理实施 136
五、护理评价 137
第二节 耳鼻咽喉科检查和护理配合 137
一、基本器械和设备 137
二、检查者和患者的位置 137

三、专科检查与护理配合 ··· 137
　第三节　耳鼻咽喉科手术患者常规护理 ··· 141
　　一、耳鼻咽喉科手术前 ··· 141
　　二、耳鼻咽喉科手术后 ··· 142
　第四节　耳鼻咽喉科常用护理技术操作 ··· 142
　　一、额镜使用法 ·· 142
　　二、外耳道冲洗法 ··· 143
　　三、外耳道滴药法 ··· 143
　　四、耳部手术备皮法 ·· 144
　　五、滴鼻法 ·· 145
　　六、剪鼻毛法 ··· 145
　　七、鼻腔冲洗法 ·· 146
　　八、喉部雾化吸入法 ·· 146

第十七章　耳部疾病患者的护理 ·· 148
　第一节　先天性耳前瘘管 ··· 148
　第二节　先天性外耳及中耳畸形 ·· 149
　第三节　分泌性中耳炎 ·· 150
　第四节　急性化脓性中耳炎 ·· 152
　第五节　慢性化脓性中耳炎 ·· 153
　第六节　耳源性眩晕 ··· 154
　　一、良性阵发性位置性眩晕 ··· 154
　　二、梅尼埃病 ··· 155
　第七节　突发性聋 ·· 157
　第八节　传导性聋 ·· 158
　第九节　感音神经性聋 ·· 159
　第十节　耳鸣 ·· 160
　第十一节　周围性面瘫 ·· 161
　第十二节　听神经瘤 ··· 162
　第十三节　胆脂瘤 ·· 163
　第十四节　人工耳蜗植入 ··· 164

第十八章　鼻部疾病患者的护理 ·· 166
　第一节　鼻骨骨折 ·· 166
　第二节　鼻出血 ··· 167
　第三节　变应性鼻炎 ··· 169
　第四节　慢性鼻窦炎 ··· 170

第五节　真菌性鼻窦炎 ……………………………………………………………… 171
　　第六节　鼻中隔偏曲 …………………………………………………………………… 172
　　第七节　鼻窦囊肿 ……………………………………………………………………… 173
　　第八节　鼻息肉 ………………………………………………………………………… 174
　　第九节　脑脊液鼻漏 …………………………………………………………………… 175
　　第十节　鼻腔、鼻窦肿瘤 ……………………………………………………………… 177

第十九章　咽部疾病患者的护理 ……………………………………………………………… 179
　　第一节　慢性咽炎 ……………………………………………………………………… 179
　　第二节　慢性扁桃体炎 ………………………………………………………………… 181
　　第三节　扁桃体周围脓肿 ……………………………………………………………… 183
　　第四节　腺样体肥大 …………………………………………………………………… 184
　　第五节　阻塞性睡眠呼吸暂停低通气综合征 ………………………………………… 186
　　第六节　咽部肿瘤 ……………………………………………………………………… 187
　　　　一、鼻咽纤维血管瘤 ……………………………………………………………… 187
　　　　二、鼻咽癌 ………………………………………………………………………… 189
　　　　三、扁桃体恶性肿瘤 ……………………………………………………………… 191

第二十章　喉部疾病患者的护理 ……………………………………………………………… 193
　　第一节　急性会厌炎 …………………………………………………………………… 193
　　第二节　小儿急性喉炎 ………………………………………………………………… 196
　　第三节　声带小结 ……………………………………………………………………… 197
　　第四节　喉阻塞 ………………………………………………………………………… 199
　　第五节　喉肿瘤 ………………………………………………………………………… 200
　　　　一、喉良性肿瘤 …………………………………………………………………… 200
　　　　二、喉恶性肿瘤 …………………………………………………………………… 201

第二十一章　颈部疾病患者的护理 …………………………………………………………… 204
　　第一节　甲状舌管囊肿及瘘管 ………………………………………………………… 204
　　第二节　鳃裂囊肿及瘘管 ……………………………………………………………… 206
　　第三节　颈部炎性疾病 ………………………………………………………………… 207
　　第四节　颈部肿块 ……………………………………………………………………… 208

第二十二章　气管、支气管和食管异物患者的护理 ………………………………………… 213
　　第一节　气管、支气管异物 …………………………………………………………… 213
　　第二节　食管异物 ……………………………………………………………………… 215

第三篇 口腔科患者的护理

第二十三章 口腔颌面部的应用解剖及生理 …… 218
第一节 口腔 …… 218
一、口腔前庭 …… 219
二、固有口腔 …… 219
三、牙与牙周组织 …… 220
四、口腔黏膜组织结构 …… 223

第二节 颌面部 …… 223
一、颌骨 …… 223
二、颞下颌关节 …… 224
三、肌肉 …… 225
四、血管 …… 225
五、淋巴组织 …… 225
六、神经 …… 225
七、唾液腺 …… 225

第二十四章 口腔科患者护理概述 …… 227
第一节 口腔科护理程序 …… 227
一、护理评估 …… 227
二、护理诊断/问题 …… 230
三、护理计划 …… 230
四、护理实施 …… 230
五、护理评价 …… 230

第二节 常用的口腔科检查和护理配合 …… 230
一、口腔颌面部一般检查 …… 231
二、口腔专科检查及护理配合 …… 232

第三节 口腔科患者常规护理 …… 233
一、口腔门诊患者的常规护理 …… 233
二、颌面外科手术患者的常规护理 …… 233
三、口腔预防保健 …… 234

第四节 口腔科常用的护理技术操作 …… 235
一、橡皮障隔离技术 …… 235
二、黏固粉调拌技术 …… 236
三、四手操作技术 …… 237
四、口腔冲洗技术 …… 238

- 第五节　口腔科检查所需基本器械和设备 ··· 239
- 第二十五章　牙体硬组织疾病患者的护理 ··· 240
  - 第一节　龋病 ··· 240
  - 第二节　楔状缺损 ··· 241
- 第二十六章　牙髓病和根尖周病患者的护理 ··· 243
  - 第一节　牙髓病 ··· 243
  - 第二节　根尖周病 ··· 245
- 第二十七章　牙周病患者的护理 ··· 247
  - 第一节　牙龈炎 ··· 247
  - 第二节　牙周炎 ··· 249
- 第二十八章　口腔修复患者的护理 ··· 251
  - 第一节　牙体缺损 ··· 251
  - 第二节　牙列缺损 ··· 253
  - 第三节　牙列缺失 ··· 254
  - 第四节　种植义齿 ··· 256
- 第二十九章　颌面部感染患者的护理 ··· 259
  - 第一节　冠周炎 ··· 259
  - 第二节　颌骨骨髓炎 ··· 261
  - 第三节　口腔颌面部间隙感染 ··· 262
- 第三十章　口腔颌面部肿瘤患者的护理 ··· 265
  - 第一节　口腔颌面部囊肿 ··· 265
  - 第二节　口腔颌面部恶性肿瘤 ··· 267
- 第三十一章　口腔颌面部创伤患者的护理 ··· 271
  - 第一节　牙损伤 ··· 271
  - 第二节　颌骨骨折 ··· 273
- 第三十二章　唾液腺疾病患者的护理 ··· 276
  - 第一节　唾液腺炎 ··· 276
  - 第二节　唾液腺肿瘤 ··· 279

参考文献 ··· 281

第一篇

眼科护理

第一章 眼的应用解剖及生理

━━━━━ 学习目标 ━━━━━

知识目标:掌握眼球壁各层、眼内容物及眼附属器的解剖结构及生理功能;熟悉视路的传导途径;了解眼的血管及神经特点。

能力目标:护士在护理工作中能以眼科解剖生理为基础,实施护理计划和健康教育。

素质目标:在护理工作中体现人文关怀,提高护理职业责任感和价值感。

眼是视觉器官,包括眼球、视路和眼附属器3部分。

眼球接收外界信息成像于视网膜上,通过视路传导至视皮质,形成视觉。眼附属器对眼球起运动和保护等辅助作用。

第一节 眼球

眼球(eye ball)近似球形,由眼球壁和眼内容物共同组成(图1-1)。

眼球位于眼眶前部,周围有眶脂肪垫衬,前面有眼睑保护,后部受眶骨壁的保护并与视神经相连。

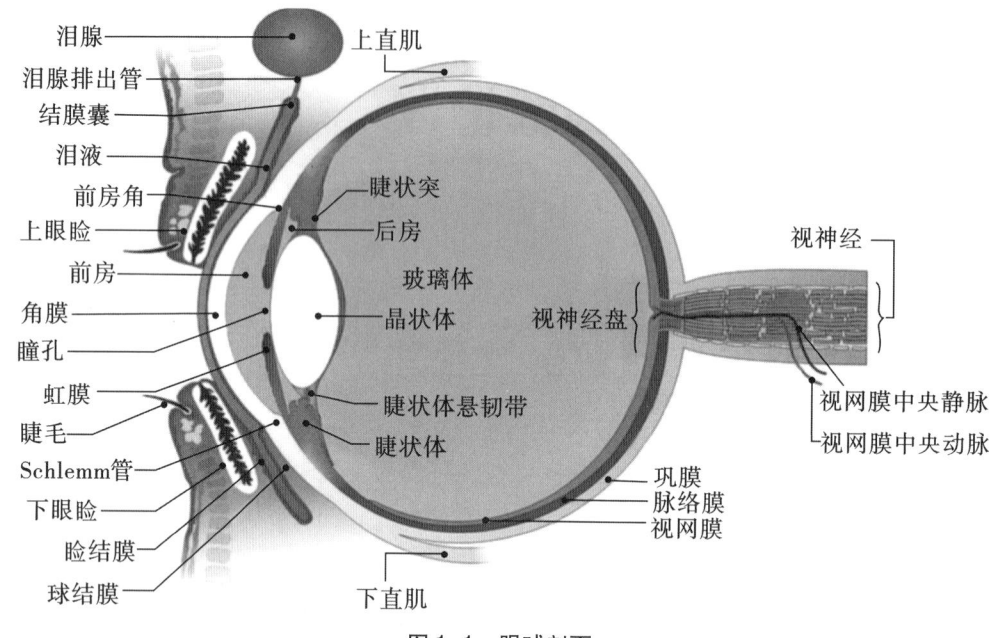

图 1-1 眼球剖面

一、眼球壁

眼球壁分为 3 层。外层为纤维膜,中层为葡萄膜,内层为视网膜。

(一)外层

外层为纤维膜,由坚韧致密的纤维结缔组织构成,前 1/6 为透明的角膜,后 5/6 为瓷白色不透明的巩膜,两者移行区称角巩膜缘。主要作用为保护眼内容物和维持眼球形状。

1. 角膜　是最主要的屈光间质,位于眼球前部中央,呈略向前凸的透明偏椭圆形组织结构。组织学上由外向内分为 5 层:上皮细胞层、前弹力层、基质层、后弹力层、内皮细胞层。角膜透明无血管,营养物质主要来自房水、泪液及角巩膜缘血管网,富含三叉神经末梢,感觉敏锐。

2. 巩膜　质地坚韧,呈乳白色,由致密且相互交错的胶原纤维组成。前接角膜,后至视神经盘部。组织学上分为表层、实质层和棕黑板层。有保护眼内组织、维持眼球外形的作用。

3. 角巩膜缘　是角膜与巩膜的移行区,呈半透明状,没有明确的分界线。周围有深浅两层血管网,浅层来自前结膜血管,深层来自睫状血管系统,营养角膜,是临床上许多内眼手术切口的重要标志。

(二)中层

中层为葡萄膜,又称色素膜、血管膜,富含色素和血管,具有营养和遮光作用。从前向后分为虹膜、睫状体和脉络膜 3 个部分。

1. 虹膜　为一圆盘状膜,自睫状体延伸至晶状体前,将眼球前部腔隙分隔为前房和后房,内充满房水。其表面有辐射状凸凹不平的皱褶,称虹膜纹理和隐窝,中央有一 2.5~4.0 mm 的圆孔称瞳孔。虹膜内有瞳孔括约肌和瞳孔开大肌,司缩瞳和散瞳。虹膜含丰富的血管和三叉神经末梢,感觉敏锐,炎症时可引起剧烈的眼痛。

2. 睫状体　宽6~7 mm。前接虹膜根部，后与脉络膜相连，其矢状面略呈三角形。可以产生房水，起营养眼内组织、维持眼压的作用；睫状体的睫状肌通过收缩与舒张，起调节晶状体屈光度的作用。睫状体含有丰富的血管和三叉神经末梢，炎症时眼痛、渗出明显。

3. 脉络膜　介于视网膜和巩膜之间，有丰富的血管和黑色素细胞，无感觉神经纤维，炎症时无眼痛。

（三）内层

内层为视网膜，是一层透明膜，前起锯齿缘，后至视神经盘周围，位于脉络膜与玻璃体之间。可分为外层的色素上皮层和内层的神经感觉层，两层间有潜在间隙，临床上视网膜脱离即由此处分离。

视网膜后极部有一富含叶黄素的淡黄色无血管凹陷区，称为黄斑，其中间有一小凹，称为黄斑中心凹，是视网膜上视觉最敏锐的地方。视神经盘，也称视乳头，是距黄斑鼻侧约3 mm，大小约1.5 mm×1.75 mm，境界清楚的橙红色圆盘状结构，是视觉神经纤维汇集组成视神经向视中枢传递穿出眼球的部位。视神经盘中央有一生理凹陷称为视杯或杯凹，此处无感光细胞，不形成视觉，在视野中称为生理盲点。视神经盘上有视网膜中央动脉和静脉通过，并且分支走行在视网膜上。

视网膜神经感觉层由三级神经元组成。第一级神经元为光感受器，第二级神经元为双极细胞，第三级神经元为神经节细胞。光感受器包括视锥细胞和视杆细胞，光刺激下产生神经冲动，经双极细胞、神经节细胞，通过视路传至视中枢，形成视觉。视锥细胞主要集中在黄斑区，感受强光（明视觉）和色觉，有精细辨别力，形成中心视力；视杆细胞分布在黄斑区以外的视网膜周边部，感受弱光（暗视觉），形成周边视力。

二、眼球内容物

眼球内容物包括房水、晶状体和玻璃体3种透明物质，无血管和神经，与角膜一并称为眼的屈光介质。

（一）房水

房水为无色透明的液体，由睫状突上皮细胞产生，充满前房与后房。主要成分是水，还含有少量乳酸、蛋白质、维生素C、葡萄糖及无机盐等。主要功能为营养角膜、晶状体、玻璃体和维持眼内压。房水的循环途径：由睫状突上皮细胞产生后进入后房，经瞳孔到前房，再从前房角小梁网、Schlemm管，然后经集液管和房水静脉汇入巩膜表层的睫状前静脉，回到血液循环。另有部分房水从脉络膜上腔排出和虹膜表面隐窝吸收。当房水循环发生障碍时可致眼压升高而发生青光眼。

（二）晶状体

晶状体位于虹膜之后，玻璃体之前，为富有弹性的双凸面透明体，通过晶状体悬韧带与睫状体相连。晶状体与睫状体共同完成眼的调节作用。晶状体无血管，其营养主要来自房水，若晶状体受损或房水代谢发生变化时，可发生混浊形成白内障。此外，晶状体还能滤去部分紫外线，保护视网膜。

（三）玻璃体

玻璃体为透明的胶质体，充满于玻璃体腔内，占眼球内容积的4/5，约4.5 mL。无血管，营养来自脉络膜和房水。玻璃体具有屈光、维持眼内压和支撑周围组织的作用。随着年龄增加，玻璃体内黏多糖解聚，出现玻璃体混浊，表现为可见漂浮物（飞蚊症）。

第二节 眼附属器

眼附属器包括眼眶、结膜、眼睑、泪器和眼外肌，具有保护、运动和支持眼球的结构组织的作用。

一、眼眶

眼眶为四边锥形骨窝。其开口向前，尖向后略偏内侧，由额骨、蝶骨、筛骨、腭骨、泪骨、上颌骨和颧骨7块骨组成。成人眶深4.0～5.0 cm，容积为25～28 mL。眼眶有4个壁：上壁、下壁、内侧壁和外侧壁。眼眶外侧壁较厚，但其位置靠后，有利于开阔视野，但容易受伤。其他三壁骨质均较薄，且与额窦、筛窦、上颌窦毗邻。因眼眶与鼻窦关系密切，鼻窦的炎症和肿瘤常常会累及眼眶内。

眼眶壁主要结构：视神经孔和视神经管、眶上裂、眶下裂、眶上切迹（或孔）、眶下孔。眼眶除容纳眼球、视神经、眼外肌、泪腺、血管、神经外，还有眶脂肪填充，对眼球起软垫作用。眼眶内无淋巴管和淋巴结。

二、结膜

结膜为一层薄而半透明的黏膜组织，表面光滑而富有弹性，覆盖在眼睑后面和前部巩膜表面。可分为3个部分。

1. 睑结膜　紧贴于睑板内面，和睑板紧密相连不能被推动。上睑结膜距睑缘后唇约2 mm处，有一与睑缘平行的浅沟，称为睑板下沟，较易存留细小异物。

2. 球结膜　覆盖于眼球前部巩膜表面，止于角巩膜缘，富于弹性，是结膜的最薄和最透明部分，与巩膜表面的球筋膜疏松相连，易被推动。在角膜缘处结膜上皮细胞移行为角膜上皮细胞。

3. 穹隆部结膜　球结膜和睑结膜的移行部分，松弛多皱褶，便于眼球活动。

以上3种结膜围成的囊状间隙称为结膜囊，通过睑裂与外界相通。

三、眼睑

眼睑位于眼眶前部，覆盖眼球前面，分为上睑和下睑，上下眼睑之间的裂隙为睑裂，睑裂内外联合处分别称内眦和外眦。内眦部有一小的肉样隆起称泪阜，为变态的皮肤组织。上、下睑缘近内眦部各有一乳头状隆起，其上有一小孔称上、下泪点。眼睑游离边缘叫作睑缘，分前后两唇。前唇钝圆，其上有整齐的睫毛，毛囊周围有皮脂腺（Zeis腺）及变态汗腺（Moll腺）。后唇边缘较锐，与眼球表面紧密接触。两唇间有一条灰色线，为皮肤与结膜的交界处。在灰线与后唇之间，有排成一行的细孔，为睑板腺的开口。眼睑的主要功能是保护眼球。眼睑的瞬目运动可使泪液润湿眼球表面，保持角膜光滑。

眼睑从外向内分为5层：皮肤层、皮下组织层、肌层、睑板层和睑结膜层。

四、泪器

泪器由泪腺和泪道两部分组成（图1-2）。

1. 泪腺　位于眼眶前部外上方的泪腺窝内，开口于上穹隆外侧结膜，分泌泪液。正常情况下泪液分泌很少,仅供湿润眼球及营养角膜。在结膜上尚有副泪腺,主要分泌泪液,湿润结膜囊。

2. 泪道　是泪液排出的通道,包括泪点、泪小管、泪囊和鼻泪管。①泪点:是泪液引流的起点,位于上下睑缘的后唇,贴附于眼球表面。②泪小管:为连接泪小管和泪囊的小管。先垂直于睑缘走行1~2 mm,然后呈直角转为水平位,上下泪小管可汇合成泪总管进入泪囊,亦有直接进入泪囊的。③泪囊:位于内眦韧带的后面,泪骨的泪囊窝内,其上方闭合成一盲端,下方与鼻泪管相接。④鼻泪管:位于骨性鼻泪管内,上接泪囊,开口于下鼻道,全长约18 mm。泪液经排泄管进入结膜囊,靠瞬目运动分布于眼球前表面,大部分蒸发,多余部分通过泪小管虹吸作用进入泪道,排向鼻腔。

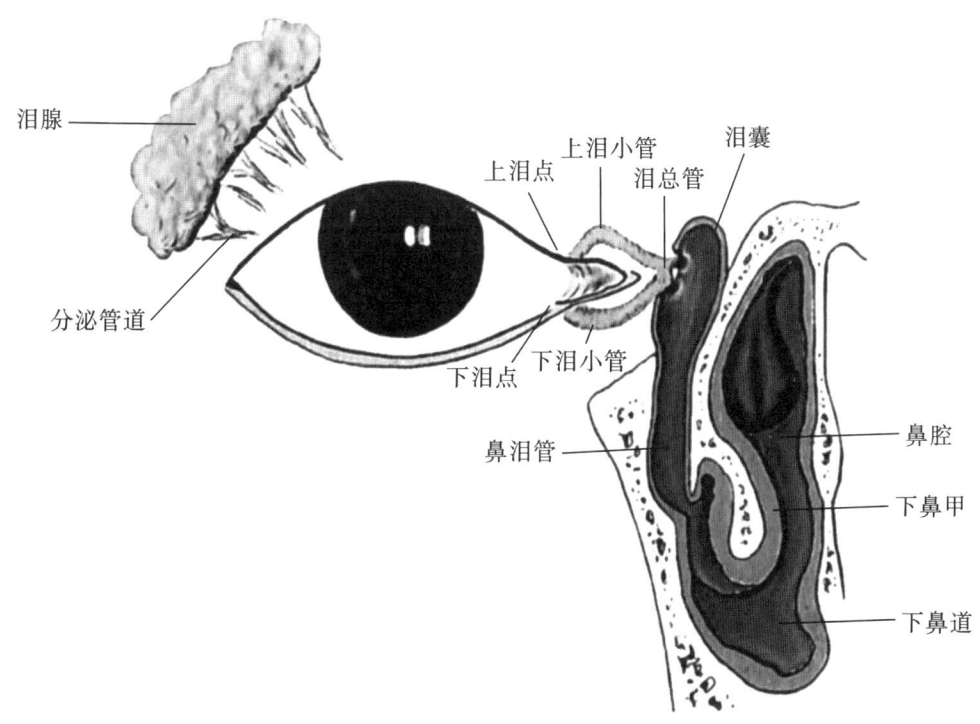

图1-2　泪器示意

五、眼外肌

眼外肌是司眼球运动的肌肉,附着于眼球外部,每眼包括上、下、内、外四条直肌和上、下两条斜肌。上、下斜肌的作用方向与视轴呈51°,收缩时主要使眼球内旋和外旋,次要作用上斜肌为下转、外转,下斜肌为上转、外转。内、外直肌主要使眼球向肌肉收缩的方向转动。内直肌可以使眼球内转,外直肌可以使眼球外转。由于上、下直肌走向与视轴呈23°,收缩时除有使眼球上、下转动的主要功能外,还有内转内旋、内转外旋的作用。眼外肌中除上斜肌受滑车神经支配,外直肌受外展神经支配外,其余眼外肌均受动眼神经支配(图1-3)。

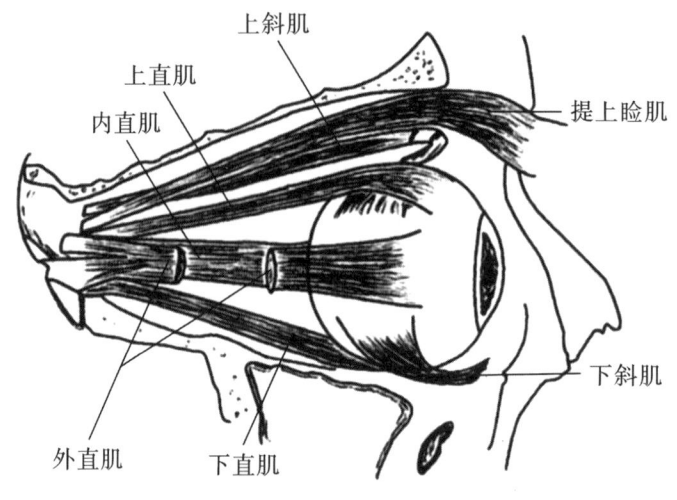

图1-3 眼外肌示意

第三节 视路

视路是指视觉信息从视网膜到大脑枕叶视中枢的神经传导通路,包括视神经、视交叉、视束、外侧膝状体、视放射及枕叶视中枢。

一、视神经

视神经起于视神经盘,止于视交叉,全长42～50 mm,可分为眼内段、眶内段、管内段和颅内段。

二、视交叉

视交叉位于颅内蝶鞍上方,为长方形,横径约12 mm,前后径约8 mm,厚4 mm。此处神经纤维分两组,来自两眼视网膜鼻侧的神经纤维在蝶鞍处交叉至对侧,来自颞侧的纤维不交叉。

三、视束

视束为神经纤维在视交叉后重新排列的神经束。由一眼颞侧神经纤维与另一眼鼻侧神经纤维组成,绕过大脑脚外侧,终止于外侧膝状体。

四、外侧膝状体

外侧膝状体位于大脑脚外侧,为视觉的皮质下中枢。视网膜神经节细胞发出的神经纤维在此处与外侧膝状体的神经节细胞形成突触,换神经元后进入视放射。

五、视放射

视放射是联系外侧膝状体和大脑枕叶皮质的神经纤维结构。换神经元后发出的神经纤维通过内囊和豆状核向下呈扇形展开,分成背侧、外侧和腹侧3束,到达枕叶。

六、视皮质

视皮质是大脑皮质最薄的区域,位于大脑枕叶皮质的矩状裂上、下唇和枕叶纹状区,全部视觉纤维在此终止,是视觉的最高中枢。

第四节 眼部血管和神经

一、血管

(一)动脉

眼球的血液供应来自颈内动脉的分支眼动脉,包括视网膜中央血管系统和睫状血管系统。

1. 视网膜中央动脉 为眼动脉眶内段的分支,分为颞上、颞下、鼻上、鼻下4支,走行于视网膜的神经纤维层内,主要供给视网膜内5层。

2. 睫状动脉 分为睫状前动脉、睫状后长动脉和睫状后短动脉。除了视网膜内5层及部分视神经的血液由视网膜中央动脉供应外,眼球的其他部分均由睫状动脉供应。

(二)静脉

静脉有3个回流途径,如下所示。

1. 视网膜中央静脉 与同名动脉相伴行,经眼上静脉或直接回流到海绵窦。

2. 涡静脉 位于眼球赤道部后方,共有4~7条,收集脉络膜及部分虹膜睫状体的血液,在直肌之间距角膜缘14~25 mm处斜穿出巩膜,经眼上、下静脉回流到海绵窦。

3. 睫状前静脉 收集虹膜、睫状体的血液,大部分经眶上裂汇入海绵窦,一部分经眶下裂通过面静脉和翼腭静脉丛进入颈外静脉。

二、神经

有6对脑神经与眼有关。第Ⅱ对脑神经(视神经),传导视觉冲动;第Ⅲ对脑神经(动眼神经),支配提上睑肌和上直肌、下直肌、内直肌、下斜肌。第Ⅳ对脑神经(滑车神经),支配上斜肌;第Ⅵ对脑神经(展神经),支配外直肌。第Ⅶ对脑神经(面神经),支配眼轮匝肌。第Ⅴ对脑神经(三叉神经)第一、二支,支配眼球及眼睑的感觉。

▶ **本章小结** ◀

本章主要介绍视觉器官,包括眼球、视路和眼附属器3个部分,重点掌握眼球壁各层、眼内容物及眼附属器的解剖结构及生理功能;眼球接收外界的光线成像于视网膜上,通过视路传导至视皮质,形成视觉。眼附属器包括眼睑、结膜、泪器、眼外肌和眼眶,能使眼球运动并起到保护作用。眼球的血液供应来自颈内动脉的分支眼动脉。静脉有视网膜中央静脉、涡静脉、睫状前静脉3个回流途径。眼主要受视神经、运动神经、感觉神经、睫状神经节支配。

思考题

1. 简述角膜的生理特点。
2. 简述结膜的结构特点。

第二章 眼科患者护理概述

======= 学习目标 =======

知识目标:掌握眼科护理评估的要点、眼科常用操作方法及注意事项;熟悉眼科围手术期的护理常规;了解眼部相关检查的目的、操作步骤及注意事项。

能力目标:运用所学知识为眼科患者制订护理计划,并根据具体情况实施护理措施和健康教育。

素质目标:提高护士的人文关怀能力,树立正确的人生观和价值观。

第一节 眼科护理程序

一、护理评估

眼科患者的护理评估应有计划、系统地收集资料,并对资料的价值进行分析、评估,以全面了解患者的健康状况。在评估时,护士既要评估患者眼部状况,又要了解患者的全身状况及心理、社会、文化、经济等状况,做出全面的评估。

(一)健康史评估

1. **既往病史** 许多有眼部症状的患者,除单纯的眼部疾患外,大部分是全身性疾病在眼部表现出的症状和体征。如脑外伤可导致瞳孔大小不等;婴幼儿营养不良、维生素A缺乏均可导致角膜软化;糖尿病可引起糖尿病性白内障、糖尿病性视网膜病变等;甲状腺功能亢进可引起甲状腺相关眼病。

2. **药物史** 许多药物可引起眼部病变,如长期应用糖皮质激素可引起慢性开角型青光眼和白内障;长期、大剂量服用氯丙嗪可发生晶状体、角膜和视网膜的改变。

3. **家族遗传史** 与遗传有关的眼病在临床上也较常见,如高度近视、先天性上睑下垂、原发性眼球震颤、视网膜母细胞瘤等。

4. **生活史** 过量饮酒和吸烟与白内障形成有关;使用角膜接触镜的时间过长及不良的卫生习惯可导致中毒性结膜炎、角膜新生血管、感染性角膜炎等。

5. **职业与工作环境** 电焊、高原地区工作可造成眼部紫外线损伤,发生电光性眼炎;长期接触三硝基甲苯、X射线、γ射线等可导致白内障。

6. 诱因　许多因素可引起眼病的发作,如情绪激动、过度疲劳、暗室停留时间过长等可诱发急性闭角型青光眼,剧烈咳嗽可诱发球结膜下出血。

(二)身体状况评估

1. 常见症状

(1)视功能障碍:主要表现为视力下降、视物变形、视野缺损、复视等。多见于白内障、青光眼、眼外伤、角膜炎、玻璃体积血、视神经炎、视网膜中央动脉或静脉阻塞等。

(2)眼部感觉异常:多表现眼干、痛、痒,有异物感,畏光,流泪等,见于各种炎症、过敏反应等。

(3)眼外观异常:包括眼红、分泌物增多、眼球突出、瞳孔发白或发黄、眼睑肿胀、水肿等,多见于眼部炎症、干眼、全身疾病如甲状腺相关眼病等。

2. 常见体征

(1)眼部充血:一般分为结膜充血、睫状充血、混合充血(表2-1)。

(2)眼压升高:可用指测法或眼压计来测量,眼压升高常见于青光眼患者。

(3)其他:角膜上皮脱落、角膜混浊、晶状体混浊、玻璃体积血、视网膜脱离等。

表2-1　结膜充血和睫状充血的区别

项目	结膜充血	睫状充血
血管来源	结膜前后动静脉	睫状前动静脉
充血部位	近穹隆部	近角膜缘
颜色	鲜红	暗红
血管形态	呈网状、轮廓清楚	放射状或轮廓不清
移动性	推动球结膜时,血管可移动	推动球结膜时,血管不可移动
原因	结膜炎	角膜炎、虹膜睫状体炎及青光眼

(三)了解辅助检查结果

视功能检查包括视力、对比敏感度、色觉、暗适应、立体视觉、视野和视觉电生理等。影像学检查包括眼部超声、CT、MRI等。全身情况包括血压、血脂、血糖、肝肾功能、甲状腺功能等。

(四)心理-社会状况评估

评估一般社会资料包括年龄、性别、职业、婚姻状况、受教育程度等。眼科疾病对工作、学习、生活有重要影响,患者容易出现恐惧、焦虑、紧张、烦躁、冲动等心理问题,需评估患者的心理状态、社会支持系统等,为患者及时提供相关信息和心理支持。

二、护理诊断

护理诊断是对个人、家庭或社区的现存或潜在健康问题或生命过程反应的一种临床判断。正确的护理诊断可帮助护士达到良好的预期结果。眼科患者常见的护理诊断如下。

1. 疼痛:眼痛　与手术、外伤、眼压升高、各种急性炎症刺激等因素有关。
2. 感知觉紊乱:视力障碍　与眼部病变有关。

3. 焦虑　与视功能障碍及担心手术预后不良等因素有关。
4. 有受伤的危险　与视功能障碍有关。
5. 自理缺陷　与视功能障碍或术后双眼遮盖等因素有关。
6. 知识缺乏　缺乏眼部疾病相关知识。
7. 组织完整性受损　与手术和外伤有关。
8. 有感染的危险　与机体抵抗力低下或局部创口预防感染措施不当等因素有关。
9. 睡眠形态紊乱　与环境改变、眼痛、焦虑有关。
10. 潜在并发症　角膜穿孔、眼睑畸形等。

三、护理计划

制订护理计划是解决护理问题的决策过程,包括护理诊断的排序、确定预期目标、制订护理措施3个重要环节。

1. 护理诊断的排序　在对护理诊断排序时,应把对患者生命和健康威胁最大的问题放在首位。如细菌性角膜炎,可能有多个护理问题,但患者眼痛最突出,因此将"疼痛:眼痛"列在首位。
2. 确定预期目标　确定目标能明确护理工作的方向,以此设计护理内容,为效果评价提供评价标准。
3. 制订护理措施　制订护理措施是以护理诊断的相关因素为基础,结合设定的预期目标,评估患者的资料,运用专业知识、技能和经验做出临床决策的过程。

四、护理实施

护理实施是护士为达到预期目标而将计划中的内容付诸实践的过程。在执行护理措施过程中,继续收集资料,不断发现新的护理问题,重新评估患者,制订新的护理计划。

五、护理评价

护理评价是将患者的健康状态与护理计划中的预期目标进行比较,并对护理实施的效果做出评定的过程。护理评价是护理程序的最后环节,但不是护理程序的结束。通过评价发现新问题,做出新计划,或者修改以往的计划,进而不断改进护理内容和方法,提高护理质量(本书各疾病的护理中此项内容略)。

第二节　眼科检查和护理配合

一、视功能检查

视功能检查包括视觉心理物理学检查(如视力、视野、色觉、暗适应、立体视觉、对比敏感度)和视觉电生理检查两大类。

(一)视力

视力,即视锐度,分远、近视力。前者反映视网膜黄斑中心凹处的视觉敏感度,后者为阅读视力。日常屈光状态下不戴眼镜测得视力为裸眼视力,验光配镜后测得视力为矫正视力。临床诊断以矫正视力为标准,正常视力≥1.0。

1. 检查目的　①主要了解视网膜黄斑中心凹处的视觉敏感度;②辅助眼科疾病诊断。
2. 用物准备　标准对数视力表、近视力表、遮眼板、视标指示棒、平面反射镜(用于检查空间小于5 m时扩大检查距离)。
3. 操作步骤

(1)远视力检查法

1)被检查者取坐位,距视力表5 m,若放置平面反光镜,距离2.5 m;先查右眼后查左眼,由上向下指示视标。

2)嘱被检查者在5 s内说出或用手势表示该视标的缺口方向。如果不能辨认最大的视标,则嘱患者逐步向视力表走近,直到识别视标为止,再根据实际检查距离换算后记录。视力换算方法:$d/5×0.1$,d为实际看见0.1行字符的距离。例如在4 m处能辨认,则其实际视力应为$4/5×0.1=0.08$。

3)若距视力表1 m处仍不能辨认0.1,则分别进行以下检查。①指数:从1 m处开始,记录辨认检查者指数距离,如"指数/30 cm或FC/30 cm"。②手动:若距离5 cm处仍不能辨认指数,则在被检查者眼前方摆动检查者的手记录辨识眼前摆动手指的距离,如"手动/20 cm或HM/20 cm"。③光感或无光感:若手动仍不能辨认,则检查光感。即在暗室中检查其能否感知手电亮光。对有光感者还要检查光源定位,通常检测8个方位,呈"米"字形,用"+"和"-"表示光源定位的阳性和阴性。如各方位光感均消失,记为"无光感"。

(2)近视力检查法:充足照明下,用标准近视力表,或用Jaeger近视力表置于距眼30 cm处,如在30 cm处不能看清最大字符,也可移近距离检查,但需要同时记录实际距离。

4. 注意事项

(1)视力检查需环境光线充足,照明稳定。

(2)1.0行的视标与被检查者眼睛同一高度。

(3)戴镜者先测裸眼视力,然后测戴镜视力并记录矫正眼镜片的度数。

(4)查视力为两眼分别进行,先右后左,可用手掌或小板遮挡另一只眼,但不要压迫眼球。

(5)被检者应正视前方,不可歪头、斜视等。

(二)视野

视野是指眼向正前方固视时所见的空间范围,相对于视力的中心视锐度而言,它反映了周边视锐度。距注视点30°以内范围的视野称为中心视野,30°以外范围的视野称为周边视野。

1. 检查目的　主要协助诊断和判断疾病发展情况,常用于青光眼、视神经系统疾病等。
2. 操作步骤

(1)动态视野检查:用不同大小的视标,从周边不同方位向中心移动,记录被检者刚能感受到视标出现的点,这些光敏感度相同的点构成了某一视标检测的等视线,由几种不同视标检测的等视线绘成了类似等高线描绘的"视野岛"。正常人动态视野平均值为上方55°、下方70°、鼻侧60°、颞侧90°。生理盲点的中心在注视点颞侧15.5°,在水平中线下1.5°,其垂直径为7.5°±2°,横径5.5°±2°。生理盲点的大小及位置因人而稍有差异。在视野范围内,除生理盲点外,出现其他任何暗点均为病理性暗点。

(2)静态视野检查:在视屏的各个设定点上,由弱至强增加视标亮度,被检查者刚能感受到的亮度即为该点的视网膜光敏感度阈值或光阈值。静态视野检查为计算机控制的自动视野计,使定量静态视野检查快捷、规范。

(3)视野检查的方法:对照法、平面视野计、弧形视野计、Goldmann 视野计、自动视野计、Amsler 表等。

3. 操作配合

(1)检查前告知患者检查的目的及操作方法,取得理解和配合。

(2)告诉患者在检查过程中集中注意力,始终保持眼睛盯着正前方的注视点不动,提高检查结果的准确性。

(三)色觉

色觉是人眼的辨色能力,从事交通、美术、化工等行业必须具备正常的色觉。色觉异常分为先天性和后天性。根据程度的不同色觉异常可分为色弱和色盲,最常见的是红绿色弱(盲)。

1. 检查目的 ①判断人眼辨色能力是否正常。②辅助青光眼、视神经病变等早期诊断。③白内障术前测定锥细胞功能状态,评估术后视功能。

2. 用物准备 色觉检查图。

3. 操作步骤 常用检查方法有假同色图(色盲本)检查、色相排列检测、色盲镜检查。在充足光线下,检查距离为 40~50 cm,先用示教图告知被检者正确方法,再依次检查,做出诊断。一般双眼同时检查,要求在 5 s 内读出图中的图形或数字。按每图的说明判断患者正常或异常,若为异常,进一步分辨其为全色盲、绿色盲、红色盲、红绿色盲或色弱。

4. 注意事项

(1)检查应在自然光线下进行,避免阳光直射,不用人工光源。

(2)每图辨认时间不超过 5 s。

(3)检查图应保持清洁、完好,污染或褪色不能使用。

(四)暗适应与明适应

当人眼从明处一下进入暗处时,起初一无所见,随后渐渐能看清暗处的物体,眼底这种对光敏感度逐渐增加,并达到最佳状态的过程称为暗适应。当人长时间在暗处而突然进入明亮处时,不能看清物体,只有稍过片刻才能恢复视力,称为明适应。暗适应检查可反映光觉的敏锐度是否正常,可对夜盲症状进行量化评价。明适应可反映视锥细胞的功能。检查暗适应的方法如下。

1. 对比法 由被检者与暗适应正常的检查者同时进入暗室,分别记录在暗室能辨别周围物体的时间,如被检者时间明显延长,即表示其暗适应能力差。

2. 暗适应计 常用的有 Goldmann-Weekers 暗适应计、Hartinger 暗适应计及 Friedmann 暗适应计等。通常先做 5~15 min 的明适应后,再做 30 min 的暗适应测定。将各测定点连接成线,即成暗适应曲线图。

(五)视觉电生理检查

视觉电生理是视网膜受到光或图形刺激时产生的生物电活动的记录,可用来了解视觉功能。

1. 视觉诱发电位(VEP) 主要用于检查从视网膜神经节细胞以上至大脑皮质视觉中枢的功能,分为图形视觉诱发电位和闪光视觉诱发电位。

2. 视网膜电图(ERG) 是视网膜的综合电位反应,分为闪光 ERG、图形 ERG、多焦 ERG。

3. 眼电图(EOG) 测定随光适应状态或药物诱导而引起眼球静息电位改变的变化,反映视网膜色素上皮和光感受器的功能。

(六)立体视觉

立体视觉也称深度觉,是感知物体立体形状及不同物体相互远近关系的能力。许多职业如驾驶、机械零件精细加工、绘画、雕塑等要求有良好的立体视觉。立体视觉可用障碍阅读法、Worth 四点试验、同视机法、随机点立体图、Bagolini 线状镜等方法检查。

(七)对比敏感度

对比敏感度指在明亮对比变化下,人眼对不同空间频率的正弦光栅视标的识别能力。对比敏感度有助于早期发现某些与视觉有关的眼病。对比敏感度最初曾多用 Arden 光栅图表进行检查,方法简便,适用于普查,但精确性差。现多用对比敏感度测试卡(FACT 卡)、计算机系统检测和激光对比敏感度测定仪等。

二、眼部检查

眼部检查应按先右眼后左眼、由外到内、由前到后顺序进行。在患有传染性眼病时,则应先检查健眼,后检查患眼,以避免交叉感染,同时做好消毒工作。检查可在自然光线下或者手电筒照明下进行,临床上更常用裂隙灯显微镜,观察眼部微小病变。

(一)眼附属器

1. 眼睑　观察眼睑有无内翻或外翻;两侧睑裂是否对称,有无红肿、淤血、气肿、瘢痕或肿物;上睑提起及睑裂闭合是否正常;睫毛是否整齐,方向是否正常,有无变色、脱落,根部有无充血、鳞屑或溃疡等。

2. 泪器　注意泪点有无外翻或闭塞;泪囊区有无红肿、压痛或瘘管,挤压泪囊有无分泌物自泪点溢出。可行泪道冲洗来检查泪道有无阻塞及阻塞的部位,泪液分泌试验评价泪器功能。

3. 结膜　检查球结膜时,以拇指和示指将上下眼睑分开,嘱患者上、下、左、右转动眼球,观察有无充血,注意区分睫状充血与结膜充血,有无出血、异物、色素沉着或新生物等。检查睑结膜及穹隆部结膜时,将眼睑向上、下翻转,注意有无充血、水肿、瘢痕、溃疡、滤泡增生、睑球粘连,有无异物或分泌物等。

4. 眼球位置及运动　注意两眼位置是否相同,有无眼球震颤、斜视。眼球大小有无异常、有无突出或内陷。可用 Hertel 眼球突度计测量眼球突出的程度。我国成人眼球突出度正常平均值为 12～14 mm,两眼差不超过 2 mm。检查眼球运动时,嘱患者向左、右、上、下及右上、右下、左上、左下 8 个方向注视,以了解眼球向各方向转动有无障碍。

5. 眼眶　观察两侧眼眶是否对称,眶缘触诊有无缺损、压痛或肿物。

(二)眼前段检查

最简单的检查方法是手电筒斜照法,即一手持带有聚光灯泡的手电筒,从眼的侧方距眼约 2 cm 处,聚焦照明检查部位,另一手持 13D 的放大镜置于眼前检查。临床上最常用方法是裂隙灯显微镜检查。检查的一般顺序为巩膜、角膜、前房、虹膜、瞳孔及晶状体。

1. 角膜　注意角膜大小、弯曲度、透明度及表面是否光滑,有无异物、新生血管及混浊(瘢痕或炎症),有无知觉异常,有无角膜后沉着物。①角膜完整性检查:可用无菌 1%～2% 荧光素钠溶液滴于下穹隆部结膜上(或在下穹隆部结膜放置荧光素滤纸条),过 1～2 min 后观察,黄绿色的染色可提示上皮缺损或溃疡的部位与范围。②角膜弯曲度检查:最简单方法是观察 Placido 板在角膜上的映像有无扭曲。如需测定角膜的曲率半径及屈光度,以便配戴眼镜、进行屈光手术或人工晶状体植入术,则须用角膜曲率计或角膜地形图检查。③角膜知觉检查:从消毒棉签中拉出一条纤维,用其尖端从被检者侧面移近并触及角膜,如不引起瞬目反射,或两眼所需触力有明显差别,则表明角膜知觉减退,多见于疱疹病毒性角膜炎或三叉神经受损者。

2. 巩膜　注意有无黄染、充血、结节及压痛。

3. 前房　注意房水有无闪辉、混浊,前房内有无积血、积脓及前房深度等。常用的方法为手电筒斜照法和van Herick法。前者是由外眦处侧照向内眦,如鼻侧虹膜全被照亮,为深前房,如鼻侧虹膜仅被照亮1 mm或更少,则为浅前房。后者用于周边前房深度检查,将裂隙灯光带调到最亮、最窄,方向与裂隙灯视轴呈60°夹角,裂隙灯光通过最周边的颞侧角膜缘照射在周边虹膜表面,形成3条光带,分别是角膜上皮表面、角膜内皮表面及虹膜表面,估计角膜内皮到虹膜表面的距离与角膜上皮面到角膜内皮面距离的比值。

4. 虹膜　观察颜色、纹理,有无新生血管、色素脱落、萎缩、结节,有无与角膜前粘连、与晶状体后粘连,有无根部离断及缺损,有无震颤等。

5. 瞳孔　观察两侧瞳孔是否等大、等圆,位置是否居中,边缘是否整齐。①瞳孔对光反射:直接对光反射是在暗室内用手电筒照射受检眼,该眼瞳孔迅速缩小。间接对光反射是在暗室内用手电筒照射另侧眼,受检眼瞳孔迅速缩小。②集合反射:先嘱被检者注视一远方目标,然后嘱其立即改为注视15 cm处自己的示指,这时两眼瞳孔缩小。③相对传入性瞳孔障碍(RAPD):也称为Marcus-Gunn瞳孔,用光线照射患眼时,双眼瞳孔不缩小;而用光线照射健眼时,双眼瞳孔缩小。以1 s间隔交替照射双眼,健眼瞳孔缩小,患眼瞳孔扩大。有助于诊断单眼球后视神经炎、缺血性视神经病变、晚期青光眼等。

6. 晶状体　观察晶状体有无混浊及程度、晶状体形态及位置有无异常,必要时需散瞳检查。

(三)眼后段检查

检查玻璃体、视网膜、脉络膜和视神经盘,观察玻璃体有无积血、混浊,视网膜、脉络膜有无出血、水肿、脱离等,视神经盘有无水肿、萎缩等。常用检查设备有直接检眼镜和间接检眼镜。

1. 直接检眼镜检查法　所见眼底为正像,放大约16倍。观察玻璃体、视网膜、脉络膜和视神经盘病变。①彻照法:检查屈光间质有无混浊。将镜片转盘拨到+8~+10D,距被检测眼10~20 cm。正常时,瞳孔区呈橘红色反光,如屈光间质有混浊,红色反光中出现黑影,此时嘱患者转动眼球,如黑影移动方向与眼动方向一致,表明混浊位于晶状体前方;反之,则位于晶状体后方;如不动则在晶状体中。②眼底检查:将转盘拨到"0"处,距受检眼2 cm处,如有屈光不正,拨动转盘看清眼底为止。先检查视神经盘,再沿血管走向观察视网膜周边部,最后检查黄斑。

2. 间接检眼镜检查法　所见眼底为倒像(上下左右均相反),放大倍数为3~4倍,被检查者一般应充分散瞳。其可见眼底范围比直接检眼镜大,能较全面地观察眼底情况。适用于视网膜脱离、眼底肿物、眼内异物或用直接检眼镜观察眼底困难者等。

(四)眼压检查

眼压是眼球内容物作用于眼球内壁的压力。眼压测量方法包括指测法及眼压计测量法。

1. 指测法　粗略估计眼压,且需要一定的临床实践经验,用于无法使用眼压计进行眼压测量时估计眼压。测量时嘱患者向下方注视,检查者以双手的中指和环指固定于患者前额,两手示指尖放在上睑皮肤上,两指交替轻压眼球,根据手指感受到的眼球波动力的大小,来判断眼压的高低。初学者可触压自己的前额、鼻尖及嘴唇,粗略感受高、中、低3种眼压。正常值记录为Tn,T+1~T+3表示眼压增高的程度,T-1~T-3表示眼压降低的程度。

2. 眼压计测量法　分为压陷式、压平式两类。①压陷式:是用一定重量的眼压测杆将角膜压出凹陷,在眼压计重量不变的条件下,压陷越深,其眼压越低。测得数值受到眼球壁硬度的影响。Schiötz眼压计是目前在我国应用较广泛的压陷式眼压计。②压平式:是用足够力量将角膜压平而不凹陷,眼球容积改变很小,不受眼球壁硬度的影响。常用Goldmann压平眼压计和Maklakow压平眼压计。③非接触眼压计：利用可控的空气脉冲快速使角膜中央压平，同时向角膜发出定向光束，其反射光被光电池接收。当角膜中央压平区直径达 3.6 mm 时，反射光到达光电池的量最大，此时的气流压力即为所测的眼压。优点是操作方便、快捷，避免了眼压计接触角膜所致的交叉感染，可用于角膜表面麻醉药过敏的患者。缺点是所测数值不够准确。④其他眼压计：Perkin 眼压计为手持式压平眼压计，Tono-Pen 笔式眼压计为手持电子式压平眼压计，含微电脑分析系统，液晶显示器显示结果，便于携带。近年来还出现了新型眼压计，如回弹式眼压计、动态轮廓眼计、眼反应分析仪和压眼闪光眼压计等。

（五）裂隙灯显微镜检查法

裂隙灯显微镜是眼科最常用的设备，可在强光下放大 10～16 倍，协助眼病的诊断或治疗。检查眼前段改变，配合前房角镜、前置镜、三面镜检查前房角、玻璃体和眼底，是进行眼内激光治疗时重要的辅助设备。

（六）眼科影像学检查

1. 眼底血管造影　将造影剂从静脉（多为肘静脉）注入人体，利用特定滤色片的眼底照相机拍摄眼底血管及其灌注的过程。分为荧光素眼底血管造影（FFA）和吲哚菁绿血管造影（ICGA）。前者主要了解视网膜血管情况，后者主要反映脉络膜异常。

2. 眼部超声检查　用于眼球生物测量，了解眼内及眶内病变性质，协助眼病的诊断和治疗。常用检查方法包括 A 型超声、B 型超声和彩色多普勒超声成像。检查前向患者解释检查的基本过程和注意事项，取得理解和配合。A 型超声测量眼轴长度时，告知患者检测中保持眼球不动，检查时超声探头保持与角膜正好接触，不能压迫眼球。

3. 光学相干断层扫描（OCT）检查　OCT 是一种新型非接触性无创光学影像诊断技术，对黄斑部多种疾病的诊断有重要价值，也可用于青光眼的神经纤维层厚度定量测量及随诊检查等。

4. 超声生物显微镜（UBM）检查　UBM 是利用超高频超声技术（40～100 MHz），观察眼前节断面图像的一种影像学检查。其局限性在于穿透力弱，只能对眼前段组织进行检查。常用于闭角型青光眼、眼外伤、眼前段肿瘤、周边玻璃体和睫状体疾病的诊断等。

5. 角膜地形图　角膜地形图通过计算机图像处理系统将角膜形态（如角膜前表面和后表面的曲率半径）进行数字化分析，然后将所获得的信息以不同特征的彩色形态图来表示。在临床上主要用于检查圆锥角膜等所致的不规则散光、屈光手术前筛查角膜病变，以及记录角膜屈光手术前后的角膜图像等。

6. 角膜内皮镜　角膜内皮镜是利用光线照在角膜、晶状体等透明屈光构件的界面上发生反射，在角膜内皮与房水界面之间，细胞间隙会发生反射而形成暗线，从而显示出角膜内皮细胞的镶嵌式六边形外观。角膜内皮的状况与角膜营养代谢密切相关，有利于角膜内皮功能的评价。

第三节　眼科手术患者常规护理

一、眼科手术前

1. 心理护理　根据病情及拟行的手术向患者或家属说明手术前后应注意的问题，消除患者恐惧、焦虑等负面心理情绪,取得患者及家属的密切合作。

2. 局部准备

(1)手术前3 d滴抗生素眼液。

(2)内眼手术需在术前(急症手术例外)剪眼睫毛、冲洗泪道及结膜囊。术前冲洗泪道、结膜囊不配合的患儿,应通知医生给予处理,不能强行操作,以免造成眼部损伤。

(3)如需扩瞳或缩瞳,按医嘱滴眼。

3. 全身准备

(1)完善各项术前检查。如血常规、尿常规、肝肾功能、凝血功能、心电图、胸部X射线片等。

(2)了解患者有无禁忌证,包括了解患者全身情况和心理状态。如有发热、咳嗽、月经来潮、颜面部脓肿及全身感染等应及时告知医生,合理安排,择期手术。

(3)术前禁止吸烟,以免刺激气管黏膜,增加分泌物,诱发咳嗽。手术患者宜多食粗纤维食物,预防便秘;局麻术前应进食清淡易消化食物,不要过饱;全麻术前6 h应禁食、禁水。

(4)训练患者在仰卧、头不动的情况下眼球向各方向转动,以便术中配合。

(5)术前做好个人卫生,如洗头、洗澡(眼外伤或视网膜脱离患者需征得医生同意)。取下隐形眼镜及首饰。注意保暖,防止感冒。

(6)遵医嘱术前给药,向患者说明术前给药的名称、作用及不良反应,取得患者配合。

(7)术前一晚评估患者睡眠情况,排除影响睡眠的因素。如有些患者对手术有恐惧心理而导致睡眠差,应给予心理安慰,并遵医嘱使用镇静剂。

(8)去手术室前嘱患者排空大、小便。与手术室护士做好术前交接工作,确保患者术前准备完善。

二、眼科手术中

1. 按手术要求放置体位,暴露手术野,避免手术部位污染。

2. 注意术中避免大声喧哗,不得离开手术间。

3. 对于身体情况欠佳者,注意防跌倒;对有慢性支气管炎及肥胖患者,确保呼吸道通畅;对术中神志清醒的患者,嘱患者在术中不得随意移动头部。

4. 指导患者手术过程中不得随意举起双手,如有需求,遵循"只动口不动手"的原则,以免污染手术区域。

5. 做好心理护理,若有压迫眼球降眼压或牵拉眼肌等敏感的操作时,及时与患者沟通,缓解其紧张情绪。

6. 密切观察患者的生命体征,如有异常,及时通知医生,以防发生危险。随时注意手术进展,观察输液、输血是否通畅。

三、眼科手术后

1. 保持病室安静,嘱患者卧床休息,头部放松,根据不同的手术选择合适体位。全麻患者按照全麻术后患者护理常规护理。

2. 注意观察局部伤口有无渗血、出血,更换敷料时,应注意观察敷料情况。注意绷带包扎是否过紧,嘱患者不可随意解开,防止感染。

3. 嘱患者勿剧烈运动,勿揉眼睛,勿用力咳嗽。必要时术眼加盖保护眼罩,防止碰撞。

4. 术后患者如有不适或疼痛,应正确评估可能的原因。做好心理护理,给患者以解释及安慰,分散患者注意力。

5. 遵医嘱用药、换药和定期复查。

6. 嘱患者禁食辛辣刺激食品,多食蔬菜、水果及富含纤维素的食物,保持大便通畅,便秘者可以给予缓泻剂。

7. 术后加强巡视,密切观察病情,如有眼红、眼痛、分泌物增加和视力下降等情况应及时汇报医生并协助处理。

第四节 眼科常用护理技术操作

眼科专科护理技术是眼科护士常用的操作技术,操作中应准确识别患者身份,严格执行查对制度、患者告知制度,遵守无菌技术操作原则,做好手卫生与终末处置,以防引起院内感染。

一、滴眼液(膏)法

(一)目的

①预防、治疗眼部疾病;②散瞳、缩瞳及表面麻醉等;③眼睑闭合不全、绷带加压包扎前保护角膜。

(二)操作流程

1. 评估 ①评估环境是否适合操作;②评估药物的性质、作用和质量;③评估患者病情、合作程度及眼部情况;④评估患者有无过敏史、眼病史和用药史。

2. 准备

(1)护士准备:仪表端庄、衣帽整洁;修剪指甲;洗手、戴口罩。

(2)物品准备:治疗盘、医嘱执行单、滴眼液、眼膏、无菌棉签、快速洗手液、弯盘。

3. 操作步骤

(1)核对患者姓名、床号、性别、眼别,药物使用剂量、时间,滴眼液和眼药膏标签、质量、规格及有效期,并告知患者滴眼液和涂眼药膏的目的和配合要点。

(2)协助患者取坐位或卧位,头稍后仰,眼睛向上方注视。

(3)消毒棉签拭去眼部分泌物,左手示指或棉签向下拉开下睑,滴眼液时用右手持滴管或眼药瓶距眼球1~2 cm处将药液滴入下穹隆部1滴,轻提上睑使药液充分弥散;涂眼药膏时,由内向外直接将眼药膏挤入结膜囊内。

(4)嘱患者轻闭眼1~2 min,用棉签拭去溢出药水,按压泪囊。

(5)再次查对,整理用物,洗手。

(三)注意事项

1. 眼液和眼膏应一人一药,专眼专用。滴药时,先健眼后患眼,距眼睑1~2 cm,勿触及睑缘、睫毛和手指,以免污染。

2. 滴眼液和涂眼药膏时动作轻柔,勿压迫眼球,特别是对角膜溃疡和角膜有伤口的患者,药液勿直接滴在角膜上,禁止涂药后按摩。

3. 滴入阿托品类药品时,应压迫泪囊3~5 min,以免鼻腔黏膜吸收引起全身中毒反应。

4. 易沉淀的眼药水用前应充分摇匀;同时滴数种眼药水时,先滴刺激性弱的药物,再滴刺激性强的药物,各药物间隔5~10 min;眼药水和眼药膏同时用时,先滴眼药水,后涂眼药膏。

二、结膜囊冲洗法

(一)目的

①清除结膜囊内的异物、眼部脓性分泌物多时或化学性烧伤后的治疗;②内眼术前常规准备。

(二)操作流程

1. 评估 ①评估环境是否适合操作;②评估患者病情和眼部情况,周围皮肤有无感染病灶;③评估患者心理状态及合作程度。

2. 准备

(1)护士准备:仪表端庄、衣帽整洁;修剪指甲;洗手、戴口罩。

(2)用物准备:眼部冲洗液、洗眼壶(或输液器)、受水器、棉签、垫巾、手套、弯盘、眼垫、胶布。

3. 操作步骤

(1)核对医嘱及冲洗液,确认患者身份及眼别。告知患者结膜囊冲洗的目的和操作方法。

(2)患者取仰坐位或平卧位,头偏向患侧,双眼注视前方。

(3)铺垫巾于患者患眼侧,指导患者手持受水器紧贴冲洗侧颊部或颞侧皮肤,以接收冲洗液。

(4)操作者一手拉开患侧眼睑,右手持洗眼壶或吊瓶冲洗头先冲洗眼周皮肤,再冲洗结膜囊。

(5)冲洗结膜囊时用拇指、示指轻轻分开上、下眼睑,着力于上、下眶缘,充分暴露结膜囊,距离眼部3~5 cm处冲洗结膜囊,嘱患者上、下、左、右转动眼球,然后轻轻翻转上眼睑,同时暴露上、下眼睑并彻底冲洗,继续用冲洗液冲洗球结膜、上下穹隆部结膜,冲洗液一般不少于150 mL。

(6)冲洗完毕,用消毒棉签或棉球拭干眼部、颊部水滴,取下受水器和治疗巾。

(7)再次查对,整理用物,洗手。

(三)注意事项

1. 冲洗压力不宜过大,洗眼壶距眼3~5 cm,不可触及眼睑及眼球。

2. 冲洗液应保持适宜的温度,一般在18~20 ℃为宜,冬季加温到32~37 ℃。

3. 动作轻柔,冲洗液不可直接冲于角膜上,也不可进入健眼。

4. 化学性烧伤后冲洗应充分暴露上下穹隆部,反复多次冲洗,防止化学物质残留。如有大块异物不易冲去,可用镊子取出后再冲洗。

5. 有眼球穿通伤、较深角膜溃疡者禁忌冲洗。

6. 冲洗传染性眼病时,避免冲洗液进入健眼。

三、泪道冲洗法

(一)目的

①检查泪道有无狭窄或阻塞,协助诊断;②注入药物,治疗慢性泪囊炎;③内眼手术前冲洗泪道,防止术后感染。

(二)操作流程

1. 评估 ①评估环境是否适合操作;②评估患者眼病史(眼部有无分泌物、溢泪,结膜有无充血,泪囊区有无红肿,泪点是否完整、狭小)、有无过敏史和用药史;③评估患者的心理状态及合作程度。

2. 准备

(1)护士准备:仪表端庄,衣帽整洁,修剪指甲,洗手、戴口罩。

(2)用物准备:注射器、泪道冲洗针头、泪点扩张器、表面麻醉剂、抗生素滴眼液、眼膏、泪道冲洗液、棉签、受水器、弯盘。

3. 操作步骤

(1)核对医嘱、药物,确认患者身份及眼别。告知泪道冲洗的目的、操作过程,指导患者配合。

(2)患者取仰卧位或仰头坐位,头稍偏侧。

(3)压迫泪囊将其中的分泌物挤出,用棉签拭去。

(4)表面麻醉剂滴入泪点处,嘱患者闭眼3~5 min,充分麻醉泪点。

(5)指导患者手持受水器紧贴冲洗侧颊部。

(6)操作者一手持冲洗注射器,另一手持棉签拉开下眼睑,将针头垂直插入泪点1~2 mm(若泪点狭小,先用泪点扩张器扩张),再转向水平方向,向鼻侧沿泪小管进针5~6 mm,将冲洗液缓慢注入泪道。

(7)将下眼睑向颞侧拉紧,推注冲洗液,询问患者有无水流入鼻腔或咽喉部,观察泪点处有无冲洗液或分泌物,反流和推注时有无阻力。

(8)冲洗完毕,擦干眼部冲洗液或分泌物,滴抗生素滴眼液,嘱患者勿揉眼睛。

(9)再次查对,整理用物,洗手并记录。

(10)冲洗结果判断方法如下。①泪道通畅:推注冲洗液无阻力,无反流,冲洗液全部进入咽喉。②鼻泪管狭窄:推注冲洗液时有阻力,要施加压力才有冲洗液流入鼻咽部,通而不畅,泪点也有部分冲洗液反流。③鼻泪管阻塞:从下泪点进针,可碰到骨壁,冲洗液从上泪点流出,无冲洗液流入咽喉部,无分泌物。④泪小管阻塞:从下泪点进针,碰不到骨壁,推注冲洗液时阻力大,冲洗液从原泪点反流,如从上泪点进针,冲洗通畅,则为下泪小管阻塞。⑤泪总管阻塞:从下泪点进针,碰不到骨壁,推注冲洗液时阻力大,水从上泪点射出,无冲洗液流入咽喉部,无分泌物。⑥慢性泪囊炎:从下泪点进针,可碰到骨壁,冲洗液从上泪点反流,伴有黏性或脓性分泌物流出。

(三)注意事项

1. 操作要轻、稳、准确,以免损伤角膜及结膜。
2. 急性泪囊炎、慢性泪囊炎急性发作期、眼球穿通伤患者禁止泪道冲洗、挤压泪囊部。
3. 进针如有阻力,不可强行推注,以免损伤泪道。
4. 勿反复冲洗,避免黏膜损伤或粘连引起泪小管阻塞。
5. 冲洗过程注意观察患者的情况,有无出现脸色苍白、冷汗、晕厥等。

四、球结膜下注射法

(一)目的

①提高药物在眼局部的浓度,增强药物作用,延长药物的作用时间,治疗眼部疾病;②眼部手术的局部浸润麻醉。

(二)操作流程

1. 评估 ①评估环境是否适合操作;②评估患者病情及眼部情况,眼部有无分泌物、结膜有无瘢痕、有无手术创口等,评估有无过敏史和用药史;③评估患者心理状态及合作程度;④评估药物的质量和有效期。

2. 准备

(1)护士准备:仪表端庄,衣帽整洁,修剪指甲,洗手、戴口罩。

(2)用物准备:药物、表面麻醉剂、抗生素眼膏、1 mL注射器、眼垫、胶布、棉签、弯盘。

3. 操作步骤

(1)核对医嘱、药物,确认患者身份及眼别。告知患者操作目的、方法和配合事项。

(2)患者取平卧位或仰头坐位,头稍向后仰。

(3)滴表面麻醉剂2~3次,充分麻醉。

(4)拉开患者下眼睑,选择注射部位,一般选择颞侧下穹隆部球结膜。

(5)嘱患者向上固视,暴露下穹隆部结膜,注射针头与角膜切线平行,距角膜缘5~6 mm,进针角度呈10°~15°,挑起球结膜缓慢注入药物,使结膜处呈泡状隆起。

(6)注射完毕,嘱患者勿揉擦患眼。按医嘱涂眼膏,并用眼垫包眼。

(7)再次查对,整理用物,洗手记录。

(三)注意事项

1. 注射时,针头刺入的方向应指向穹隆部,勿指向角膜,以防刺伤角膜。进针时要避开血管,注射后如有出血,可用棉签压迫片刻。

2. 对眼球颤动不能固视者,可用固定镊固定眼球后再行注射,儿童更为重要。不合作者可用开睑器拉开眼睑后再注射。

3. 多次注射时,可更换注射部位,以免形成粘连。

4. 注射混悬液药物时,应选择合适的针头。注射散瞳类药物,应注意观察患者的全身状况,并在注射后20 min观察瞳孔是否散大。

5. 结膜有明显感染、出血倾向者,以及眼球有穿通伤口未缝合者不宜进行结膜下注射。

五、睑结膜结石剔除术

(一)目的

剔除睑结膜结石,减轻患者眼部不适。

(二)操作流程

1. 评估　①评估环境是否适合操作;②评估患者病情及眼部情况,结膜是否充血,结石的位置、大小、数量及深浅,评估有无过敏史和用药史;③评估患者的心理状态及合作程度。

2. 准备

(1)护士准备:仪表端庄,衣帽整洁,修剪指甲,洗手、戴口罩。

(2)物品准备:表面麻醉剂、抗生素滴眼液、1 mL注射器、棉签、眼垫、生理盐水、手套,必要时备抗生素眼膏。

3. 操作步骤

(1)核对医嘱,确认患者身份及眼别。告知患者操作目的、操作方法及配合事项。

(2)患者取仰卧位,滴表面麻醉剂2~3次,充分麻醉。

(3)剔除上眼睑结膜结石时,嘱患者向下看,轻轻翻转上眼睑,用示指或棉签着力于上眶缘,暴露上眼睑结膜面,手持针头,针头斜面向上,背离角膜,顺着睑板腺方向纵行剔除上睑突出结膜面的结石。剔除下眼睑结膜结石时,则相反。

(4)剔除结石后,滴抗生素滴眼液,如结石多、位置深、创面较大,涂抗生素眼膏并包眼。

(5)再次查对,整理用物,洗手记录。

(三)注意事项

1. 操作时动作轻柔,剔除结石时尽量避开血管,以减少出血。

2. 若结膜结石量大,可分次剔除,先剔除大而突出结膜面的结石,不必剔除未突出结膜面的结石,避免对睑结膜造成损伤。

3. 指导患者勿揉擦眼睛,注意用眼卫生。

六、睑板腺按摩法

(一)目的

疏通睑板腺开口,清除睑板腺分泌物,减轻睑板腺阻塞患者的不适症状。

(二)操作流程

1. 评估 ①评估环境是否适合操作;②评估患者病情及眼部情况,观察眼睑有无红肿、结膜有无炎症,有无过敏史、眼病史和用药史;③评估患者心理状态及合作程度;④评估药物的质量和有效期。

2. 准备

(1)护士准备:仪表端庄,衣帽整洁,修剪指甲,洗手,戴口罩。

(2)用物准备:表面麻醉剂、抗生素眼膏、棉签、玻璃棒、生理盐水、热敷眼罩或喷雾蒸眼器、弯盘。

3. 操作步骤

(1)核对医嘱、药物,确认患者身份及眼别。告知患者操作目的、操作方法和配合事项。

(2)用生理盐水棉签清洁眼周。

(3)眼部热敷8~10 min。①干热敷法:用加热眼罩直接热敷。②熏蒸热敷法:打开喷雾蒸眼器,使蒸气熏蒸眼部,温度以眼部皮肤能忍受为宜,指导患者交替睁眼、闭眼。

(4)滴表面麻醉剂1~2次,充分麻醉。

(5)翻转眼睑,用棉签固定睑缘,着力于眶缘,玻璃棒沿睑板腺导管开口方向按摩,同时挤压睑缘,重复3~5次,将滞留于睑板腺导管内的分泌物排出。擦拭脂质分泌物,用生理盐水棉签清洁睑缘。

(6)用玻璃棒将适量抗生素眼膏涂在上、下睑缘处。

(三)注意事项

1. 检查圆头玻璃棒有无破损、裂痕,防止损伤结膜。

2. 操作时动作轻柔,挤压力度要适宜,力度过小易导致睑板腺导管内分泌物排出不彻底,力度过大易引起眼睑瘀肿。

3. 使用喷雾蒸眼器热敷时,避免烫伤。

七、泪液分泌试验

(一)目的

检测泪液的基础分泌量,为干眼的诊断提供依据。

(二)操作流程

1. 评估 ①评估环境是否适合操作;②评估患者病情及眼部情况,观察眼睑有无红肿、结膜有无炎症,有无药物过敏史;③评估患者心理状态及合作程度;④评估药物的质量和有效期。

2. 准备

(1)护士准备:仪表端庄,衣帽整洁,修剪指甲,洗手、戴口罩。

(2)用物准备:棉签、泪液检测滤纸条、计时器。

3. 操作步骤

(1)核对医嘱,确认患者身份、眼别。向患者说明操作目的、方法、注意事项。

(2)取一条 5 mm×35 mm 的泪液分泌滤纸条,将具有圆弧度的一端反折 5 mm,嘱患者睁眼向上看,置入被测眼下结膜穹隆中外 1/3 交界处,另一端垂挂于下睑外部,嘱患者轻闭双眼 5 min。

(3)5 min 后测量滤纸条被泪水渗湿的长度,若检查前使用表面麻醉剂,主要评价副泪腺的分泌功能,短于 5 mm 为异常。当不使用表面麻醉时,评价的是泪腺的分泌功能,短于 10 mm 为异常。

(三)注意事项

1. 放置滤纸条时,动作要轻柔,避免反射性泪液分泌而影响试验结果或损伤球结膜等组织。
2. 眼表损伤、角膜结膜炎、角膜溃疡者禁用。
3. 试验时受检者应轻轻闭眼,滤纸条不可触及角膜。
4. 试验前不要滴任何眼药,以免影响试验结果。

本章小结

本章主要介绍了眼科患者护理评估、护理诊断、护理计划、护理实施、护理评价的护理程序;了解常用检查如眼部检查和视功能检查的方法及护理配合;眼科手术患者术前、术后的常规护理;重点掌握护理技术操作[如滴眼液(膏)法、结膜囊冲洗法、泪道冲洗法]的目的、操作流程、注意事项。熟练掌握眼科护理基本技能,为眼科患者的个性化护理奠定基础。

思考题

1. 眼科常见症状有哪些?
2. 简述结膜囊冲洗的注意事项。

第三章 眼睑及泪器病患者的护理

===== 学习目标 =====

知识目标:掌握眼睑及泪器病的临床表现和护理措施;熟悉眼睑及泪器病的辅助检查和治疗要点;了解眼睑及泪器病的发病机制。

能力目标:运用所学知识为眼睑及泪器病患者制订护理计划,并根据具体情况实施护理措施和健康教育。

素质目标:在为眼睑及泪器病患者护理时体现护士的关爱情怀,增强职业使命感和价值感。

案例与思考

刘女士,22岁,学生。近期忙于期末考试,3 d前因左上睑疼痛、红肿,伴痒感,睁眼费力,前来医院就诊。身体评估:体温36.5 ℃,心率80次/min,呼吸20次/min,血压125/80 mmHg。眼部专科检查:右眼正常;左眼近上睑缘处红肿、压痛,球结膜水肿,其余检查无异常。刘女士非常焦虑,担心影响期末考试。临床诊断为睑腺炎症。

请思考:①如何为该患者制订合理的治疗方案?②该患者的护理诊断有哪些?③应采取哪些护理措施?

第一节 睑腺炎症

一、睑腺炎

睑腺炎(hordeolum)是眼睑腺体的急性化脓性炎症,俗称麦粒肿。按细菌感染的腺体不同,分为外睑腺炎和内睑腺炎。睫毛毛囊或其附属的皮脂腺(Zeis腺)或变态汗腺(Moll腺)感染,称为外睑腺炎。如果是睑板腺感染,称为内睑腺炎。

【病因与发病机制】

多为葡萄球菌感染眼睑腺体,以金黄色葡萄球菌感染最常见。

【护理评估】

1. 健康史　评估患者有无糖尿病、睑缘炎及结膜的慢性炎症;眼睑肿痛的时间、程度,有无寒战、发热,有无挤压或针刺以及用药史。了解患者用眼卫生情况。

2. 身体状况　睑腺炎患者患处有红、肿、热、痛等急性炎症症状,可伴有同侧耳前淋巴结肿大及压痛。年老体弱及儿童患者抵抗力低下,炎症在皮下组织间蔓延扩散,易发展为眼睑蜂窝织炎,严重时可引起败血症而危及生命。

(1)外睑腺炎:炎症反应主要位于睫毛根部的周围,疼痛明显,初发至3 d之内红肿范围较弥散,但可触及硬结。如果感染靠近外眦部,可引起反应性球结膜水肿。脓点可自行破溃于皮肤表面。

(2)内睑腺炎:常局限于睑板腺内,肿胀较局限,触之有硬结,疼痛和触压痛均较外睑腺炎剧烈。脓点常破溃于睑结膜面。

3. 心理-社会状况　因睑腺炎红肿、疼痛及影响美观,患者易焦虑,担心预后,护士应评估患者对疾病的认知程度及有无焦虑情绪。

4. 辅助检查　可进行细菌培养和药物敏感试验,发现致病菌。

【治疗要点/原则】

1. 早期脓肿未形成时,局部热敷,滴用抗生素滴眼液或涂用抗生素眼膏。
2. 重症或合并全身中毒症状者,可全身应用抗生素。
3. 脓肿形成时,切开排脓。外睑腺炎的切口须与睑缘平行,内睑腺炎的切口与睑缘垂直。

【护理诊断/问题】

1. 急性疼痛　与睑腺炎症反应有关。
2. 焦虑　与对手术的恐惧及担心预后有关。
3. 知识缺乏　缺乏睑腺炎的自我保健知识。
4 潜在并发症　眼睑蜂窝织炎、海绵窦脓毒血栓、败血症。

【护理措施】

1. 心理护理　耐心听取患者疼痛的主诉,给予支持和安慰,解释疾病的发展、转归,手术方法及手术过程,解除患者的恐惧和不安心理。

2. 休息与饮食

(1)注意休息,避免劳累。

(2)饮食清淡、易消化,禁吃辛辣、刺激性食物。对抵抗力低下者,给予支持治疗。

3. 治疗护理

(1)局部热敷。①蒸汽热敷法:将保温杯或保温瓶装上开水,打开杯或瓶盖,患者闭眼靠近杯或瓶口,温度以患者能耐受为度。每日3次,每次10~20 min。②湿性热敷法:嘱患者闭上眼睛,先在患眼部涂上凡士林,再用消毒的湿热纱布拧干盖在患处,温度以患者能耐受为宜,每日2~3次,每次更换3~5遍,每3~5 min更换一遍。③干性热敷法:用装2/3满的小热水袋,外裹毛巾或多层纱布,直接敷于患眼,温度在40 ℃左右,每日3次,每次15~20 min。

(2)局部滴抗生素眼液,每天4~6次;睡前涂眼药膏。症状严重或有合并症者根据医嘱全身应用抗生素。

(3)当脓肿未形成时,不要挤压排脓,以免导致感染扩散,引起眼睑蜂窝织炎、海绵窦脓毒血栓或败血症而危及生命。脓肿形成后,应切开排脓,以减轻患者疼痛,缩短疗程。

4. 病情观察　监测生命体征,体温升高者采取降温对症处理。严密观察病情,及早发现眼眶或颅内扩散、败血症的症状和体征,及时报告医生。

5. 健康教育

(1)注意个人卫生,不用脏手或不洁手帕揉眼;洗浴用物专用,并经常用开水洗烫、晾晒。

(2)告知患者治疗原发病的重要性,如有糖尿病、营养不良、慢性结膜炎、睑缘炎或屈光不正,应及时治疗或矫正。

(3)指导患者掌握正确使用抗生素滴眼剂的方法。

(4)体弱者应加强锻炼,增强体质。

(5)告知患者手术部位再次出现红、肿、痛症状时,应及时就诊。

二、睑板腺囊肿

睑板腺囊肿(chalazion)是睑板腺特发性、无菌性、慢性肉芽肿性炎症,通常称为霰粒肿。

【病因与发病机制】

可能由于慢性结膜炎或睑缘炎,睑板腺、皮脂腺和汗腺分泌功能旺盛或维生素 A 缺乏,腺体上皮组织过度角化、增生,致睑板腺出口阻塞,腺体的分泌物潴留在睑板腺内,对周围组织产生慢性刺激而引起。

【护理评估】

1. 健康史　了解患者睑板腺囊肿是否反复发作,是单发还是多发,是否做过病理检查。

2. 身体状况

(1)症状:多见于青少年或中壮年人。无明显自觉症状,多偶然发现,常因异物感或无痛性肿块就诊。

(2)体征:①眼睑皮下圆形的肿块,大小不一,较大的睑板腺囊肿可使局部皮肤隆起,触之不痛,与皮肤不粘连。与肿块对应的睑结膜面局限性充血,呈紫红色或灰红色病灶。②小的囊肿可自行吸收,但多数长期不变,或逐渐长大,质地变软。偶可自行破溃,排出胶样内容物,在睑结膜面形成肉芽肿或在皮下形成暗紫红色的肉芽组织。③若继发感染,临床表现与内睑腺炎相似,但症状较轻,切开后可见囊肿腔内混有脓性物质。④肉芽组织可出现在睑板腺排出口处,睑缘有乳头状增生,称为睑缘部睑板腺囊肿。

3. 心理-社会状况　评估患者年龄、文化层次、生活方式、对疾病的认知程度及有无焦虑情绪。

4. 辅助检查　对于复发性或老年人的睑板腺囊肿,应将切除物进行病理检查,以排除睑板腺癌的可能。

【治疗要点/原则】

小而无症状的睑板腺囊肿无须治疗,囊肿可自行吸收。较大的囊肿可通过热敷,或向囊肿腔内注射糖皮质激素促进其吸收。如囊肿长期未消退,可在局部或全身麻醉下行睑板腺囊肿切除手术。

【护理诊断/问题】

1. 舒适受损:异物感　与眼睑皮下肿块摩擦有关。

2. 知识缺乏　缺乏睑板腺囊肿防治知识。

3. 自我形象紊乱　与眼睑皮下肿块影响美观有关。

4. 潜在并发症　继发感染。

【护理措施】

1. 心理护理　耐心听取患者疼痛的主诉,给予支持和安慰,解除患者的恐惧和不安心理。

2. 休息与饮食　见睑腺炎护理。

3. 治疗护理

（1）指导热敷：见睑腺炎护理。

（2）配合医生做好睑板腺囊肿切除手术：按眼科手术常规准备。滴抗生素眼液、清洁眼睑皮肤等。局部麻醉后用睑板腺镊固定囊肿，用尖刀在睑结膜面做与睑缘垂直的切口，用刮匙刮净囊肿腔内内容物，分离剪除后部囊壁，以防复发；创口一般不用缝合。术后用手掌压迫眼部3～5 min，观察有无出血。

（3）用药护理：按医嘱进行眼部或全身用药，控制炎症。涂抗生素眼膏，并用眼垫遮盖。

（4）复发性或老年人的睑板腺囊肿应将切除物进行病理检查，以排除睑板腺癌。

4. 病情观察　监测生命体征，注意观察囊肿的变化及有无并发症发生。

5. 健康教育

（1）向患者讲解睑板腺囊肿防治知识，注意用眼卫生，保持眼部清洁。

（2）饮食以清淡为主，多食蔬菜、水果；告知老年人应注意增强体质，提高机体抵抗力。

（3）教会患者按医嘱滴抗生素眼液及眼膏，告知患者药物的不良反应，若出现异常及时就诊。

（4）较大的睑板腺囊肿，影响外观者，告知患者治愈后，一般不影响外观，消除其焦虑情绪。

（5）嘱患者术后次日眼部换药，若出现不适，及时就诊。

第二节　眼睑位置、功能和先天异常

一、睑内翻与倒睫

睑内翻（entropion）是指眼睑，特别是睑缘向眼球方向卷曲的位置异常。倒睫（trichiasis）是指睫毛向后生长。当睑内翻达到一定程度时，睫毛也倒向眼球，刺激角膜和球结膜。睑内翻与倒睫常并存。

【病因与发病机制】

1. 先天性睑内翻　婴幼儿多见，女性多于男性，由内眦赘皮牵拉，睑缘部眼轮匝肌过度发育或睑板发育不全所致。

2. 痉挛性睑内翻　下睑多见，常见于老年人，又称老年性睑内翻。多由下睑缩肌无力、眶隔和下睑皮肤松弛失去牵制眼轮匝肌的收缩作用，以及老年人眶脂肪减少，眼睑后面缺乏足够支撑所致。若因炎症刺激引起眼轮匝肌反射性痉挛，称为急性痉挛性睑内翻。

3. 瘢痕性睑内翻　上下睑均可发生。常见于沙眼，结膜烧伤等病之后也可发生，多由睑结膜及睑板瘢痕性收缩所致。

4. 倒睫　病因同睑内翻。

【护理评估】

1. 健康史　了解患者眼部疾病史，如沙眼、睑缘炎、角膜结膜炎等；有无眼化学性外伤史；婴幼儿出生时有无睑内翻等。

2. 身体状况

（1）症状：患者常有眼睑痉挛、畏光、流泪、异物感、刺痛等症状。痉挛性和瘢痕性睑内翻多为单侧，先天性睑内翻常为双侧。

(2)体征:睑缘部向眼球方向内卷曲。睫毛内卷、倒贴,刺激摩擦结膜、角膜,角膜上皮可脱落。若继发感染,可发展为角膜溃疡。病程较长者,角膜新生血管形成,导致视力障碍。

3. 心理-社会状况　评估患者对疾病的认知程度,用眼卫生知识、习惯,有无焦虑、紧张心理,以及疾病对患者学习、工作的影响。

4. 辅助检查　裂隙灯显微镜检查患者眼部疾病及睑缘情况。

【治疗要点/原则】

1. 手动拔除　如果倒睫数少,仅有1~2根时,可用拔睫毛镊子拔除,重新生长时可予再次拔除。倒睫数较多应手术矫正眼睑。

2. 电解倒睫　若想较彻底治疗,常选择电解方法破坏倒睫的毛囊。

3. 先天性睑内翻　随年龄增长,鼻梁发育,倒睫可自行消失,暂不进行手术治疗。如果患儿已5~6岁,睫毛仍然内翻,可考虑行穹隆部-眼睑皮肤穿线术。

4. 痉挛性睑内翻　可行肉毒毒素局部注射,无效时可手术切除多余的松弛皮肤和切断部分眼轮匝肌纤维。急性痉挛性睑内翻应积极控制炎症。

5. 瘢痕性睑内翻　必须手术治疗,可行睑板部分切除、睑板切断术及缝线术。

【护理诊断/问题】

1. 舒适受损:疼痛、异物感、畏光、流泪　与倒睫刺激有关。

2. 潜在并发症　角膜炎症、角膜瘢痕及新生血管形成。

【护理措施】

1. 术前护理

(1)向患者解释手术的目的和方法,遵医嘱做好手术矫正准备。

(2)做好心理护理,向患者讲解疼痛发生的原因,缓解患者的焦虑心理。

2. 术后护理

(1)注意眼部卫生,避免用脏手或脏毛巾揉擦伤口。

(2)饮食清淡,避免辛辣刺激食物。

(3)注意休息,保持充足睡眠,避免劳累。

(4)注意监测生命体征,观察倒睫有无引起角膜损伤,有无并发症的发生。

(5)遵医嘱给予抗生素和修复角膜上皮的眼药滴眼。

3. 及时去除眼部不适的原因　如局限而少数的几根倒睫,可用镊子拔除,或采用电解倒睫术将倒睫的毛囊彻底破坏,以免再生。

4. 健康教育

(1)积极防治沙眼和睑缘炎。

(2)去除诱发因素,如不良的物理和化学性刺激、屈光不正和不良的用眼卫生习惯。

(3)及时妥善处理好眼部角结膜的化学性外伤。

二、上睑下垂

上睑下垂(ptosis)指上睑的上睑提肌和Müller平滑肌的功能不全或丧失,导致上睑部分或全部下垂,即在向前方注视时上睑缘遮盖上部角膜超过2 mm。正常睑裂平均宽度约为7.5 mm,上睑缘遮盖角膜上方不超过2 mm。

【病因与发病机制】

1. 先天性上睑下垂　是一种常染色体显性或隐性遗传病,主要由动眼神经核或上睑提肌发育不良所致。

2. 获得性上睑下垂　多由动眼神经麻痹、上睑提肌损伤、交感神经疾病、重症肌无力及机械性开睑运动障碍等所致。

【护理评估】

1. 健康史　了解患者有无眼部外伤史、手术史,有无神经系统疾病史,婴幼儿出生时有无眼部病史。

2. 身体状况

(1) 先天性上睑下垂:多为双侧,但两侧不一定对称,有时为单侧,常伴有眼球上转运动障碍、视力障碍和弱视。如瞳孔被眼睑遮盖,患者为克服视力障碍,常有抬头仰视、皱额、耸肩等现象。此外还可伴有其他眼睑发育异常,如睑裂狭小、鼻梁低平及眼球震颤等。

(2) 获得性上睑下垂:多为单侧,伴有其他神经系统疾病。如动眼神经麻痹可伴有其他眼外肌麻痹;上睑提肌损伤伴有外伤史;交感神经损伤有 Horner 综合征;重症肌无力所致的上睑下垂者,具有晨轻暮重、频繁眨眼或劳累后上睑下垂加重的特点,注射新斯的明后症状明显减轻。

3. 心理-社会状况　由于患者睁眼困难、仰头视物、两眼大小不对称等形象受损,患者常有自卑感、孤独感。护士应评估患者的心理、情绪状况,了解疾病对其生活、工作、学习的影响。

4. 辅助检查　头颅 CT、麻痹性斜视检查方法等,进一步寻找病因。

【治疗要点/原则】

1. 先天性上睑下垂　应尽早手术,尤其是单眼患儿。

2. 获得性上睑下垂　应先进行病因治疗或药物治疗,系统治疗半年以上无效时再考虑手术治疗。较为合乎生理和美容要求的手术方式是上睑提肌缩短术;对上睑提肌力量评估小于 4 mm(当眼睛从下往上看时,上睑缘移动的距离),上睑下垂严重的患者也可选择额肌瓣悬吊术。

【护理诊断/问题】

1. 有受伤的危险　与视野被遮挡有关。
2. 功能障碍性悲哀　与上睑下垂影响视功能,导致自卑心理有关。
3. 自我形象紊乱　与上睑下垂疾病、手术等引起的容貌改变有关。
4. 知识缺乏　缺乏疾病治疗的有关知识。

【护理措施】

1. 术前护理

(1) 向手术患者介绍手术目的、手术方式,消除患者对手术的恐惧。先天性上睑下垂应尽早手术治疗,以免形成弱视;获得性上睑下垂应针对病因治疗,药物治疗无效后可考虑手术。

(2) 滴抗生素眼液、查凝血功能、清洁眼部周围皮肤等。

(3) 多与患者进行交流沟通,给予心理疏导,消除自卑心理。

2. 术后护理

(1) 注意眼部卫生,避免用脏手或脏毛巾揉擦伤口。

(2) 饮食清淡,营养丰富,避免辛辣刺激食物。

(3) 病情观察:特别注意角膜情况,观察有无缝线和睫毛刺激角膜、眼睑闭合状态、角膜暴露程度及有无暴露性角膜炎、穹隆部结膜脱垂等并发症;术后加压包扎 24 h,术后 7 d 拆线。

3. 健康教育

(1)向患者讲解相关疾病知识,注意眼部卫生。

(2)教会患者涂眼药膏保护角膜的方法,防止眼睑闭合不全引起暴露性角膜炎等并发症。

(3)嘱患者定期复诊,观察术后上眼睑的位置高度及睑裂宽度。

第三节　泪液排出系统障碍

一、泪道阻塞或狭窄

泪道阻塞或狭窄(dacryagogatresia,dacryostenosis)是指泪道的各部位如泪点、泪小管、泪总管、鼻泪管等,因先天或外伤、炎症、肿瘤和异物等因素引起管径狭窄、阻塞,泪液不能流入鼻腔而致溢泪。

【病因与发病机制】

1. 眼睑及泪点位置异常　泪点不能接触泪湖。

2. 泪点异常　包括泪点狭窄、闭塞或缺如,泪液不能进入泪道。

3. 泪小管至鼻泪管的阻塞或狭窄　各种因素引起的泪道结构或功能不全,包括先天性闭锁、炎症、肿瘤、结石、外伤、异物、药物等,致泪液不能排出。

4. 其他原因　如鼻甲肥大、鼻中隔偏曲、鼻息肉等。

【护理评估】

1. 健康史

(1)患儿如果先天性泪道闭锁,则有泪道阻塞而引起的溢泪病史。正常婴儿出生后 4~6 周内鼻泪管下端的残膜可自行萎缩而恢复通畅。

(2)青年患者多有泪道外伤史和泪道结石阻塞。

(3)老年患者则以沙眼、鼻泪管黏膜变性所致的泪道阻塞和下睑松弛无力所致的泪点外翻较为多见。

2. 身体状况　溢泪为主要症状,在刮风或寒冷气候时症状加重。因长期泪液浸渍,可引起慢性刺激性结膜炎、下睑和面颊部湿疹性皮炎;由于不断揩拭眼泪,可导致下睑外翻,加重溢泪症状。溢泪分为功能性和器质性两种。

(1)功能性溢泪:主要因为眼轮匝肌松弛,泪液泵作用减弱或消失,泪液排出障碍所致。多数患者溢泪并无明显的泪道阻塞,泪道冲洗可能仍通畅。

(2)器质性溢泪:是因泪道阻塞或狭窄引起。

3. 心理-社会状况　护士要评估患者的心理状态和对疾病的认知程度,了解疾病对患者工作、学习、生活的影响。

4. 辅助检查

(1)染料试验:将染色剂 2% 荧光素钠溶液 1 滴滴入双眼结膜囊内,5 min 后观察和比较双眼泪膜中荧光素消退情况,如一眼荧光素保留较多,表明该眼可能有相对性泪道阻塞;或滴入 2% 荧光素钠 5 min 后,用湿棉棒擦拭下鼻道,若棉棒带绿黄色,说明泪道通畅或没有完全阻塞。

(2)泪道冲洗术:泪道冲洗常可揭示泪道阻塞的部位。①冲洗液完全从注入原路返回,提示泪小管阻塞;②冲洗液自下泪点注入,液体由上、下泪点反流,泪囊没有隆起,提示泪总管阻塞;③冲洗有阻力,部分自泪点返回,泪囊部隆起,提示鼻泪管狭窄;④如果同时有脓性分泌物,提示鼻泪管阻塞合并慢性泪囊炎。

(3)泪道探通术:具有诊断和治疗作用。诊断性泪道探通用于了解泪道,包括泪点、泪小管、泪囊的阻塞部位;治疗性泪道探通主要用于婴幼儿泪道阻塞。

(4)X射线碘油造影:用以显示泪囊大小及阻塞部位。

【治疗要点/原则】

1. 功能性溢泪　选用硫酸锌及肾上腺溶液滴眼,以收缩泪囊黏膜。

2. 器质性溢泪

(1)泪点狭窄、闭塞或缺如:可用泪点扩张器扩张或探通。

(2)睑外翻泪点位置异常:手术矫正使泪点复位。

(3)泪小管阻塞:泪小管探通,并行泪道硅管留置治疗;或选用激光治疗,先用探针引导光纤维到阻塞部位,利用YAG激光的气化效应打通阻塞部位,再配合插管或置线。

(4)鼻泪管阻塞:泪囊鼻腔吻合术。近年来开展鼻内窥镜下泪囊鼻腔吻合术或鼻泪管支架植入术。

3. 婴儿泪道阻塞或狭窄　首选局部按摩。按摩方法是将手指放在泪囊区,自下睑眶下线内侧与眼球之间向下压迫,每日3～4次,治疗坚持数周,能促使鼻泪管下端开放,泪道通畅。若患儿有泪囊炎表现,应在压迫泪囊后清洁黏脓性分泌物,再滴抗生素滴眼液。若治疗无效,可考虑泪道探通术。

【护理诊断/问题】

1. 舒适受损　与溢泪或脓性分泌物刺激有关。

2. 有感染的危险　与手术前准备不充分、术后处理不当有关。

3. 焦虑　与长期溢泪有关。

4. 知识缺乏　缺乏本病病因及溢泪的有关知识。

【护理措施】

1. 术前护理

(1)心理护理:加强与患者的交流与沟通,鼓励其树立战胜疾病的信心,积极配合治疗。

(2)向患者解释手术过程:泪囊鼻腔吻合术是将泪囊和中鼻道黏膜通过一个人造的骨孔吻合起来,使泪液经吻合孔流入中鼻道。

(3)术前3 d滴用抗生素滴眼液,并进行泪道冲洗。

(4)术前1 d用1%麻黄素液滴鼻收缩鼻黏膜,利于引流和预防感染。

(5)行鼻内窥镜下泪囊鼻腔吻合术者,术前需清洁鼻腔、剪除鼻毛。

2. 术后护理

(1)体位:半坐卧位,以利于伤口积血引流,减少出血量。

(2)鼻腔填塞物护理:注意创口和鼻腔出血情况,嘱患者不可用力擤鼻,勿自行牵拉或取出填塞物;置有橡皮管者切勿拉出。

(3)用药护理:用1%麻黄碱液滴鼻,以收缩鼻腔黏膜,利于引流。

(4)术后3 d开始连续进行泪道冲洗,并保持泪道通畅。以后每周1次,2周后改为每月1～

2次,持续3~6个月。术后5~7 d拆线。

3. 健康教育

(1) 嘱患者勿揉搓及抓、碰术眼。

(2) 多食清淡富含维生素的食物,饮食要温凉,减少出血。

(3) 嘱患者防止感冒,按时用药、换药和检查,掌握正确的滴眼药和滴鼻药方法,有异常情况及时就诊。

(4) 向患者说明治疗原发病的重要性,积极治疗沙眼和眼睑、鼻腔病变等。

二、慢性泪囊炎

慢性泪囊炎(chronic dacryocystitis)是一种最常见的泪囊病,是泪囊黏膜的慢性炎症,多见于中老年女性,特别是绝经期妇女;多为单侧发病。

【病因与发病机制】

继发于鼻泪管狭窄或阻塞,泪液滞留于泪囊内,引起细菌大量繁殖并刺激泪囊内壁黏膜导致感染。致病菌多为肺炎链球菌、白念珠菌等。

【护理评估】

1. 健康史　了解患者的病情发展、治疗经过和效果。慢性泪囊炎患者常以溢泪和眼分泌物增多或父母主诉患儿出生后几个月内眼分泌物较多而就诊,但治疗效果不满意,随后泪囊部出现肿块。

2. 身体状况

(1) 症状:主要症状为溢泪。

(2) 体征:结膜充血,内眦部位的皮肤浸渍、糜烂、粗糙肥厚及湿疹。用棉签挤压泪囊区,有黏液或脓性分泌物自泪点流出。泪道冲洗时,冲洗液自上、下泪点反流,同时有黏液脓性分泌物。由于分泌物大量滞留,泪囊扩张,可形成泪囊黏液囊肿。

3. 心理-社会状况　了解患者对疾病的认知及重视程度,是否影响工作、生活,是否存在畏惧、焦虑心理。

4. 辅助检查

(1) X射线泪道造影检查:可了解泪囊大小及阻塞部位。

(2) 分泌物培养:可确定致病菌和选择有效抗生素。

【治疗要点/原则】

1. 药物治疗　滴抗生素滴眼液,或在泪道冲洗后注入抗生素滴眼液。

2. 手术治疗　常用方法为泪囊鼻腔吻合术,近年开展的鼻内窥镜下鼻腔泪囊造口术或鼻泪管支架植入术,可消除溢泪,根治慢性泪囊炎。对于无法行吻合术或造口术的患者,可考虑泪囊摘除术,但不能改善溢泪症状。

【护理诊断/问题】

1. 舒适受损:溢泪　与慢性泪囊炎有关。

2. 潜在并发症　角膜炎和眼内炎。

3. 知识缺乏　缺乏有关慢性泪囊炎的治疗和护理知识。

【护理措施】

1. 心理护理　加强与患者的交流与沟通,鼓励其树立战胜疾病的信心,积极配合治疗。

2. 休息与饮食
(1) 注意休息,避免劳累。
(2) 饮食清淡、易消化,禁吃辛辣、刺激性食物。
3. 治疗护理
(1) 用药护理:指导患者正确使用滴眼液,每日滴抗生素滴眼液 4~6 次,每次滴药前,先用棉签按压泪囊区,使泪囊腔内黏液或脓液排空,或经泪道冲洗清除分泌物后再滴抗生素滴眼液,以利于药物吸收。
(2) 冲洗泪道:选用生理盐水或加抗生素的冲洗液行泪道冲洗,每周 1~2 次,直至泪道冲洗时无分泌物溢出为止。
4. 手术护理 做好泪囊鼻腔吻合术和鼻内窥镜下鼻腔泪囊造口术的护理。行泪囊摘除术者,应向患者及家属说明,手术可以消除病灶,但仍有溢泪症状存在。
5. 病情观察 监测生命体征,观察患者畏光、流泪、眼部分泌物、视力等情况,是否出现角膜炎和眼内炎等并发症。
6. 健康教育
(1) 及早治疗沙眼和鼻炎、鼻中隔偏曲等疾病,预防慢性泪囊炎的发生。
(2) 向患者说明及时治疗慢性泪囊炎及其他相关疾病的重要性。慢性泪囊炎患者的泪囊腔内存在大量细菌,随着炎性分泌物反流至结膜囊内,对眼球构成极为严重的潜在威胁,一旦角膜上皮完整性受到破坏或眼外伤、眼部手术时,极易引起严重的化脓性感染,导致角膜炎、角膜溃疡和眼内炎,所以应积极治疗慢性泪囊炎。
(3) 告知患者慢性泪囊炎病程长,在治疗过程中需要患者的理解、耐心和合作。

三、急性泪囊炎

急性泪囊炎(acute dacryocystitis)是泪囊黏膜的急性卡他性或化脓性炎症。

【病因与发病机制】

常见致病菌多为金黄色葡萄球菌或溶血性链球菌等。儿童常由流感嗜血杆菌感染所致。急性泪囊炎常发生在慢性泪囊炎的基础上,与侵入细菌毒力强或机体抵抗力低下有关。

【护理评估】

1. 健康史 患者多有慢性泪囊炎病史,或泪道冲洗、泪道探通损伤史。
2. 身体状况
(1) 症状:患眼充血、溢泪。严重者可出现畏寒、发热等全身症状。
(2) 体征:患眼有脓性分泌物,泪囊区局部皮肤红肿、触之坚硬、疼痛,压痛明显。炎症可扩展到眼睑、鼻根和面颊部,甚至可引起眼眶蜂窝织炎,常伴有耳前淋巴结肿大。数日后泪囊区红肿局限,出现脓点,脓肿可穿破皮肤,脓液排出,炎症减轻。
3. 心理-社会状况 了解患者对疾病的认知及重视程度,疾病是否影响患者的工作、学习和生活,是否存在畏惧、焦虑心理。
4. 辅助检查 血常规检查发现中性粒细胞计数升高。

【治疗要点/原则】

1. 早期可行局部热敷,局部、全身使用足量抗生素以控制炎症。
2. 若炎症未能控制,脓肿形成,则应切开排脓,放置引流条。

3.炎症控制后择期手术。常采用的手术方式:泪囊鼻腔吻合术、鼻内窥镜下鼻腔泪囊造口术或泪囊摘除术等。

【护理诊断/问题】

1.急性疼痛　与泪囊区红肿、压痛等急性感染症状有关。

2.潜在并发症　眼眶蜂窝织炎等。

3.舒适受损:溢泪　与急性泪囊炎有关。

4.知识缺乏　缺乏有关急性泪囊炎的治疗和护理知识。

【护理措施】

1.心理护理　加强与患者的交流与沟通,缓解其焦虑情绪。

2.休息与饮食

(1)注意休息,避免劳累。

(2)饮食清淡、易消化,禁吃辛辣、刺激性食物。

3.治疗护理

(1)指导患者正确热敷和超短波物理治疗,缓解疼痛,注意防止烫伤。

(2)遵医嘱及时应用有效抗生素,注意观察药物的疗效及有无不良反应。

(3)急性期切忌泪道探通或泪道冲洗,以免导致感染扩散,引起眼眶蜂窝织炎。

(4)脓肿形成前,切忌挤压;脓肿形成后,应切开排脓,放置引流条。术后观察脓液引流及炎症消退情况;择期行泪囊鼻腔吻合术。

4.病情观察　监测生命体征,观察患者有无发生眼眶蜂窝织炎。

5.健康教育

(1)告知患者保持眼部卫生的重要性,嘱患者勿用脏手及不洁之物擦拭眼部分泌物。

(2)指导患者掌握正确热敷的方法。

(3)积极治疗慢性泪囊炎。

本章小结

睑腺炎多为葡萄球菌感染引起,有局部炎症和全身中毒表现。脓肿未形成时局部热敷,若形成则切开排脓。重点掌握使用滴眼液和涂眼药膏的方法。睑板腺囊肿多因眼睑腺阻塞,导致眼睑皮下圆形的肿块,根据囊肿大小决定治疗方式。眼睑位置、功能和先天异常包括睑内翻、倒睫等。泪器疾病多由细菌感染或泪道的各部位狭窄、阻塞引起,表现为溢泪。在治疗护理上重点做好泪囊切除术的护理。

思考题

1.简述内睑腺炎与外睑腺炎的临床特点。

2.如何配合医生做好睑板腺囊肿切除手术护理?

第四章 眼表疾病患者的护理

━━━━━━━ 学习目标 ━━━━━━━

知识目标:掌握干眼及睑板腺功能障碍的临床表现、主要护理诊断和护理措施。熟悉干眼和睑板腺功能障碍的辅助检查、诊断、治疗方法。了解干眼和睑板腺功能障碍的病因及发病机制。

能力目标:运用所学知识为干眼和睑板腺功能障碍患者制订护理计划,并根据具体情况实施护理措施和健康教育。

素质目标:提高护士的人文关怀能力,树立正确的人生观和价值观。

案例与思考

张女士,40岁,企业部门经理。近期工作量较大,3 d前感觉眼睛干涩、酸困,有异物感、畏光,偶尔视物模糊,前来医院就诊。身体评估:体温36.5 ℃,心率80次/min,呼吸20次/min,血压120/80 mmHg。泪液分泌试验3 mm/5 min;泪液的渗透压测定350 mOsm/L。初步诊断为干眼。

请思考:①如何为该患者制订合理的治疗方案?②该患者的护理诊断有哪些?③针对患者存在的护理问题,应采取哪些护理措施?

第一节 干眼

干眼(dry eye)又称眼干燥症,是指任何原因引起的泪液质或量异常,或动力学异常导致的泪膜稳定性下降,并伴有眼部不适和(或)眼表组织损害为特征的多种疾病的总称。2020中国干眼专家共识提出,干眼为多因素引起的慢性眼表疾病,是由泪液的质、量及动力学异常导致的泪膜不稳定或眼表微环境失衡,可伴有眼表炎性反应、组织损伤及神经异常,造成眼部多种不适症状和(或)视功能障碍。

【病因与发病机制】

干眼病因繁多,主要包括各种眼表上皮改变、免疫性炎症、眼表或泪腺细胞凋亡、性激素水平降低及外界环境因素的影响。

干眼发病机制复杂,目前干眼分类尚不完善。2007年国际干眼病专题研究会将干眼分为泪液生成不足型和蒸发过强型2种类型。前者是由于泪腺疾病或者功能不良导致的干眼,即为水液缺乏性干眼(aqueous tear deficiency,ATD),根据发病原因又可分为干燥综合征(Sjögren syndrome,SS)所致干眼(SS-ATD)及非SS-ATD。后者主要指睑板腺功能障碍(meibomian gland dysfunction,MGD)。

按照泪液主要成分或功能异常将干眼分为以下5种类型:水液缺乏型、黏蛋白异常型、脂质异常型、泪液动力学异常型和混合型。混合型指上述因素的2种或以上同时存在,是最常见的一种类型。

【护理评估】

1. 健康史 评估患者性别、年龄,有无长时间使用电脑、看电视的习惯,或长时间处于空调或烟尘环境中;有无沙眼病史或角膜接触镜佩戴史;有无眼部手术史等。

2. 身体状况

(1)症状:眼部干涩感、异物感、烧灼感、畏光、视物模糊和视疲劳。部分患者很难确切描述其感觉,仅形容为"眼不适"。干眼如果合并其他全身性疾病,则具有口干、关节痛、皮肤病损等相应疾病的症状。

(2)体征:球结膜血管扩张,球结膜增厚、皱褶而失去光泽,泪河变窄或中断,有时在下穹隆见微黄色黏丝状分泌物。睑裂区角膜上皮不同程度点状脱落,角膜上皮缺损区荧光素着染。轻度的干眼早期不影响或轻度影响视力,晚期可出现角膜缘上皮细胞功能障碍:丝状角膜炎、角膜变薄、溃疡甚至穿孔,也可形成角膜瘢痕严重影响视力。

3. 心理-社会状况 评估患者对疾病的认知和重视程度,以及对工作、学习和生活的影响,了解有无焦虑、厌烦情绪。

4. 辅助检查

(1)干眼问卷量表:针对干眼发生危险因素和临床特征设计的问卷量表,为干眼诊断提供了简单、易行的初级评估。

(2)泪河高度:是初步判断泪液分泌量的指标。其宽度正常为0.3~0.5 mm。

(3)泪液分泌试验:常用Schirmer试验。根据检测方法不同又分为SchirmerⅠ(无表面麻醉)和SchirmerⅡ(有表面麻醉)。Schirmer试验观察时间为5 min。正常值为10~15 mm/5 min,<10 mm/5 min为低分泌,反复多次检查泪液分泌量<5 mm/5 min提示为干眼。

(4)泪膜稳定性检查:泪膜破裂时间(BUT)最常用。正常值为10~45 s,<10 s为泪膜不稳定。但检查结果受年龄、种族、睑裂大小、温度、湿度等影响,适用于干眼患者的初筛。

(5)眼表上皮活性染色:包括荧光素染色、虎红染色和丽丝胺绿染色法。

(6)泪液的渗透压测量:作为诊断干眼的标志性指标,甚至被认为是诊断干眼的"金标准"。如泪液渗透压≥316 mOsm/L,提示干眼可能。

(7)眼表印迹细胞学检查:可以了解眼表上皮细胞的病理改变。由于检查有创伤性,所以不作为干眼诊断的首选检查。

(8)其他:泪液蕨类结晶试验、乳铁蛋白含量测定和角膜地形图检查也常用于干眼的诊断。一些新技术,如泪膜镜、光学相干断层成像(OCT)、泪液蒸发仪和睑板腺成像系统。

【治疗要点/原则】

干眼的治疗包括两方面,即消除病因、缓解症状,保护视功能。干眼临床类型不同,治疗方法也不同。

1. 水液缺乏性干眼

(1) 去除诱因:治疗原发病如全身性疾病、改变生活和工作环境(避免长时间使用电脑、空调,或处于烟尘中)、避免长期使用某些药物和化妆品等。

(2) 非药物治疗

1) 使用湿房镜及硅胶眼罩:通过提供密闭环境,减少眼表面的空气流动及泪液的蒸发,延迟泪液在眼表的停留时间。

2) 使用软性角膜接触镜:适用于干眼伴角膜损伤者,也可选择高透氧的治疗性角膜接触镜。

3) 泪点栓塞:可以暂时或永久性地减少泪液引流,对中、重度干眼治疗有一定帮助。

4) 物理疗法:对于睑板腺功能障碍患者应进行眼睑清洁、热敷及睑板腺按摩。

5) 心理干预:对出现心理问题的干眼患者进行积极沟通疏导,必要时与心理专科护士协同进行心理干预治疗。

(3) 药物治疗

1) 泪液成分的替代治疗:最佳替代物是自身血清,但其来源受限。临床上常用的是人工泪液,如羟糖甘滴眼液、聚乙二醇滴眼液等。需长期使用人工泪液的患者应选用不含防腐剂的剂型,以免防腐剂的毒性作用加重眼表和泪膜的损害。

2) 促进泪液分泌:口服溴己新、盐酸毛果芸香碱、新斯的明等药物可以促进泪液分泌;干燥综合征患者可以选择糖皮质激素或雄激素,抑制泪腺的免疫性炎症,改善泪腺分泌功能。

3) 局部抗炎与免疫抑制治疗:现已明确炎症是干眼发病机制中的重要环节。对轻中度干眼可使用非甾体抗炎药,重度干眼可以选择 0.05%~0.1% 环孢素滴眼液或 0.05% 他克莫司滴眼液。

(4) 手术治疗:自体颌下腺移植适合治疗重症干眼,但仅适用于颌下腺功能正常者,只能部分解决干眼患者泪液分泌问题,不能解决干眼的并发症。严重的干眼患者可考虑行永久性泪点封闭术,对于伴有眼睑位置异常,如睑内翻、外翻的患者,可考虑睑缘缝合。

2. 睑板腺功能障碍 详见本章第二节。

【护理诊断/问题】

1. 舒适受损:眼部干涩感、异物感、烧灼感、痒感、畏光 与角结膜缺乏泪液、睑板腺功能障碍有关。

2. 焦虑 与担心疾病预后有关。

3. 知识缺乏 缺乏干眼的预防和自我保健知识。

【护理措施】

1. 心理护理 提供心理支持,告知患者干眼的自然病程和治疗目标,帮助患者树立信心,消除焦虑情绪。

2. 饮食护理 嘱患者合理膳食,多食胡萝卜、柑橘、动物肝脏等富含维生素 A 的食物,忌辛辣生冷食品。

3. 用药护理 遵医嘱正确用药,指导患者及家属滴眼药的方法,注意观察药物不良反应。

4. 保留泪液 指导患者戴硅胶眼罩、湿房镜、治疗性角膜接触镜(重症者不宜使用)。鼓励患者经常做瞬目动作,保持眼睛湿润。

5. 睑板腺局部护理 睑板腺功能障碍者,指导其进行眼睑的局部清洁卫生,可选用生理盐水或硼酸水清洗眼睑缘和睫毛。睑板腺阻塞时可以先热敷眼睑 10 min,再用棉签顺着睑缘方向上下均匀用力挤压腺管,排出分泌物;必要时在表面麻醉下用 2.5 mL 注射器的针头斜面作刀,切开睑板腺管,清理里面阻塞时间较长的呈固体或牙膏状的阻塞物。

6. 手术护理

（1）泪点栓塞术的护理：术前向患者解释泪点栓塞术的目的、优点及注意事项，消除患者的顾虑。术中协助患者保持头部位置固定，嘱患者眼球转向上方并保持不动；术后嘱患者注意眼部卫生，内眦角处不可揉擦，防止栓子脱出。

（2）对颌下腺导管移植手术患者做好手术前、后的护理。

7. 健康教育

（1）注意用眼卫生，避免长时间看电视、用电脑、看手机，要保持正确的姿势，视线稍向下，眼与屏幕距离 40~70 cm，一般在用电脑 1~2 h 后休息 10~15 min，并向远处眺望，按摩眼部，放松眼部肌肉。

（2）避免接触烟雾、风尘环境；使用空调时要增加环境湿度。

（3）屈光不正者，应配戴适合度数的眼镜。

第二节　睑板腺功能障碍

睑板腺功能障碍（meibomian gland dysfunction，MGD）是睑板腺的慢性、非特异性炎症，以睑板腺导管的阻塞或睑板腺分泌物异常为特征，是蒸发过强型干眼的主要原因。老年人多见，尤其是油性皮肤者，常伴有睑缘炎。寒冷地带的发病率高于温暖气候地区。

【病因与发病机制】

发病机制未完全明了，可能是睑板腺的退行性改变。一些皮肤病与其发病关系密切，如酒渣鼻、脂溢性皮炎、特应性皮炎、银屑病和红斑狼疮等。睑板腺分泌的睑板腺脂组成成分异常，胆固醇酯和游离脂肪酸酯升高，刺激金黄色葡萄球菌的生长，引起睑缘炎。凝固酶阴性葡萄球菌、丙酸杆菌和金黄色葡萄球菌所产生的酯酶和脂酶能分解睑板腺脂质，形成的脂肪酸和甘油酯释放入泪液中，形成泡沫影响泪膜稳定，也可刺激睑缘加重眼部不适症状。晚期可出现睑板腺萎缩，腺泡消失，睑板腺导管角化和瘢痕化。

根据睑板腺的分泌状态可分为低排放型和高排放型；低排放型又分为睑板腺分泌不足型和排出障碍型。绝大多数患者为排出障碍型。

【护理评估】

1. 健康史　评估患者性别、年龄、居住地，有无长时间使用电脑、看电视的习惯；有无沙眼病史或睑缘炎病史，有无眼部手术史等。

2. 身体状况

（1）症状：主要症状有眼红、眼部烧灼感、异物感、干燥感、刺激感、视疲劳等。

（2）体征：睑缘增厚，可伴有红斑、过度角化，睑缘后层出现自后向前的永久性血管扩张，睑板腺开口有白色角质蛋白堵塞而凸起变形，挤压后分泌物呈泡沫样、颗粒样或牙膏样。病变进展时睑板腺会有黄色的黏液样分泌物。其他表现包括结膜充血、乳头状增生，角膜点状着色，睑板腺囊肿和结膜结石，更严重者出现角膜血管翳、角膜溃疡与睑外翻。

3. 心理-社会状况　了解患者及家属对所患疾病的认知和重视程度。评估患者有无焦虑、紧张情绪，以及疾病对生活、学习的影响。

4. 辅助检查

（1）眼睑按摩试验：阻塞及低分泌者常无分泌物排出；而分泌过旺者则可压出大量混浊泡沫状、颗粒状或牙膏状的睑板腺分泌物。

（2）干眼诊断试验：可发现泪液缺乏、泪膜不稳定、泪膜蒸发速率加快和泪液渗透压增加。

【治疗要点/原则】

1. 眼睑的物理清洁　睑板腺堵塞时可热敷眼睑 5～10 min，软化分泌物，再进行睑板腺按摩，以排除分泌物。可用无刺激的香波或专用药液，如硼酸水溶液清洗局部睑缘和睫毛。由于夜间鳞屑堆积较多，清晨清洗眼睑更有效。

2. 局部药物的应用　局部滴抗生素滴眼液、短期使用糖皮质激素滴眼液、不含防腐剂的人工泪液。局部 1% 甲硝唑膏或 1% 克林霉素洗液对控制酒渣鼻面部皮肤的感染有效。对伴有脂溢性皮炎的患者，可使用含抗脂溢药物如二硫化硒或焦油的洗发剂清洁头部皮肤。

3. 口服抗生素　口服多西环素等，需连续服用数周才起效，而且需维持数月。儿童、孕妇及哺乳期妇女可改用红霉素或阿奇霉素。

4. 其他　新的治疗技术如优化脉冲光，通过封闭睑缘异常扩张的血管，减少炎性反应介质的输入、眼睑细菌及螨虫的生长以及光热作用等，达到治疗效果。

5. 干眼治疗　本病通常伴有干眼，是引起患者不适症状的主要原因。治疗参见干眼。

【护理诊断/问题】

1. 舒适受损：眼部干涩感、异物感、烧灼感，视疲劳　与睑板腺功能障碍有关。

2. 焦虑　与担心疾病预后有关。

3. 知识缺乏　缺乏睑板腺功能障碍的预防和自我保健知识。

【护理措施】

1. 指导患者进行眼睑的清洁卫生　经常性清洗睑缘，可用无刺激性的香波或专用药液，清晨清洗眼睑更有效。

2. 睑板腺堵塞的护理　参见本章第一节干眼具体内容。

3. 用药护理　遵医嘱用药，并观察用药效果。

4. 干眼的护理　参见本章第一节干眼具体内容。

本章小结

本章主要介绍了眼表疾病患者的护理。干眼强调泪液质或量异常，或动力学异常导致的泪膜稳定性下降，伴有眼部不适，和（或）眼表组织损害。泪液的渗透压是诊断干眼的标志性指标。干眼的治疗护理包括消除病因、缓解症状和保护视功能。睑板腺功能障碍是睑板腺的慢性、非特异性炎症，常与干眼并存，指导患者重点掌握眼睑的清洁卫生。

思考题

1. 水液缺乏性干眼的药物治疗方法有哪些？
2. 简述睑板腺功能障碍的临床特点。

第五章 结膜病患者的护理

学习目标

知识目标:掌握细菌性结膜炎、病毒性结膜炎、沙眼患者的典型症状、体征、护理诊断和护理措施;翼状胬肉患者的典型症状、体征及护理措施;熟悉结膜炎、翼状胬肉患者的治疗要点;了解结膜炎、翼状胬肉的病因。

能力目标:运用所学知识为结膜炎、翼状胬肉患者制订护理计划,并根据具体情况实施护理措施和健康教育。正确为传染病性结膜炎患者采取接触性隔离措施。

素质目标:在护理工作中体现护士的人文关怀,提高护理职业责任感和价值感。

结膜(conjunctiva)是由眼睑缘中间部末端开始,覆盖于眼睑后部和眼球前部的一层半透明黏膜组织,分为球结膜、睑结膜和结膜穹窿3个部分。结膜与外界环境的多种理化因素和微生物相接触,眼表的特异性和非特异性保护机制使其具有一定的预防感染和使感染局限的能力。当防御能力减弱或外界致病因素增强时,将引起结膜组织的炎症发生,其特征是血管扩张、渗出和细胞浸润,这种炎症统称为结膜炎(conjunctivitis),是最常见的眼病之一。其致病原因可分为微生物性和非微生物性两大类。微生物性感染最常见,主要是细菌、病毒或衣原体感染。非微生物性因素主要是物理性刺激(如风沙、烟尘、紫外线等)和化学性损伤(如药物、酸碱、有毒气体等)。

结膜炎的分类:①按病因分为感染性、免疫性、化学性或刺激性、全身疾病相关性、继发性和不明原因性结膜炎。②按发病快慢分为超急性(24 h内)、急性或亚急性、慢性结膜炎。通常病程少于3周者为急性结膜炎,超过3周者称为慢性结膜炎。③按病变结膜的主要形态分为乳头性、滤泡性、膜性或假膜性、瘢痕性和肉芽肿性结膜炎。结膜炎症状有异物感、烧灼感、痒、畏光、流泪。重要的体征有结膜充血、水肿、渗出物、乳头增生、滤泡、真膜和假膜,假性上睑下垂,耳前淋巴结肿大等。

本章主要介绍细菌性结膜炎、病毒性结膜炎、沙眼、免疫性结膜炎、翼状胬肉等患者的护理。

案例与思考

张先生,29岁,以"双眼红痛、分泌物增多、怕光、流泪1 d"为主诉就诊。测体温36.3 ℃,心率88次/min,呼吸22次/min,血压118/78 mmHg。检查显示:双眼视力1.0,结膜高度充血,有点状出血点,结膜囊有较多的浆液性分泌物。诊断:细菌性结膜炎。

请思考:①如何为该患者制订合理的治疗方案?②该患者的护理诊断有哪些?应采取哪些护理措施?

第一节 结膜炎

一、细菌性结膜炎

细菌性结膜炎(bacterial conjunctivitis)是由细菌所致的急性结膜炎症的总称,包括超急性化脓性结膜炎和急性卡他性结膜炎。按发病快慢分为超急性(24 h 内)、急性或亚急性(几小时或几天)、慢性(数天至数周)。按病情的严重情况可分为轻、中、重度。急性细菌性结膜炎通常有自限性,病程在 2 周左右,局部有效治疗可以减轻炎症和缩短疾病持续时间,给予敏感抗生素治疗后,在几天内痊愈。慢性结膜炎无自限性,治疗较棘手。

【病因与发病机制】

1. 超急性细菌性结膜炎 由奈瑟菌属细菌(淋球菌或脑膜炎球菌)感染引起。其中以淋病奈瑟球菌性结膜炎最多见,淋病奈瑟球菌性结膜炎成人主要通过生殖器-眼接触性传播而感染,新生儿主要是分娩时经患有淋球菌性阴道炎母体产道感染。脑膜炎球菌性结膜炎最常见的患病途径是血源性传播感染,也可通过呼吸道分泌物传播。

2. 急性或亚急性细菌性结膜炎 又称"急性卡他性结膜炎""红眼病",是以革兰氏阳性球菌感染为主的急性结膜炎症。常见致病菌为肺炎双球菌、金黄色葡萄球菌、Koch-Weeks 杆菌和流感嗜血杆菌等。其他较少见的细菌有结核分枝杆菌、白喉棒状杆菌、卡他莫拉菌、链球菌属等。

3. 慢性细菌性结膜炎 由急性结膜炎发展而来,或毒力较弱的病原体感染引起。鼻泪管狭窄、慢性泪囊炎、慢性睑缘炎或睑板腺功能异常者多见。最常见的两种病原体为金黄色葡萄球菌和摩拉克菌。

【护理评估】

1. 健康史 评估患者有无传染性眼病如"红眼病"接触史,用眼卫生习惯等;患儿母亲有无淋球菌性阴道炎病史。

2. 身体状况

(1) 超急性细菌性结膜炎:其特征为潜伏期短(10 h ~ 3 d 不等),病情发展迅速,结膜充血水肿伴有大量脓性分泌物。

1) 淋球菌性结膜炎:①新生儿常在出生后 2 ~ 5 d 发病,多为双眼,有畏光、流泪,结膜高度水肿,重者突出于睑裂外,可有假膜形成。分泌物由初期的浆液性很快转为脓性,脓液量多,不断从睑裂流出,又称"脓漏眼"。常有耳前淋巴结肿大和压痛。本病严重者可并发角膜溃疡甚至眼内炎。感染的婴儿可能还并发有其他部位的化脓性炎症,如关节炎、脑膜炎、肺炎、败血症等。②成人潜伏期为 10 h ~ 3 d,症状通常较儿童轻。

2) 脑膜炎球菌性结膜炎:多见于儿童,常为双眼发病,潜伏期仅为数小时至 1 d,表现类似淋球菌性结膜炎,严重者可引起化脓性脑膜炎而危及生命。

(2) 急性或亚急性细菌性结膜炎:发病急,传染性强,多见春秋季节,潜伏期 1 ~ 3 d,两眼同时或相隔 1 ~ 2 d 发病,发病 3 ~ 4 d 炎症最重,以后逐渐减轻;病程一般少于 3 周。患者自觉有异物感、灼热感、发痒、畏光、流泪等,检查发现结膜充血、水肿,严重者可有结膜下出血,眼部有较多的浆液性、黏液性或脓性分泌物,晨起时上下睫毛常被粘住,睁眼困难。白喉棒状杆菌感染的结膜炎可在睑结膜表面发现假膜。

(3)慢性细菌性结膜炎:进展慢,持续时间长,可单眼或双眼发病。患者主要表现为眼痒、烧灼感、干涩感、眼刺痛及视疲劳。检查发现结膜轻度充血,可有睑结膜增厚、乳头增生、黏液性或白色泡沫样分泌物。

3. 心理-社会状况　护士应了解患者发病以来的心理状况和疾病对患者工作、学习的影响。急性细菌性结膜炎发病突然,因眼痛、眼痒、烧灼感,结膜高度充血、水肿和大量分泌物,常影响外观;如果患者被接触性隔离,容易产生孤独、自卑心理。

4. 辅助检查　结膜分泌物涂片及结膜刮片可见大量多形核白细胞及细菌,必要时可做细菌培养及药物敏感试验,以明确病因和指导治疗。有全身症状者还应进行血培养。脑膜炎球菌性结膜炎的特异性诊断检查为分泌物细菌培养和糖发酵试验。

【治疗要点/原则】

去除病因,抗感染治疗。局部滴抗生素眼药,勿包扎患眼,健眼可用透明眼罩保护。根据病情的轻重可选择结膜囊冲洗、局部用药、全身用药或联合用药。超急性细菌性结膜炎治疗应在诊断标本收集后立即进行,避免引起潜在的角膜感染及全身感染。成人急性或亚急性细菌性结膜炎选择滴眼剂,儿童一般选择眼膏。慢性细菌性结膜炎治疗基本原则与急性细菌性结膜炎相似,需长期治疗。

【护理诊断/问题】

1. 急性疼痛　与炎症病变累及角膜有关。
2. 舒适受损:分泌物、假膜　与细菌炎症刺激有关。
3. 有传播感染的危险　与细菌性结膜炎的传染性有关。
4. 焦虑　与担心预后有关。
5. 知识缺乏　缺乏结膜炎的预防知识。
6. 潜在并发症　角膜炎症、溃疡和穿孔。

【护理措施】

1. 疼痛护理　解释疼痛的原因及疾病过程,评估疼痛程度,做好相应的处理。炎症较重者,为减轻充血、灼热等不适症状,可用冷敷。佩戴墨镜以减少光线对眼部的刺激。

2. 结膜囊冲洗　可选用无刺激的冲洗剂,如生理盐水或3%硼酸溶液冲洗结膜囊。淋病奈瑟球菌感染选用1:5000的青霉素溶液冲洗。如有假膜形成,应先除去假膜再进行冲洗。冲洗时避免损伤角膜上皮,冲洗液勿流入健眼。

3. 用药护理

(1)遵医嘱留取结膜分泌物,做细菌培养及药物敏感试验,选择敏感抗生素。

(2)遵医嘱应用抗生素眼液和眼膏,急性期1~2次/h,临睡前应用抗生素眼膏,分泌物较多时应先清除再用药。

(3)对于严重的结膜炎、淋病性结膜炎可按医嘱全身应用抗生素。

(4)严密观察病情变化,特别是角膜刺激征或角膜溃疡症状。

4. 禁忌包扎患眼　告知患者勿包盖患眼,以免分泌物排出不畅,导致细菌生长繁殖,炎症加重。健眼可用透明眼罩保护。

5.健康教育

（1）向患者和家属宣教预防结膜炎的知识及本病易传染的特点。勿用手揉眼,提倡勤洗手、洗脸,一人一巾一盆,毛巾煮沸消毒。勿进入公共场所如游泳池等地,以免交叉感染。

（2）患有淋球菌性阴道炎的孕妇须在产前治愈。未愈者,婴儿出生后,立即用1%硝酸银滴眼剂滴眼等,以预防新生儿淋球菌性结膜炎和衣原体结膜炎。

（3）双眼患病者实行一人一瓶眼药;单眼患病者实行一眼一瓶眼药;做眼部检查时,应先查健眼,后查患眼。

（4）接触患者后必须洗手消毒。严格消毒患者用过的洗脸用具、手帕及接触过的医疗器皿,用过的敷料要烧毁,加强传染源管理。

二、病毒性结膜炎

病毒性结膜炎(viral conjunctivitis)是一种常见感染性眼病,病变程度因个人免疫状况、病毒毒力大小不同而存在差异,通常有自限性。临床上按病程分为急性和慢性两类,前者多见,包括流行性角膜结膜炎、流行性出血性结膜炎、咽结膜热、单纯疱疹病毒性结膜炎等。慢性病毒性结膜炎包括传染性软疣性结膜炎、水痘-带状疱疹性结膜炎和麻疹病毒性角膜结膜炎等。临床上以流行性角膜结膜炎、流行性出血性结膜炎最常见。

【病因与发病机制】

1.流行性角膜结膜炎(epidemic keratoconjunctivitis) 由腺病毒8、19、29和37型（人腺病毒D亚组）引起。本病传染性强,可散在或流行性发病。

2.流行性出血性结膜炎(epdemic hemorrhagic conjunctivitis) 是由肠道病毒70（偶由A24柯萨奇病毒）引起的一种大暴发流行的自限性眼部传染病。

【护理评估】

1.健康史 了解患者有无病毒性眼病接触史,或近期是否去过病毒性眼病流行区域。了解患者发病时间,评估其潜伏期。

2.身体状况

（1）症状:起病急,症状重,双眼先后发病。主要表现为眼红、异物感、眼痛、畏光,伴水样分泌物。患者常出现耳前淋巴结肿大、压痛。儿童可有头痛、发热、咽痛、中耳炎、腹泻等全身症状。

（2）体征:眼睑水肿,结膜充血,睑结膜滤泡增生。常侵犯角膜,荧光染色可见角膜上皮点状脱落,流行性出血性结膜炎患者球结膜上有点片状出血。

3.心理-社会状况 评估患者对疾病认知程度,患病对工作、学习的影响及被实行接触性隔离后的心理状态。

4.辅助检查 分泌物涂片镜检可见单核细胞增多;有假膜形成时,中性粒细胞数量增加。病毒培养、聚合酶链反应(PCR)检测和血清学检查可协助病原学诊断。

【治疗要点/原则】

注意接触隔离,必须采取措施减少感染传播。急性期可使用抗病毒药物,抑制病毒复制,如干扰素滴眼剂、0.1%阿昔洛韦、0.15%更昔洛韦滴眼液每小时1次。合并细菌感染时,加用抗生素眼药;充血、水肿严重时,可局部冷敷和使用血管收缩剂,减轻症状;出现严重的膜或假膜、上皮或上皮下角膜炎时,可适当少量应用糖皮质激素,注意逐渐减量,并观察激素的不良反应。

【护理诊断/问题】

1. 急性疼痛　与病毒侵犯角膜有关。
2. 有传播感染的危险　与病毒性结膜炎的传染性和患者缺乏预防传播的知识有关。
3. 知识缺乏　缺乏与本病相关的防治知识。

【护理措施】

1. 疼痛护理　向患者讲解疼痛的原因，评估疼痛程度，给予相应的处理，如用生理盐水冲洗结膜囊，眼局部冷敷以减轻充血和疼痛。

2. 用药护理

(1) 遵医嘱用药，抗病毒滴眼液每小时滴眼1次。

(2) 合并角膜炎、混合感染者，可配合使用抗生素滴眼液。

(3) 角膜基质浸润者可酌情使用糖皮质激素，如0.02%氟米龙，并注意逐渐减量。

(4) 角膜上皮病变可选择人工泪液及促进上皮细胞修复药物。

3. 预防感染传播

(1) 实行接触隔离，做好传染性眼病患者的消毒隔离和健康教育，患者用过的物品应及时严格消毒，发病期间勿去公共场所、游泳池等。

(2) 做好疫情报告，一旦发现本病，应及时按丙类传染病要求，向当地疾病预防控制中心上报。

4. 健康教育

(1) 向患者讲解本病的特点及预防措施，注意眼部卫生及手卫生，做到一人一巾一盆。

(2) 加强营养，清淡饮食，多食富含维生素的蔬菜、水果等，避免辛辣、刺激食物。

三、沙眼

沙眼(trachoma)是由沙眼衣原体引起的一种慢性传染性结膜角膜炎，因其睑结膜面粗糙不平，形似沙粒，故名沙眼。沙眼是致盲的主要疾病之一。全世界有3亿~6亿人感染沙眼。20世纪50年代以前该病曾在我国广泛流行，是当时致盲的首要原因，20世纪70年代后随着生活水平的提高、卫生常识的普及和医疗条件的改善，其发病率大大降低，但仍然是常见的结膜病之一。

急性沙眼感染主要发生在学前和低年级学龄儿童中，但20岁左右时，早期的瘢痕并发症才开始表现得明显。一般发病缓慢，常双眼发病，沙眼衣原体感染后潜伏期5~14 d，急性期之后1~2个月转为慢性期。幼儿患沙眼后，症状隐匿，可自行缓解，不留后遗症。成人沙眼为急性或亚急性发病过程，早期即出现并发症。沙眼初期表现为滤泡性结膜炎，以后逐渐进展到结膜瘢痕形成。进入慢性期，慢性沙眼可反复感染，病程迁延。

【病因与发病机制】

沙眼是由A、B、C或Ba抗原型沙眼衣原体感染所致。通过直接接触或污染物间接传播，节肢昆虫也是传播媒介。沙眼急性期较瘢痕期更具有传染性。感染率和严重程度同居住条件及个人卫生习惯密切相关。易感因素包括不良的卫生条件、营养不良、酷热或沙尘气候等。热带、亚热带区或干旱季节容易传播。

【护理评估】

1. 健康史　了解患者有无沙眼患病史，发病过程。

2. 身体状况

(1) 症状:轻者症状不明显,或有轻度干涩、发痒。急性期有异物感、刺痒感、畏光、流泪、较多黏液或黏脓性分泌物。慢性期无明显不适,仅有眼痒、异物感、干燥和烧灼感。若有角膜并发症,可出现不同程度的视力障碍及角膜炎症表现。

(2) 体征

1) 急性期:①眼睑红肿,上穹窿部和上睑结膜血管模糊、充血;②乳头增生,由炎症刺激导致结膜上皮增生而形成;③滤泡形成,上下结膜穹窿上皮下淋巴细胞浸润、聚集,形成大小不等的黄白色半透明隆起,有胶样内容物。可合并弥漫性角膜上皮炎及耳前淋巴结肿大。

2) 慢性期:结膜充血减轻,仍可见乳头增生和滤泡形成,角膜缘滤泡发生瘢痕化改变,称为 Herbert 小凹。慢性期沙眼的特有体征如下。①角膜血管翳:由角巩膜缘血管扩张并伸入角膜引起。角膜血管翳记录方法:将角膜水平分成 4 份,按侵犯的面积以"P+""P++""P+++""P++++"表示。②睑结膜瘢痕:乳头、滤泡破坏代之以瘢痕,呈白色线状、网状、片状。

我国于 1979 年制定的沙眼分期方法如下。

Ⅰ 期(进行活动期):上睑结膜乳头与滤泡并存,上穹窿结膜模糊不清,有角膜血管翳。

Ⅱ 期(退行期):除少许活动期病变外,有瘢痕形成。

Ⅲ 期(完全瘢痕期):活动性病变完全消失,代之以瘢痕,此期无传染性。

国际上对沙眼表征分期常用 MacCallan 分期法。

Ⅰ 期:早期沙眼。上睑结膜出现未成熟滤泡、轻微上皮下角膜混浊、弥漫点状角膜炎和上方细小角膜血管翳。

Ⅱ 期:沙眼活动期。

Ⅱa 期:滤泡增生。角膜混浊、上皮下浸润和明显的上方浅层角膜血管翳。

Ⅱb 期:乳头增生。滤泡模糊。可以见到滤泡坏死、上方表浅角膜血管翳和上皮下浸润。瘢痕不明显。

Ⅲ 期:瘢痕形成。同我国 Ⅱ 期。

Ⅳ 期:非活动性沙眼。同我国 Ⅲ 期。

(3) 后遗症与并发症:重症沙眼会留下后遗症与并发症。①倒睫及睑内翻:由睑板肥厚变形与睑结膜瘢痕性收缩引起。②上睑下垂与睑球粘连:因结膜瘢痕性收缩引起。③慢性泪囊炎:由沙眼病变侵袭泪道黏膜引起。④结膜角膜干燥症:由结膜瘢痕破坏杯状细胞及阻塞泪腺排出口引起。⑤角膜混浊:因沙眼衣原体可致上皮性角膜炎,角膜血管翳可发生角膜浸润,加以倒睫及睑内翻,最终导致角膜混浊。

沙眼的临床诊断至少要具备下述标准中的 2 项:①上睑结膜滤泡 5 个以上;②角膜缘滤泡或 Herbert 小凹;③典型的睑结膜瘢痕;④广泛的角膜血管翳。

3. 心理-社会状况　沙眼患者的心理变化比较复杂,部分患者认为沙眼病程长、容易复发,对治疗丧失信心;也有患者认为沙眼症状不明显,对治疗不重视,缺乏坚持治疗的毅力。及时了解患者的心理状态、文化层次、对疾病的认识程度,患者生活或工作的环境卫生和个人卫生习惯等,是否存在因沙眼具有传染性,怕发生交叉感染而自卑的心理。

4. 辅助检查　结膜刮片行 Giemsa 染色、Diff-Quik 染色可找到包涵体。荧光标记的单克隆抗体试剂盒检测细胞刮片衣原体抗原、酶联免疫测定、聚合酶链反应(PCR)等都有高敏感性和高特异性。

【治疗要点/原则】

1. 局部治疗　用0.1%利福平滴眼液、0.3%氧氟沙星滴眼液等滴眼,睡前涂眼膏,疗程至少10周,重症者需要用药半年以上。

2. 全身治疗　急性期或严重的沙眼应全身应用抗生素治疗,一般疗程为3~4周。可口服多西环素、阿奇霉素、红霉素和螺旋霉素等。7岁以下儿童和孕期妇女忌用四环素,避免损害牙齿和骨骼。

3. 并发症及后遗症治疗　手术矫正倒睫和睑内翻是防止晚期沙眼瘢痕形成导致失明的关键措施;角膜混浊可行角膜移植术。

【护理诊断/问题】

1. 舒适受损:眼痒、畏光、流泪等　与眼部感染有关。
2. 有传播感染的危险　与沙眼的传染性有关。
3. 潜在并发症　倒睫、睑内翻、上睑下垂、睑球粘连、慢性泪囊炎、干眼、角膜混浊。
4. 知识缺乏　缺乏沙眼的防治知识。

【护理措施】

1. 结膜囊冲洗　保持患眼清洁,分泌物多时,可用生理盐水或3%硼酸溶液冲洗结膜囊,冲洗时头偏向患侧,冲洗液勿流入健眼。操作时注意勿损伤角膜上皮。

2. 用药护理
(1) 遵医嘱选用抗生素眼药,教会患者正确的滴眼方法。
(2) 向患者强调坚持用药的重要性,提高其依从性。
(3) 观察用药疗效及不良反应,如有不适及时就医。

3. 预防感染传播
(1) 指导患者和家属做好消毒隔离,严格消毒患者接触过的医疗器械及患者的洗脸用具,通常选用煮沸和75%乙醇消毒。
(2) 养成良好的个人卫生习惯,不用手揉眼,不与他人共用毛巾、脸盆,防止交叉感染。
(3) 提倡用流动水洗漱,毛巾应挂在通风处或晒干。

4. 健康教育
(1) 向患者宣传沙眼的危害性,重视沙眼的防治,坚持用药,积极治疗并发症,做到早发现、早诊断、早治疗,尽量在疾病早期治愈。
(2) 饮食宜清淡、易消化,避免辛辣刺激食物。
(3) 积极治疗并发症。
(4) 改善环境,加强对理发店、游泳池、浴室等服务行业的卫生监督管理。

第二节　翼状胬肉

翼状胬肉(pterygium)是一种向角膜表面生长的与结膜相连的纤维血管样组织,形似翼状,是常见的结膜变性疾病。多双眼发病,以鼻侧睑裂区多见。

【护理评估】

1. 健康史　了解患者有无户外工作史,如农民、渔民;有无慢性结膜炎病史;询问患者家中其他成员是否有同样病史。

2. 身体状况

(1)症状:早期一般无明显症状,或仅有轻微异物感,当病变接近角膜瞳孔区时可引起角膜散光或直接遮挡瞳孔区而影响视力。

(2)体征:眼部外观上发生变化。翼状胬肉分为头、颈、体3部分,它们之间分界不明显。翼状胬肉的尖端位于角膜部分为头部,在角巩膜缘部为颈部,在球结膜处为体部。进展期翼状胬肉充血肥厚;静止期翼状胬肉色灰白,较薄呈膜状,充血不明显,发展缓慢或多年不发展,但受到刺激时,可转为进行性。

3. 心理-社会状况　了解患者的职业及工作环境;评估患者的心理状态,是否因胬肉易复发而胆怯,失去治疗信心;疾病是否影响工作、学习。

4. 辅助检查　裂隙灯显微镜可见睑裂区翼状的纤维血管组织侵入角膜。

【治疗要点/原则】

胬肉小且静止时一般不需要手术,但应尽可能避免风沙、阳光等刺激。胬肉进行性发展,侵及瞳孔区影响视力,或因外观容貌需要,可手术治疗,但有一定复发率。手术方式有单纯胬肉切除或结膜瓣转移术、胬肉切除联合球结膜瓣转移或羊膜移植术。术后局部应用抗菌药物、人工泪液,预防感染,减轻患者不适症状。联合角膜缘干细胞移植、自体结膜移植、β射线照射、局部使用丝裂霉素等,可以减少胬肉复发率。

【护理诊断/问题】

1. 感知觉紊乱:视力障碍　与胬肉遮挡瞳孔区有关。
2. 体象紊乱　与胬肉生长在睑裂部影响容貌有关。
3. 知识缺乏　缺乏疾病防治知识。
4. 有感染的危险　与手术后易发生感染有关。

【护理措施】

1. 围手术期护理

(1)参阅第二章中眼科手术患者常规护理。

(2)嘱患者术前、术后滴抗生素滴眼液,注意眼部卫生,预防感染。

(3)应用β射线照射或局部短期滴用丝裂霉素,预防术后复发。

(4)一般7~10 d后拆除缝线,定期复查,观察是否有胬肉复发。

2. 心理护理　评估患者心理状况,有无过度担心翼状胬肉影响容貌等,及时给予心理疏导。耐心讲解疾病知识及预防复发的措施,引导患者积极配合治疗,树立战胜疾病的信心。

3. 健康教育

(1)小而无须手术者,指导患者应避免风沙、粉尘、长时间光照等,户外活动时佩戴防紫外线眼镜。

(2)积极防治慢性结膜炎等。

(3)指导患者注意眼部卫生,纠正不良习惯,饮食清淡,调理睡眠。

(4)定期门诊随访。

本章小结

本章主要介绍细菌性结膜炎、病毒性结膜炎、沙眼、翼状胬肉等患者的护理。细菌性结膜炎患者应给予抗感染治疗,局部滴抗生素眼药,勿包扎患眼,注意眼部卫生及手部卫生。病毒性结膜炎必须采取措施减少感染传播,注意接触隔离,使用抗病毒药物,抑制病毒复制。沙眼病应做到早发现、早诊断、早治疗,尽量在疾病早期治愈,同时积极治疗并发症和坚持用药。翼状胬肉进行性发展时以手术治疗为主,注意预防复发,避免风沙、紫外线等刺激。

思考题

1. 简述病毒性结膜炎患者护理措施。
2. 简述翼状胬肉患者的护理措施。

第六章 角膜病患者的护理

▓▓▓▓▓▓ 学习目标 ▓▓▓▓▓▓

知识目标:掌握感染性角膜炎的护理评估、治疗要点和护理措施,角膜移植患者的护理诊断及护理要点;熟悉感染性角膜炎的病因和发病机制;了解角膜炎的病理变化过程。

能力目标:运用本章所学的知识为角膜炎患者制订护理计划,为角膜移植手术患者正确实施护理措施。

素质目标:在护理工作中体现护士职业态度及人文关怀,培养发现、分析、解决问题的能力。

案例与思考

王女士,35 岁,以"感冒发热 5 d 后,出现右眼痛、畏光、流泪和视力下降"为主诉就诊。测体温 36.6 ℃,心率 86 次/min,呼吸 21 次/min,血压 116/80 mmHg。检查示:结膜充血(++);角膜荧光素染色阳性,中央呈树枝状溃疡形成。诊断:病毒性角膜炎。

请思考:①如何为该患者制订合理的治疗方案?②该患者的护理诊断有哪些?应采取哪些护理措施?

第一节 角膜炎

角膜病是我国的主要致盲眼病之一。角膜病发病原因主要有感染、外伤、变性、先天性异常、营养不良和肿瘤等,其中以感染性角膜炎症最多见。角膜的防御能力减弱时,外界或内源性致病因素侵袭角膜组织引起炎症,称为角膜炎(keratitis),其在角膜病中占有重要地位。角膜炎的典型症状为眼痛、畏光、流泪、眼睑痉挛等,称为眼部刺激症状,可持续存在直到炎症消退。角膜炎通常伴有不同程度的视力下降。典型的体征为睫状充血、角膜浸润和角膜溃疡等。

角膜炎的分类尚未统一,目前多按致病原因分类,如感染性、免疫性、营养不良性、神经麻痹性及暴露性角膜炎等。其中感染性角膜炎根据致病性微生物的不同又可分为细菌性、病毒性、真菌性、棘阿米巴性、衣原体性、梅毒螺旋体性等。

角膜炎的病因虽然不一,但其病理变化过程通常有共同的特性,可分为4个阶段。

第1阶段为浸润期:致病因子侵袭角膜,引起角膜缘血管网充血,炎性渗出液及炎症细胞侵入病变区,形成局限性灰白色混浊灶,称为角膜浸润(corneal infiltration)。此时患眼有明显的刺激症状,伴有视力下降。视力下降的程度与病灶所处部位有关,病变位于瞳孔区者视力下降明显。经治疗后浸润可以吸收,角膜能恢复透明。

第2阶段为溃疡形成期:浸润期的炎症向周围或深层扩张,可导致角膜上皮和基质坏死、脱落形成角膜溃疡。如果致病菌向角膜基质深层侵犯,使角膜基质进行性溶解、变薄,靠近后弹力层时,在眼压作用下后弹力层向前膨出,是透明水珠状。继续发展则发生角膜穿孔,房水从角膜穿孔处涌出,可导致虹膜脱出、角膜瘘、眼内感染、眼球萎缩等严重并发症。

第3阶段为溃疡消退期:经过正确的治疗,抑制了致病因子对角膜的侵袭,角膜炎症逐渐消退,溃疡边缘浸润减轻,基质坏死、脱落停止。此期患者症状、体征明显改善。

第4阶段为愈合期:溃疡区上皮再生,前弹力层和基质缺损处由瘢痕组织修复,根据溃疡深浅程度不同,可形成角膜薄翳、角膜斑翳或角膜白斑。如果角膜瘢痕组织中嵌有虹膜组织,形成粘连性角膜白斑(adherent leukoma of cornea),提示病变角膜有穿孔史。若白斑面积大,而虹膜又与之广泛粘连,则可能堵塞房角,房水流出受阻致使眼压升高,引起继发性青光眼。高眼压作用下,混杂有虹膜组织的角膜瘢痕膨出形成紫黑色隆起,称为角膜葡萄肿(corneal staphyloma)。

一、细菌性角膜炎

细菌性角膜炎(bacterial keratitis)是指由细菌感染引起的角膜炎症,导致角膜上皮缺损和角膜基质坏死,又称为细菌性角膜溃疡(bacterial corneal ulcer)。病情多较危重,如果得不到有效控制,可发生角膜溃疡、穿孔,甚至眼内感染。即使病情能控制也会残留广泛的角膜瘢痕、角膜新生血管或角膜脂质变性等后遗症,严重影响视力甚至导致失明。

【病因与发病机制】

引起角膜炎的细菌种类繁多,最常见的有葡萄球菌、肺炎链球菌、铜绿假单胞菌和大肠杆菌等。其中葡萄球菌一直是很多国家(或地区)细菌性角膜炎最常见的致病菌,在美国和欧洲的一些国家,其检出率逐年增加。

细菌性角膜炎的诱发因素包括眼局部因素和全身因素。局部因素中最常见为角膜外伤或剔除角膜异物,常与无菌操作不严格或滴用污染的表面麻醉剂或荧光素而发生感染。佩戴角膜接触镜和慢性泪囊炎也是重要的危险因素。除此之外,干眼、眼局部长期使用糖皮质激素类药物、患有某些眼表疾病或角膜上皮异常的疾病也是常见的局部因素。全身因素包括糖尿病、免疫缺陷、维生素A缺乏、年老衰弱、酗酒等,这些因素也可降低机体对致病菌的抵抗力,或增强角膜对致病菌的易感性。

【护理评估】

1. 健康史　了解患者有无角膜外伤史、角膜异物剔除史、干眼、慢性泪囊炎或佩戴角膜接触镜史等;有无糖尿病、营养不良及长期酗酒史;有无长期使用糖皮质激素和免疫抑制剂,以及发病以来的用药情况等。

2. 身体状况

(1)症状:起病急,进展快,患眼有畏光、流泪、疼痛、视力下降、眼睑痉挛等症状,伴有较多的脓性分泌物。

(2)体征:眼睑肿胀、球结膜水肿、睫状或混合性充血,病变早期角膜上出现灰白色浸润灶,周围组织水肿。浸润灶迅速扩大,继而形成溃疡,溃疡表面和结膜囊多有脓性分泌物。可伴有不同程度的前房积脓。

1)革兰氏阳性球菌角膜感染。金黄色葡萄球菌性角膜溃疡表现为圆形或椭圆形局灶性脓肿病灶,周围有灰白色浸润区,边界清晰,常发生于已受损的角膜。如果得不到有效治疗,可导致严重的基质脓肿和角膜穿孔。肺炎链球菌性角膜炎常见于外伤或慢性泪囊炎,表现为中央基质深部椭圆形溃疡,带匐行性边缘,其后弹力膜有放射状褶皱,常伴有前房积脓及角膜后纤维素沉着,也可导致角膜穿孔。

2)革兰氏阴性细菌角膜感染。多表现为快速发展的角膜液化性坏死。其中铜绿假单胞菌引起的感染具有特征性:起病迅速、发展迅猛,患者眼痛明显,有严重的睫状充血或混合性充血,甚至球结膜水肿。由于铜绿假单胞菌产生蛋白分解酶,使角膜呈现迅速扩展的浸润及坏死灶,溃疡浸润灶及分泌物略带黄绿色,前房积脓严重。感染如未控制,可导致角膜坏死穿孔、眼内容物脱出或全眼球炎。

3. 心理-社会状况　评估患者对细菌性角膜炎的认知程度,有无紧张、焦虑、悲哀等心理;了解细菌性角膜炎对患者工作、学习及日常生活的影响。

4. 辅助检查　角膜溃疡刮片镜检可发现致病菌;细菌培养和药物敏感试验,可进一步明确病原学诊断和指导临床用药。

【治疗要点/原则】

1. 药物治疗　局部使用抗生素是治疗细菌性角膜炎最有效的途径。初诊患者可根据临床表现和溃疡的严重程度给予广谱抗生素治疗,然后根据细菌培养和药敏试验的结果使用敏感的抗生素。头孢菌素是治疗病原体未明的革兰氏阳性菌感染的首选药物,革兰氏阴性菌角膜炎首选抗生素是氨基糖苷类。并发虹膜睫状体炎者应给予1%阿托品眼液或眼膏散瞳。

2. 支持治疗　局部使用胶原酶抑制剂如谷胱甘肽、依地酸二钠、半胱氨酸等,抑制溃疡发展;口服大量维生素C、维生素B等药物有助于溃疡愈合。

3. 手术治疗　药物治疗无效,病情急剧发展,可能或已经导致溃疡穿孔,甚至眼内容物脱出者,可考虑羊膜移植、结膜瓣遮盖,甚至角膜移植术。

【护理诊断/问题】

1. 急性疼痛:眼痛　与角膜炎症刺激有关。

2. 感知觉紊乱:视力下降　与角膜混浊有关。

3. 焦虑　与眼痛、视力下降及担心预后不良有关。

4. 知识缺乏　缺乏本病的防治知识。

5. 有传播感染的危险　与患者缺乏预防感染传播知识相关。

6. 潜在并发症　角膜穿孔、眼内炎。

【护理措施】

1. 疼痛护理

(1)评估患者疼痛的严重程度,解释疼痛的原因,嘱患者注意休息,减少眼球转动。

(2)球结膜下注射时,向患者解释清楚,并充分麻醉后进行注射。

(3)指导患者局部湿热敷以促进血液循环,缓解症状,促进炎症消退。有前房积脓时,疼痛异常剧烈,遵医嘱给予止痛药物,禁止热敷,避免感染扩散。

2. 安全护理

(1) 根据视力障碍的程度,做好安全教育和风险防范;采取相应的防护措施,避免因视力障碍而发生意外。

(2) 以方便患者使用为原则,将物品固定摆放,活动空间不留障碍物,嘱患者活动应缓慢,防止跌倒。

(3) 教会患者学会使用传呼系统,鼓励其寻求帮助。厕所必须安置方便设施,如坐便器、扶手等,并教会患者使用。患者外出或检查时需要人员陪同。

3. 心理护理　评估患者的心理状态,及时给予安慰和理解,指导患者听喜爱的音乐,聊感兴趣的话题,消除其紧张焦虑的情绪。向患者介绍细菌性角膜炎的病变特点、转归过程及防治知识,帮助患者树立治疗疾病的信心,使其积极配合治疗。

4. 预防感染传播

(1) 告知患者床边隔离和手卫生的相关知识,严格执行消毒隔离制度。

(2) 检查、换药、滴眼药等操作要遵守隔离技术和无菌技术原则。

(3) 滴眼液、眼膏应专人专眼专用,器械应严格消毒灭菌。

5. 药物护理

(1) 急性期用高浓度的抗生素滴眼液频繁滴眼,每 15～30 min 滴眼一次。严重病例,可在开始 30 min 内,每 5 min 滴药一次,以便很快达到抗生素治疗浓度,然后在 24～36 h 内,维持每 30 min 一次的滴眼频率。

(2) 眼膏剂和凝胶剂型可增加药物在眼表停留时间,保持眼表润滑,同时保证用药的延续性,特别适合儿童及睡前使用。

(3) 结膜下注射可提高角膜和前房的药物浓度,但存在局部刺激性,多次注射易造成结膜下出血、瘢痕化,应注意更换注射部位。

(4) 虹膜睫状体炎时,可用 1% 的阿托品散瞳,以解除瞳孔括约肌和睫状肌痉挛,减轻疼痛,预防虹膜后粘连,滴药后需指压泪囊区 3～5 min,避免药物经鼻黏膜吸收引起全身中毒反应。

6. 预防角膜穿孔的护理

(1) 治疗操作时动作要轻柔,禁翻转眼睑,滴眼药时动作要轻柔,勿压迫眼球。

(2) 指导患者勿用手揉患眼,可用眼罩保护患眼,避免受到撞击。

(3) 饮食宜清淡,多吃宜消化、富含维生素、粗纤维食物,保持大便通畅,避免增加腹压。

(4) 嘱患者头部减少活动,避免低头、咳嗽、打喷嚏。

(5) 深层角膜溃疡、后弹力层膨出者,可用绷带加压包扎,配合应用降眼压药物。

7. 健康教育

(1) 讲解疾病相关知识及用药方法,提高患者的疾病认知度。

(2) 严密观察患者角膜刺激征、病灶分泌物、结膜充血、视力及角膜有无穿孔等情况,如出现异常,立即通知医生并协助处理。

(3) 注意眼部保护,避免角膜外伤,外出戴防护眼镜。处理角膜外伤及角膜异物时注意无菌操作。

(4) 积极治疗沙眼及慢性泪囊炎,以防眼分泌物中有大量的致病菌而发生角膜感染。

(5) 养成良好的卫生习惯,不用手或不洁手帕揉眼。

(6) 戴角膜接触镜者要做好镜片的清洁、消毒。出现不适症状停止戴镜并及时就诊。

(7) 指导患者坚持用药,定期复查。如出现眼痛、畏光、流泪等症状立即就诊。

二、真菌性角膜炎

真菌性角膜炎(fungal keratitis)是一种由致病真菌引起的感染性角膜炎症。此病致盲率高,多见于温热潮湿气候,在热带、亚热带地区,特别是赤道地区发病率高。在我国南方,特别在收割季节多见。随着抗生素和糖皮质激素的广泛使用以及对该疾病的认识和诊断技术的提高,其发病率不断增高。

【病因与发病机制】

引起角膜感染的真菌种类较多,但大多数患者主要由镰孢菌属、弯孢菌属、曲霉菌属和念珠菌属四大类引起。前三类属丝状真菌,丝状真菌引起的角膜感染多见于农业或户外工作人群,其工作或生活环境多潮湿,外伤(尤其是植物性外伤)是最主要的诱因,其他诱因包括长期使用激素及抗生素(眼表免疫环境改变或菌群失调)、佩戴角膜接触镜、角膜移植或角膜屈光手术、过敏性结膜炎等。念珠菌属酵母菌,此型感染多继发于已有眼表疾病(病毒性角膜炎、干眼、眼睑闭合不全)或全身免疫力低下(免疫抑制、糖尿病)的患者。此外,农药和化肥大量使用导致土壤真菌生态平衡破坏,也与真菌性角膜炎的发病有关。

【护理评估】

1. 健康史 评估患者的工作环境,了解患者有无农作物枝叶或谷物壳擦伤眼部史,有无长期应用广谱抗生素和糖皮质激素的药物史。

2. 身体状况

(1)症状:起病缓慢,呈亚急性,自觉症状较轻,有轻度眼痛、畏光、流泪等刺激症状,伴视力障碍。

(2)体征:角膜浸润灶呈白色或乳白色,致密,表面欠光泽,呈牙膏样或苔垢样外观,溃疡周围有基质溶解形成的浅沟,或抗原抗体反应形成的免疫环。有时在角膜病灶旁可见"伪足"或卫星样浸润灶,角膜后可有斑块状沉着物。前房积脓呈灰白色,黏稠或呈糊状。溃疡向深部发展时,易引起角膜穿孔、真菌性眼内炎等并发症。

3. 心理-社会状况 了解患者对真菌性角膜炎的认识程度,有无紧张、焦虑等心理;了解角膜炎对患者的工作、学习以及家庭经济的影响。

4. 辅助检查

(1)角膜溃疡面刮片检查可找到真菌和菌丝,为早期诊断最常见方法。

(2)病变区角膜组织活检,可提高培养和分离真菌的阳性率。

(3)角膜共聚焦显微镜作为非侵入性活体检查,可在疾病早期阶段直接发现病灶内的真菌病原体。

(4)免疫荧光染色、电子显微镜检查和PCR技术也可用于真菌性角膜炎的诊断。

【治疗要点/原则】

1. 药物治疗 局部使用抗真菌药物治疗。包括多烯类(如5%那他霉素滴眼液、0.15%两性霉素B)、咪唑类(如0.5%咪康唑滴眼液)或嘧啶类(如1%氟胞嘧啶滴眼液)。目前,5%那他霉素滴眼液和0.15%两性霉素B是抗真菌性角膜炎的一线药物。丝状真菌应首选5%那他霉素或伏立康唑。酵母菌属则可选用5%那他霉素、0.15%两性霉素B或2%氟康唑。联合使用抗真菌药物有协同作用,可减少单一用药的药物用量,降低不良反应。目前常用的联合用药方案有那他霉素+两性霉素B或氟康唑,利福平可加强两性霉素B的抗菌作用,也常联合使用。

病情严重者可联合全身使用抗真菌药物,如口服伊曲康唑、氟康唑、伏立康唑、酮康唑等,或静脉滴注氟康唑、伏立康唑、咪康唑等。全身使用抗真菌药物时应特别注意抗真菌药物的不良反应,尤其是对肝功能的损害。抗真菌药物起效慢,治疗过程中应仔细观察临床体征的变化以评估疗效。并发虹膜睫状体炎者,应使用1%阿托品眼药水或眼膏散瞳。不宜使用糖皮质激素。

2. 手术治疗

(1) 早期施行病灶清创术:促进药物进入角膜基质,提高病灶中的药物浓度和清除病原体。

(2) 穿透性角膜移植术:适用于角膜溃疡即将或已经穿孔者。

(3) 板层角膜移植术:药物治疗无效,而病变未侵犯深层基质者。

(4) 结膜瓣遮盖术:利用结膜瓣的血供为病变区输送抗炎因子,达到杀灭真菌的目的。适用于不具备角膜移植条件,药物治疗无显效者。

【护理诊断/问题】

1. 急性疼痛:眼痛　与角膜受炎症刺激有关。

2. 感知觉紊乱:视力下降　与角膜混浊有关。

3. 焦虑　与眼痛、视力下降及担心预后不良有关。

4. 潜在并发症　角膜穿孔、眼内炎。

【护理措施】

1. 心理护理　真菌性角膜炎病程缓慢,预后不良,患者的心理负担及经济负担都较重,应做好患者心理疏导工作,向患者说明治疗的意义、过程及注意事项。病情、检验指标好转时,要及时告知患者,帮助患者树立信心,积极配合治疗。

2. 药物护理

(1) 遵医嘱选择抗真菌药物,白天用滴眼液滴眼,每0.5~1.0 h滴眼一次,感染明显控制后可逐渐减少滴眼次数,不同药物要交替应用,并安排好滴眼时间,以保证药物在眼内的浓度。睡前涂眼膏。

(2) 滴用眼液时动作轻柔,不施压于眼球,以免溃疡穿孔。

(3) 症状严重者,需多次结膜下注射,应注意更换注射部位。

(4) 静脉输注两性霉素B时要现用现配,避光输入,滴数每分钟不能超过30滴,密切观察药物不良反应,并定期监测肝、肾功能。

(5) 严密观察局部疼痛减轻、浸润范围缩小、溃疡边缘圆钝、卫星灶消失等药物起效体征;起效后药物治疗应至少持续6周。

(6) 有虹膜睫状体炎应用散瞳剂时,需压迫泪囊3~5 min,有穿孔危险者不宜散瞳及使用激素。

(7) 按药物说明要求保存药物,如冷藏或避光。用药期间注意观察有无药物眼表毒性反应:结膜充血、水肿,点状角膜上皮脱落等。

3. 角膜移植手术患者的护理　参阅本章第二节角膜移植手术。

4. 健康教育

(1) 讲解真菌性角膜炎的相关知识,提高患者对疾病的认知度。

(2) 养成良好的卫生习惯,不用手或不洁手帕揉眼。

(3) 指导患者坚持用药,定期复查。

三、单纯疱疹性角膜炎

单纯疱疹性角膜炎（herpes simplex keratitis，HSK）是单纯疱疹病毒（herpes simplex virus，HSV）引起的角膜感染，简称单疱角膜炎。此病非常常见，是致盲性角膜病最主要的原因。其临床特点是反复发作，多次发作使角膜混浊逐渐加重，最终可导致失明，在角膜病中致盲率占首位。

【病因及发病机制】

单纯疱疹病毒分为2个血清型，1型（HSV-1）和2型（HSV-2）。HSV-1主要感染口腔、唇部和眼部；2型的感染部位是生殖器，偶尔可引起眼部感染。

HSV引起的感染分为原发和复发2种类型。绝大多数成年人都接触过HSV，人群中HSV-1的血清抗体阳性率为50%～90%，但大部分不出现临床症状。原发感染常发生于幼儿，单纯疱疹病毒感染三叉神经末梢和三叉神经支配的区域，并在三叉神经节长期潜伏下来。复发感染是潜伏的病毒活化所致，当机体抵抗力下降，如感冒等发热性疾病、全身或局部使用糖皮质激素、免疫抑制剂等，潜伏的病毒被激活，活化的病毒可沿三叉神经至角膜上皮细胞，引起复发感染。

【护理评估】

1. 健康史　了解患者有无上呼吸道感染、其他发热病史，全身或局部应用糖皮质激素、免疫抑制剂史，有无疾病的反复发作史。

2. 身体状况

（1）原发感染：常见于幼儿。超过94%感染HSV的患儿并不发病，发病的患儿通常表现在口唇部，而眼部并不受累。患儿表现为全身发热、耳前淋巴结肿大、唇部或皮肤疱疹，眼部受累表现为急性滤泡性或假膜性结膜炎，眼睑皮肤疱疹，点状或树枝状角膜炎。疾病过程呈自限性。

（2）复发感染：常因发热、疲劳、精神压力、月经周期、紫外线照射、角膜外伤和免疫缺陷病等引起角膜感染复发，多为单侧。患眼可有轻微疼痛、畏光、流泪、眼睑痉挛，若中央角膜受累时，视力明显下降，并有典型的角膜浸润灶形态。根据病变累及部位及病理生理特点可分为以下几种。

1）上皮型角膜炎：角膜上皮病变占到HSK的2/3以上，病变部角膜感觉减退，但其周围的角膜敏感性却相对增加，故患者主观上有疼痛、摩擦感和流泪等刺激症状。感染初期角膜上皮层可见灰色、点状或排列成行的针尖样小疱，持续数小时至十余小时后，疱疹扩大融合，中央上皮脱落，形成枝状溃疡，若病情进展，则发展为地图状角膜溃疡。

2）神经营养性角膜病变：多发生在单纯疱疹病毒感染的恢复期或静止期，可局限于角膜上皮表面及基质浅层，也可向深层基质发展。溃疡一般呈圆形或椭圆形病灶，多位于睑裂区，浸润轻微，边缘呈灰色增厚，处理不正确可能会引起角膜穿孔。

3）基质型角膜炎：根据临床表现可分为免疫性和坏死性2种亚型。免疫性基质型角膜炎最常见的类型是盘状角膜炎，是由基质和内皮对病毒抗原的反应所引起的；坏死性基质型角膜炎表现为角膜基质层内出现单个或多个黄白色坏死浸润灶、基质溶解坏死及上皮广泛性缺损，严重者可形成灰白色脓肿病灶、角膜后沉积物、虹膜睫状体炎和眼压增高等。部分患者可表现为免疫环和边缘性血管炎。

4）角膜内皮炎：可分为盘状、弥漫性和线状3种类型，由内皮对病毒抗原的迟发超敏反应引起。盘状角膜内皮炎是最常见的类型，通常表现为角膜中央或旁中央角膜基质水肿，角膜失去透明性，呈现毛玻璃样外观，在水肿区的内皮面有角膜沉积物，伴有轻、中度虹膜炎。

3. 心理-社会状况　此病易反复发作，病程持续时间长，患者容易产生焦虑和悲观情绪。因此，护士应及时评估患者的心理状态、患者家庭经济状况及患者与家属对疾病的认知程度。

4. 辅助检查　角膜上皮刮片可见多核巨细胞;角膜病灶分离培养出单纯疱疹病毒;单克隆抗体组织化学染色发现病毒抗原;分子生物学方法如 PCR 查到病毒核酸等,有助于病原学诊断。

【治疗要点/原则】

治疗要点是抑制病毒复制,减轻炎症反应引起的角膜损害。

1. 病灶清除　树枝状角膜炎可清创性刮除病灶区上皮,加压包扎,上皮缺损通常在 72 h 内修复,联合使用抗病毒药。

2. 药物治疗

(1)抗单纯疱疹病毒药物:0.15%更昔洛韦滴眼液、0.1%阿昔洛韦滴眼液等,晚上可用 3%阿昔洛韦眼膏,重度感染者需同时口服阿昔洛韦片剂。近年来的报道认为,阿昔洛韦配合高浓度干扰素滴眼液可以提高疗效。

(2)糖皮质激素:对于盘状角膜炎,炎症反应强烈时,可在高效抗病毒药物应用基础上,适量局部应用糖皮质激素。

(3)有虹膜睫状体炎者,应及时使用阿托品滴眼液或眼膏散瞳。

3. 手术治疗　对于已穿孔病例,可行穿透性角膜移植术,手术宜在静止期进行;对角膜瘢痕严重影响视力者,根据病变深度行板层或穿透性角膜移植。

4. 支持疗法　选用维生素 C、维生素 B 等药物,以促进角膜溃疡的愈合。

5. 减少复发　控制诱发因素,降低疾病复发率。如口服阿昔洛韦片持续 1～2 年时间。

【护理诊断/问题】

1. 急性疼痛:眼痛　与角膜炎症刺激有关。
2. 感知觉紊乱:视力下降　与角膜混浊有关。
3. 焦虑　与眼痛、视力下降及担心预后不良有关。
4. 知识缺乏　缺乏疾病的防治知识。
5. 潜在并发症　角膜穿孔、眼内炎。

【护理措施】

1. 疼痛护理　向患者讲解疼痛的原因,评估疼痛程度,并做相应的处理,如眼部冷敷等。
2. 心理护理　此病常易反复发作,应耐心细致地进行心理护理,向患者讲解疾病的发生、发展及转归特点,帮助患者消除各种诱发因素,预防疾病复发,消除患者的焦虑情绪。
3. 用药护理

(1)按医嘱正确选用滴眼液,急性期每 1～2 h 滴眼 1 次,睡前涂眼膏。

(2)使用糖皮质激素滴眼液者,应配合使用抗单纯疱疹病毒药物。停用时,要逐渐减量,观察有无如细菌、真菌的继发感染,有无角膜溶解和青光眼等激素并发症。

(3)滴多种滴眼液时,每种滴眼液应间隔 5～10 min,以免影响药物疗效。注意局部眼表的药物毒性反应。

(4)应用散瞳药时,患者外出可戴有色眼镜,减少光线刺激。

(5)使用阿昔洛韦药物,要注意定期检查肝、肾功能。

4. 角膜移植手术患者的护理　参阅本章第二节角膜移植手术。

5. 健康教育

(1)讲解疾病的相关知识,告知患者单纯疱疹性角膜炎有复发的可能,指导患者坚持用药,定期复查。如出现眼痛、畏光、流泪等不适,应立即就诊。

(2)提供安静、舒适的环境,病房要适当遮光,减少光线刺激。

(3)嘱患者注意防寒保暖,避免劳累、过度紧张,适当参加体育锻炼,增强体质,预防感冒。

(4)口服维生素和高蛋白营养饮食,避免刺激性食物和饮酒。

(5)注意保护眼睛,避免过度用眼。外出要做好防护,戴防护眼镜,防止紫外线照射,避免角膜外伤。

第二节　角膜移植术

角膜移植术(keratoplasty)是一种采用同种异体的透明角膜替代病变角膜的手术方法,以达到提高视力和治疗疾病的目的,同时也达到美容的效果。手术方式有穿透性角膜移植术、板层角膜移植术、角膜内皮移植术等,近几年已研究出生物工程角膜。

【护理评估】

1. 健康史　评估患者年龄、职业、文化程度,以及患者的现病史、既往病史、过敏史,有无合并心血管疾病、糖尿病、高血压等。

2. 身体状况　评估患者眼部情况,如视力、眼压,有无睑内翻、睑外翻、倒睫、眼睑闭合不全、眼干燥症等。

3. 心理-社会状况　评估患者的心理状况、自理能力、受教育程度,家庭及社会的支持情况,患者及家属对角膜移植术相关知识的认知度等。

【护理诊断/问题】

1. 焦虑　与担心手术预后不良有关。

2. 知识缺乏　缺乏角膜移植术的相关知识。

3. 潜在并发症　感染、高眼压、前房积血等。

4. 有排斥反应的危险　与自身免疫识别作用相关。

5. 有感染的危险　与术后易发生感染有关。

【护理措施】

1. 心理护理　鼓励患者表达自己的感受,及时给予安慰和理解,告知患者手术配合相关事项,树立战胜疾病的信心。

2. 角膜移植术患者围手术期护理

(1)术前护理

1)讲解角膜移植术的相关知识,完善术前准备。双眼泪道冲洗、术眼结膜囊冲洗,角膜溃疡后弹力层膨出和有角膜穿孔风险的患者冲洗结膜囊时,不能翻转眼睑和加压眼球,冲洗时冲力不宜过大。

2)预防感染:保持眼周皮肤清洁,用生理盐水清洁睑缘和眼睑皮肤。术前3 d滴用抗生素滴眼液,有些患者是临时住院,可于术前几小时内,每10~15 min滴抗生素滴眼液1次,直至手术开始。

3)缩瞳:术前1 h用1%毛果芸香碱滴眼液缩瞳2~3次,瞳孔缩小可避免作环钻植孔时损伤晶状体的危险性,利于制作移植床时的中央定位及术毕注气或注液重建前房。

4)降低眼压:术前快速静脉滴注20%甘露醇250 mL,因20%甘露醇静脉滴注后1.0~1.5 h降压作用最强,且可以持续1.5 h,当术中医生用环钻刀钻开角膜时,眼压正处于最低水平,避免因眼压偏高而造成虹膜隆起前移,前房变浅甚至消失、晶状体脱位的危险。

(2)术后护理

1)病情观察:术后绷带包扎,了解患者绷带有无松脱及术眼包扎的舒适度;观察眼部敷料有无渗血、渗液,根据情况及时更换;观察角膜移植上皮愈合、眼痛、眼压等情况,根据病情变化,实施相应的护理措施。

2)用药护理:①按医嘱正确使用抗生素滴眼剂。②术后静脉滴注糖皮质激素抗排斥反应,坚持足量、规则、缓慢停药的原则,不能随意增加使用次数和停用,并告知其危害性。注意观察药物的副反应,观察患者大便颜色、情绪、血压、体重和睡眠情况,有无消化道不适或出血征象,局部使用糖皮质激素滴眼液、眼膏,密切观察眼压变化。③如角膜组织愈合不佳者,遵医嘱给予促进角膜上皮修复的药物。④滴眼液按药物说明要求保存,如抗排斥药物他克莫司滴眼液需要冷藏。

3)移植皮瓣护理:①术后嘱患者闭眼静卧休息,减少眼球运动和头部活动;②角膜内皮移植术后需保持面朝上仰卧位,并告知特殊体位的重要性;③术后角膜移植片知觉尚未恢复,指导患者保护术眼,眼部用药时药瓶口不能碰到移植片;④避免碰伤,外出戴防护眼镜;⑤患眼不能热敷,患者不能进行游泳、打篮球、踢足球等剧烈运动,可以进行慢跑、打太极拳等运动;⑥若出现眼红、眼痛、视力下降、移植片混浊等角膜移植排斥反应的症状,立即就诊。

4)定期复诊,按时拆除角膜缝线。

3.健康教育

(1)遵医嘱用药,指导患者掌握滴眼方法及注意事项。

(2)饮食起居要有规律,保持充足睡眠,注意预防感冒。多吃易消化的食物,多吃水果、蔬菜,忌食刺激性食物和饮酒,保持大便通畅。

(3)科学用眼,防止眼睛过度疲劳,避免强光刺激。

(4)勿用力揉眼,注意用眼卫生,不用手或不洁布擦眼,避免洗头、洗澡时水进入眼睛。

本章小结

本章主要介绍细菌性角膜炎、真菌性角膜炎、单纯疱疹性角膜炎和角膜移植术患者的护理。感染性角膜炎患者治疗以药物治疗、支持治疗、手术治疗为主,告知患者注意眼部卫生及手卫生,预防接触性感染。角膜移植手术患者应做好围手术期的护理,重点观察角膜移植片的情况及角膜移植排斥反应。

思考题

1.简述感染性角膜炎患者护理工作中如何预防角膜穿孔。

2.简述角膜移植患者移植皮瓣的护理要点。

3.简述细菌性角膜炎的治疗原则。

第七章 晶状体病患者的护理

===== 学习目标 =====

知识目标：掌握白内障的概念、分类；年龄相关性白内障、糖尿病性白内障患者的护理评估和护理措施。熟悉年龄相关性白内障、糖尿病性白内障的治疗要点和发病机制。了解先天性白内障患者的护理评估和护理措施。

能力目标：能运用本章所学的知识为白内障患者制订护理计划，实施护理措施和健康教育。

素质目标：在护理工作中体现护士的人文关怀，树立正确的人生观和价值观。

晶状体为双凸面、有弹性、无血管的透明组织，具有复杂的代谢过程，其营养主要来自房水和玻璃体，它是眼屈光介质的重要组成部分。晶状体的主要病变有：透明度改变，形成白内障；位置的改变，产生异位和脱位；先天性晶状体形成和形态异常。晶状体的这些改变都会产生严重视力障碍。白内障是最常见的晶状体疾病，本章主要介绍白内障患者的护理。

白内障（cataract）是指晶状体透明度降低或者颜色改变所导致的光学质量下降的退行性改变。晶状体处于眼内液体环境中，任何影响眼内环境的因素，如老化、遗传、代谢异常、中毒、辐射、外伤、局部营养障碍、某些全身代谢性或免疫性疾病，都可以直接或间接破坏晶状体的组织结构，干扰其正常代谢而使晶状体混浊等。流行病学研究表明，紫外线照射、糖尿病、高血压、心血管疾病、机体外伤、过量饮酒及吸烟等，均与白内障的形成有关。白内障患者的主要症状是视力障碍，与晶状体混浊程度和部位有关。

临床上白内障有多种分类方法，如下所示。

1. 按病因分类　可分为年龄相关性、外伤性、代谢性、并发性、中毒性、辐射性、发育性和后发性白内障等。

2. 按发病时间分类　可分为先天性和后天获得性白内障。

3. 按晶状体混浊部位分类　可分为皮质性、核性、囊膜下和混合型白内障等。

4. 按晶状体混浊形态分类　可分为点状、冠状和绕核性白内障等。

5. 按晶状体混浊程度分类　可分为初发期、未成熟期、成熟期和过熟期。

案例与思考

张女士，62岁，以"近2年双眼逐渐视物模糊不清，眼前有黑影，加重1个月"为主诉就诊。测体温36.5℃，心率88次/min，呼吸22次/min，血压128/88 mmHg。眼部检查：双眼角膜透明，前房浅，可见虹膜投影;右眼视力0.1,左眼视力0.2;右眼眼压15 mmHg,左眼眼压14 mmHg,晶状体混浊,眼底看不清。诊断:年龄相关性白内障。

请思考:①如何为该患者制订合理的治疗方案?②该患者的护理诊断有哪些?应采取哪些护理措施?

第一节 年龄相关性白内障

年龄相关性白内障(age-related cataract)又称老年性白内障,是最为常见的白内障类型,多见于50岁以上的中老年人,随年龄增加其发病率明显升高。

【病因与发病机制】

白内障是晶状体老化后的退行性改变,病因较为复杂,是环境、营养、代谢和遗传等多种因素对晶状体长期综合作用的结果。一般认为氧化作用是导致白内障的最早期变化。流行病学研究表明,年龄、性别、职业、紫外线辐射、糖尿病、高血压和营养不良、机体外伤等均与白内障的形成有关。在我国,西藏地区因紫外线辐射较多而发病率最高。

【护理评估】

1. 健康史 评估患者的年龄、生活环境,有无家族史及其他全身疾病史,患者视力下降程度及发展速度等。

2. 身体状况

(1)症状:常双眼患病,但发病有先后,严重程度也不一致。主要症状为渐进性无痛性视力减退、随眼球转动的眼前阴影,严重者只剩光感。患眼可伴有单眼复视或多视、虹视、眩光、屈光改变等表现。

(2)体征:根据晶状体混浊开始出现的部位,年龄相关性白内障分为3种类型,即皮质性、核性及后囊膜下白内障。以皮质性白内障最常见,根据病程可分为4期。

1)初发期:仅有晶状体皮质内出现空泡、水隙、板层分离和轮辐状混浊,如瞳孔区的晶状体未累及,一般不影响视力。此期混浊发展缓慢,经数年才发展到下一期。

2)膨胀期或未成熟期:混浊逐渐向中央发展,晶状体呈不均匀的灰白色混浊,视力明显减退,皮质吸收水分而肿胀,将虹膜推向前,使前房变浅,可诱发急性闭角型青光眼。因晶状体皮质层尚未完全混浊,虹膜瞳孔缘部与混浊的晶状体皮质之间尚有透明皮质,用斜照法检查时,光线投照侧的虹膜阴影投照在深层混浊皮质上形成新月形投影,称虹膜投影,为此期的特点。患者视力下降明显,眼底难以观察清楚。

3)成熟期:晶状体完全混浊,呈乳白色,视力降至光感或手动,但光定位和色觉正常;虹膜投影消失;前房深度恢复正常,眼底不能窥入。

4)过熟期:晶状体内水分继续丢失,晶状体体积缩小,前房变深,虹膜失去支撑而出现虹膜震颤。皮质溶解液化,核失去支撑,可随体位变化而移动。直立时核下沉,避开瞳孔区,视力有所提高;低头时核上浮,遮挡瞳孔区,视力突然减退。液化的皮质漏到晶状体囊膜外,可引起晶状体过敏性葡萄膜炎;晶状体皮质沉积于前房角,也可被巨噬细胞吞噬堵塞前房角而引起晶状体溶解性青光眼;此期晶状体韧带常发生退行性变化,晶状体容易出现脱位或移位;患眼受到剧烈震动后,晶状体囊可破裂,使晶状体核脱入前房或玻璃体内,可引起继发性青光眼。

3. 心理-社会状况　此病早期对视力影响不大,往往不会引起患者的注意。当视力出现明显障碍,影响日常活动、社交活动时,患者会出现孤独感,产生焦虑、悲观的心理。

4. 辅助检查

(1)眼部检查:检查患者的视力、视野、眼压、角膜内皮细胞、光感及光定位、红绿色觉;检眼镜或裂隙灯显微镜检查患者角膜、虹膜、前房、视网膜及晶状体混浊情况;眼A超、眼B超、角膜曲率及眼轴长度测定,计算人工晶状体的度数等。

(2)全身检查:对高血压、糖尿病患者控制血压和血糖;完善心、肺、肝、肾等脏器功能检查,确保可耐受手术。

(3)白内障术后视力预测:光定位检查;视觉电生理检查,排除视网膜或视神经疾病;激光干涉仪检查等。

【治疗要点/原则】

目前尚无疗效肯定的药物,白内障影响工作和生活时,主要以手术治疗为主。手术方式有白内障囊内摘除术、白内障囊外摘除术、超声乳化白内障吸除术、飞秒激光辅助下白内障摘除术、人工晶状体植入术、多焦点人工晶状体植入术。目前常采用的是白内障超声乳化术,或白内障囊外摘除联合人工晶状体植入术。

【护理诊断/问题】

1. 感知觉紊乱:视力下降　与晶状体混浊有关。
2. 生活自理能力缺陷　与晶状体混浊所致视力下降有关。
3. 焦虑　与担心手术愈后有关。
4. 潜在并发症　继发性青光眼、晶状体过敏性葡萄膜炎、晶状体溶解性青光眼等。
5. 知识缺乏　缺乏疾病的相关治疗知识。

【护理措施】

1. 安全护理　患者入院时,详细介绍病房环境,特别是暗室、浴室等容易跌倒的地方。对视力障碍患者做好安全教育,加强巡视。根据患者自理能力,及时给予必要的帮助。配备床栏、卫生间防滑垫及扶手等安全设施,呼叫器置于患者身边,并教会患者使用。保障病房光线充足,患者生活物品定点放置,通道无障碍物。

2. 心理护理　针对性地讲解疾病相关知识,术前各项检查的目的,冲洗泪道及结膜囊的意义,告诉患者年龄相关性白内障的手术为复明手术,术后视力会明显提高,嘱其保持情绪稳定,积极配合手术。

3. 围手术期护理

(1)参阅眼科手术患者常规护理。

(2)协助做好术前各项检查,如视功能、眼压、晶状体、角膜曲率半径和眼轴长度等。

(3)讲解术中配合注意事项,指导患者训练双眼固视。

(4)术后宜取平卧位,不要揉术眼。勿突然低头、弯腰,防止眼碰伤。注意保暖,预防感冒、咳嗽,防止便秘。

4. 健康教育

(1)注意保护视力,不要长时间看书、看电视,外出时戴防护眼镜。

(2) 半年避免重体力劳动和剧烈活动,防止人工晶状体移位。

(3) 有糖尿病、高血压、动脉硬化等全身疾病者要积极治疗。按时复诊,如出现眼红、眼痛、眼胀、畏光、流泪、视力下降时应及时就诊。

(4) 配镜指导:植入单焦人工晶状体者,3个月屈光状态趋于稳定后,可予以验光配镜补充近视力或远视力。

第二节 糖尿病性白内障

糖尿病性白内障(diabetic cataract)是糖尿病的并发症之一,可分为两种类型:真性糖尿病性白内障和糖尿病患者的年龄相关性白内障。

【病因与发病机制】

由于血糖增高,晶状体内葡萄糖增多,转化为山梨醇,山梨醇不能透过晶状体囊膜,在晶状体内大量积聚,使晶状体内渗透压升高,吸收水分,纤维肿胀变性而致混浊。

【护理评估】

1. 健康史　询问患者糖尿病的发病情况、治疗经过及血糖控制情况;评估视力下降的时间、发展的速度等。

2. 身体状况

(1) 糖尿病患者中年龄相关性白内障较为多见,其临床表现与无糖尿病的年龄相关性白内障相似,但发生较早,进展较快,容易成熟。

(2) 真性糖尿病性白内障大多发生于1型的青少年糖尿病患者。多为双眼发病,进展迅速,晶状体可能在数天、数周或数月内全部混浊。开始时前后囊下的皮质区出现点状或雪片状混浊,迅速扩展为全部晶状体混浊,可伴有屈光改变。当血糖升高时,血液中的无机盐含量下降,房水渗入晶状体内使之变凸,可表现为近视;血糖降低时,晶状体内水分渗出,晶状体变扁平而出现远视。

3. 心理-社会状况　糖尿病病程漫长,严重影响视功能,发展速度较快,患者易出现焦虑、紧张的情绪,甚至对疾病失去信心,产生悲观、失望的心理。

4. 辅助检查　实验室检查:血糖升高、尿糖阳性。裂隙灯检查:了解晶状体混浊的程度。眼A超、B超、角膜曲率及眼轴长度测量:计算人工晶状体的度数。角膜内皮计数检查:了解角膜内皮细胞的状况。黄斑OCT检查:了解黄斑区视网膜功能。眼电生理检查:了解视网膜和视神经功能。

【治疗要点/原则】

积极治疗糖尿病,在糖尿病性白内障早期,严格控制血糖,晶状体混浊可能会部分消退。当白内障明显影响视力,妨碍工作和生活时,可在血糖控制正常的情况下行白内障摘除术,如无糖尿病性视网膜病变时,可植入后房型人工晶状体。术后注意积极预防感染和出血。

【护理诊断/问题】

1. 感知觉紊乱:视力下降　与晶状体混浊有关。

2. 生活自理能力缺陷　与晶状体混浊所致视力下降有关。

3. 知识缺乏　缺乏糖尿病和糖尿病性白内障的治疗与护理知识。

4. 焦虑　与糖尿病的病程漫长,视力下降有关。

5. 潜在并发症　感染、出血、低血糖及其他眼部并发症。

【护理措施】

1. 心理护理　耐心地对患者进行心理疏导,帮助患者树立战胜疾病的信心。

2. 围手术期护理

(1) 参阅本章第一节年龄相关性白内障患者的护理相关内容。

(2) 密切观察患者血糖变化,积极治疗糖尿病,血糖控制正常后方可施行白内障手术。

(3) 糖尿病性白内障术后易发生出血及感染,术后遵医嘱给予全身及局部抗感染治疗,注意无菌操作。密切观察患者病情变化,预防并发症的发生。

3. 健康教育

(1) 告知患者治疗原发病的重要性,讲解糖尿病的相关知识,如药物护理、饮食护理及运动疗法等。

(2) 提高患者及家属的护理能力,预防低血糖发生,如患者出现心慌、饥饿感、出冷汗、头晕等情况,应立即告知医护人员,进食自备的糖果、饼干等。

(3) 嘱患者按时复查,定期检查眼底,及时发现和治疗糖尿病性视网膜病变,预防视网膜脱离及玻璃体积血,保护视功能。

(4) 对于自理缺陷的患者,教会家属协助患者完成进食、如厕、沐浴、穿衣等,减少和避免意外事故的发生。

第三节　先天性白内障

先天性白内障(congenital cataract)指出生前后即存在,或出生后1年内逐渐形成的先天遗传或发育障碍导致的白内障。可以是家族性发病,也可以是散发,可以是双眼或单眼发病,有时伴有其他眼部异常或遗传性、系统性疾病。先天性白内障是一种常见的儿童眼病,是造成儿童失明和弱视的重要原因。

按晶状体混浊的形态、部位不同,先天性白内障可分为前极、后极、冠状、点状、绕核性、核性、膜性和全白内障,其中绕核性白内障为最常见的类型。

【病因与发病机制】

先天性白内障的病因可分为遗传因素、环境因素及原因不明三大类。

1. 遗传因素　约1/2先天性白内障的发生与遗传有关。遗传性先天性白内障有4种不同的遗传方式:常染色体显性遗传(AD)、常染色体隐性遗传(AR)、X连锁隐性遗传(XR)和线粒体DNA遗传,其中以AD型最多见。遗传性白内障多数为基因突变引起,少数由染色体异常或线粒体疾病引起。遗传性先天性白内障有着明显的遗传异质性,即同一基因突变可有不同的临床表现,同一临床表现可源于不同的致病基因突变。

2. 环境因素　在母亲妊娠前3个月,胎儿晶状体囊膜尚未发育完全,不能抵御病毒的侵犯,而晶状体蛋白合成活跃,如此时病毒感染可严重影响胎儿晶状体上皮细胞的生长发育,同时又可使晶状体代谢受干扰和破坏,蛋白合成异常而致晶状体混浊。在众多致病病毒中,风疹病毒感染致胎儿先天性白内障最为常见。此外,水痘、流感、麻疹、单纯疱疹、带状疱疹等病毒感染也可导致先天性白内障。

此外,妊娠期营养不良、盆腔受放射线照射、患系统性疾病(心脏病、糖尿病、肾炎、贫血、甲状腺功能亢进症、手足搐搦症等)、服用某些药物(激素、大剂量四环素、抗凝剂、水杨酸制剂等)、维生素D缺乏等,都可导致胎儿晶状体发育不良。胎儿宫内缺氧、早产也可引起先天性白内障。

【护理评估】

1. 健康史　了解有无家族史,询问发现患儿白内障的时间。评估患儿母亲孕期是否曾有病毒感染、全身疾病、接触放射线及有无服用药物等。

2. 身体状况　多为婴幼儿,可单眼或双眼起病,病情多数为静止性的,少数出生后继续发展。视力障碍的程度可因混浊发生的部位和形态不同而异,有的可不影响视力,有的视力下降明显,甚至只剩光感。因患儿年龄太小,不能自诉,常需依赖其父母观察才被发现。许多先天性白内障患儿常合并其他眼病,如斜视、眼球震颤、先天性小眼球、视网膜和脉络膜病变等。

3. 心理-社会状况　评估患儿父母对孩子视力障碍的担心程度。

4. 辅助检查　眼A超、B超检查及眼底筛查。实验室检查如染色体、血糖、尿糖和酮体检查等,了解病因及有无合并其他先天性疾病。怀疑合并代谢病的患者应进行血氨基酸水平测定。

【治疗要点/原则】

治疗目标是恢复视力,减少弱视和盲目的发生。

1. 对视力影响不大者,一般不需治疗,应定期随访观察。

2. 对明显影响视力者,应尽早手术摘除晶状体。

3. 屈光矫正和视功能训练,适用于无晶状体眼,以防止弱视,促进融合功能发育。屈光矫正方法有框架眼镜矫正、角膜接触镜、人工晶状体植入。

【护理诊断/问题】

1. 感知觉紊乱　与视力下降和晶状体混浊有关。

2. 无能性家庭应对　与家庭成员对本病缺乏防护知识有关。

3. 焦虑　与担心患儿疾病预后不良有关。

4. 潜在并发症　形觉剥夺性弱视。

【护理措施】

1. 安全护理　针对患儿的评估结果,做好家属的安全教育,使用床挡。加强巡视,发现问题及时协助家属解决。

2. 心理护理　向患儿或家长讲解本病的相关知识及手术前后的注意事项,根据患儿及家长的年龄、文化程度及心理调节能力,有针对性地进行心理指导,消除其恐惧心理。

3. 围手术期护理

(1)严重影响视力者,指导患儿家长及时就医,应及早给予手术治疗。最佳手术时间为出生后3~6个月,最迟不超过2岁,以免发生形觉剥夺性弱视。对于因风疹病毒引起的先天性白内障则不宜过早手术,以免手术时使仍潜伏在晶状体内的病毒释放而引起虹膜睫状体炎。

(2)向家庭主要成员介绍白内障有关防护知识、麻醉方式及手术方式,滴眼药的方法,以便患儿能得到正确的家庭护理。

(3)参阅眼科手术患者护理常规。

(4)指导患儿家属保护患儿术眼,修剪指甲,防止抓伤眼睛。减少头部活动,避免碰伤及剧烈活动。

4. 配镜指导　由于儿童眼球尚处在发育阶段,嘱患儿家长术后按时复查验光,用镜片补充人工晶状体不足,避免出现弱视。验光要每半年至一年进行一次,及时调整眼镜度数,以适应眼球发育带来的屈光变化。

5. 视功能训练指导　已发生弱视的患儿,应及时进行正确的弱视训练,如遮盖疗法、精细动作训练等。

6. 健康教育

(1) 禁止近亲婚配是减少隐性遗传白内障的重要措施。

(2) 强调围生期保健,预防怀孕前3个月的病毒感染,以减少先天性白内障的发生。

(3) 对于早产儿的吸氧措施应该规范,防止吸氧时间过长和浓度过高造成新生儿视网膜损害。

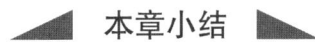

本章小结

本章主要介绍年龄相关性白内障、糖尿病性白内障、先天性白内障患者的护理。年龄相关性白内障是最常见的白内障类型,主要以手术治疗为主,术后应避免重体力劳动和剧烈活动,防止人工晶状体移位。糖尿病性白内障,早期严格控制血糖,明显影响视力时,可在血糖控制正常的情况下行晶状体摘除术,术后注意积极预防感染和出血,同时注意预防低血糖的发生。先天性白内障对视力影响不大者,可定期随访观察,明显影响视力者,应尽早手术摘除晶状体,告知患者及家属禁止近亲婚配是减少隐性遗传白内障的重要措施。

思考题

1. 简述皮质性白内障的临床分期。
2. 简述先天性白内障的治疗原则。

第八章 青光眼患者的护理

====== 学习目标 ======

知识目标:掌握原发性闭角型青光眼和先天性青光眼患者的症状、体征;熟悉原发性闭角型青光眼和先天性青光眼患者的主要治疗方法;了解其发病机制。

能力目标:运用所学知识为原发性闭角型青光眼和先天性青光眼患者制订护理计划,并根据具体情况实施护理措施和健康教育。

素质目标:在护理工作中落实以患者为中心的服务理念,提升护士的职业道德修养。

青光眼(glaucoma)是一组以特征性视神经萎缩和视野缺损为共同特征的疾病,病理性眼压升高是其主要的危险因素。眼压是指眼球内容物作用于眼球内壁的压力,正常眼压生理范围为 10~21 mmHg,双眼眼压差不超过 5 mmHg,24 h 眼压波动不应超过 8 mmHg。正常眼压具有保持眼球固有形态、恒定角膜曲率、保证眼内液体正常循环和维持屈光间质的透明性等生理作用。眼压升高是引起视神经及视野损害的重要因素,但视神经对眼压的耐受程度有很大的个体差异。高眼压并非都是青光眼,而正常眼压也不能排除青光眼。

青光眼是主要的不可逆性致盲眼病之一,有一定的遗传倾向。根据前房角形态(开角或闭角)、病因机制(明确或不明确),以及发病年龄 3 个主要因素,将青光眼分为原发性、继发性和先天性三大类。

案例与思考

杨女士,55 岁,以"呕吐后左眼痛、眼胀、畏光 17 d"为主诉就诊。测体温 36.3 ℃,心率 78 次/min,呼吸 20 次/min,血压 145/91 mmHg。专科检查:右眼裸眼视力 1.0,左眼手动;右眼眼压 22 mmHg,左眼眼压 32 mmHg;查体右眼中央前房和周边前房稍浅,瞳孔等大等圆,对光反应灵敏;左眼前房浅、周边前房消失,瞳孔不规则散大,直接对光反射消失。诊断:急性闭角型青光眼。

请思考:①为了进一步明确诊断,杨女士还应完善哪些检查?②如何为该患者制订合理的治疗方案?③该患者的护理诊断有哪些?应采取哪些护理措施?

第一节　原发性青光眼

原发性青光眼是主要的青光眼类型,一般双眼先后发病,根据前房解剖结构是否被周边虹膜堵塞,将原发性青光眼分为闭角型和开角型青光眼两大类。原发性闭角型青光眼是我国常见的青光眼类型,多发在40岁以上,女性多见。本节主要介绍原发性闭角型青光眼患者的护理。

【病因与发病机制】

本病病因尚未充分阐明。眼球局部的解剖结构异常,如眼轴较短、小角膜、浅前房、房角狭窄等被公认是本病主要的发病危险因素;情绪激动、暗室停留时间过长、长时间阅读或近距离用眼、过度疲劳和疼痛、局部或全身应用抗胆碱类药物、气候变化、季节更替等,均可直接或间接影响自主神经功能,加重周边虹膜堵塞房角,诱发急性闭角型青光眼。发病机制与眼球解剖结构的异常和促发机制有关。

【护理评估】

1. 健康史　了解患者有无青光眼家族史,询问患者发病时间、起病缓急、有无诱发因素、发作次数及发病时的伴随状态。

2. 身体状况　典型的急性闭角型青光眼有几个不同的分期,不同的病期有不同的症状和体征。

(1)临床前期:急性闭角型青光眼为双侧性眼病,当一眼急性发作被确诊后,另一眼即使没有任何临床症状也可以诊断为急性闭角型青光眼临床前期。另外,部分闭角型青光眼患者在急性发作以前,可以没有自觉症状,但具有前房浅、虹膜膨隆、房角狭窄等解剖特征。

(2)先兆期:表现为一过性或反复的小发作。发作多出现在傍晚时分,突感雾视、虹视,可能有患侧额部疼痛,或伴同侧鼻根部酸胀。上述症状历时短暂,休息后自行缓解或消失。若即刻检查,可发现眼压升高,常在40 mmHg以上,小发作缓解后,除具有特征性浅前房外,一般不留永久性组织损害。

(3)急性发作期:表现为剧烈头痛、眼痛、畏光、流泪,视力严重减退,常降到指数或手动,可伴有恶心、呕吐等全身症状。多为单侧,也可双侧同时发病。眼压急剧升高,常在50 mmHg以上。检查可见眼睑水肿、混合性充血、角膜水肿呈雾状混浊、角膜后色素沉着、前房极浅、周边部前房几乎完全消失、房角完全关闭。发作后眼前段常留下永久性组织损伤,如扇形虹膜萎缩,色素脱失,局限性后粘连,瞳孔散大固定,常呈竖椭圆形或偏向一侧,房角广泛性粘连,青光眼斑等。

(4)间歇期:指小发作后经药物治疗或自行缓解,房角重新开放,小梁网尚未遭受严重损害,不用药或仅用少量缩瞳剂,眼压不再升高。检查除前房浅、房角窄以外,无任何其他阳性所见。

(5)慢性期:急性大发作或反复小发作后没有完全缓解迁徙而来,房角广泛粘连(通常>180°),小梁网功能已遭受严重损害,眼压中度升高,眼底常可见青光眼性视神经盘凹陷,并有相应视野缺损。

(6)绝对期:指高眼压持续过久,眼组织特别是视神经遭到严重破坏,视力已降至无光感,且无法挽救的晚期病例,偶尔可因眼压过高或角膜变性而剧烈疼痛。

3. 心理-社会状况　急性闭角型青光眼发病急、视力下降明显,且易反复发作,对患者工作、学习及生活影响大,导致患者心理负担大,从而产生紧张、焦虑心理。护士应通过与患者交流,了解患者性格特征、家庭支持系统及对疾病的认知情况。

4. 辅助检查　房角镜、眼前段超声显微镜检查,可观察和评价前房的结构,对诊断、用药及手术方式的选择有重要意义。暗室试验、暗室俯卧试验、视野检查等能进一步明确诊断。

【治疗要点/原则】

急性闭角型青光眼发作时,应迅速降低眼压,重新开放房角。若眼压无法控制或无下降趋势,可急诊进行前房穿刺术。

1. 药物治疗　药物主要通过增加房水流出、抑制房水生成、减少眼内容积3种途径来降低眼压。

(1)拟胆碱作用药物:通过收缩瞳孔括约肌,使周边虹膜离开房角前壁,开放房角,增加房水的排出。常用1%毛果芸香碱滴眼液频繁滴眼,根据病情决定持续用药时间。

(2)β-肾上腺能受体拮抗剂:通过抑制房水生成降低眼压,常用0.25%~0.5%噻吗洛尔、盐酸左旋布诺洛尔和倍他洛尔等滴眼液。

(3)碳酸酐酶抑制剂:通过减少房水生成降低眼压,局部用药有1%布林佐胺滴眼液和2%多佐胺滴眼液;全身用药常用醋甲唑胺(尼目克司)每次25~50 mg,每日2次口服,多作为局部用药的补充。

(4)高渗剂:通过减少眼内容物体积来降低眼压,常用50%甘油和20%甘露醇。高渗剂主要用于治疗闭角型青光眼急性发作和某些有急性眼压增高的继发性青光眼。

2. 手术治疗　一般临床前期或急性发作后房角又完全开放者,可行周边虹膜切除术或激光虹膜切开术;如房角已大部分关闭,有广泛粘连者,应行滤过性手术。

【护理诊断/问题】

1. 疼痛:眼痛伴偏头痛　与眼压升高有关。
2. 感知紊乱:视力障碍　与角膜水肿、视神经及视网膜损害有关。
3. 有外伤的危险　与视野缺损、视力下降有关。
4. 焦虑　与视力下降和担心疾病愈后相关。
5. 知识缺乏　缺乏疾病相关防治及护理知识。

【护理措施】

1. 心理护理　急性闭角型青光眼发病急,视力下降明显且反复发作后视力很难恢复,对患者的生活、工作影响很大,且青光眼患者性情急躁、易激动,护士应注意观察患者情绪反应的强度和紧张度,有无焦虑、情绪低落、发怒等表现,做好心理疏导工作。帮助患者了解疾病相关知识,掌握控制情绪和自我放松的方法,保持良好心态,正确面对疾病,积极配合治疗。

2. 疼痛护理

(1)将患者安置在安静、舒适的环境中,教会患者放松的方法,分散患者注意力。

(2)指导患者正确使用降眼压药物,做好用药指导。

1)缩瞳剂可引起眉弓疼痛、视物发暗;若用高浓度制剂频繁滴眼还可能产生头痛、眩晕、胃肠道反应和出汗等全身中毒症状。每次滴药后应注意压迫泪囊区数分钟,如出现上述症状应立即停药,通知医生及时处理。

2)使用β-肾上腺能受体拮抗剂时,应注意询问患者病史,观察心率变化,心率<55次/min者要报告医生,遵医嘱停药。房室传导阻滞、窦房结病变、支气管哮喘者忌用此类药物。

3)长期服用碳酸酐酶抑制剂可引起口周及指趾麻木、尿路结石、肾绞痛、血尿等不良反应,用药期间指导患者多次少量饮水,如出现上述症状应立即停药。

4)使用高渗剂时要选择管径较粗、弹性好的血管,保持快速滴入,并加强巡视,防止外渗,注意观察患者的尿量和颜色。此类药物可引起一过性颅内压降低,出现一过性头痛,输注过程中患者宜平卧休息,输注完毕应缓慢起身。特别是年老体弱或有心血管疾病的患者,要注意呼吸、脉搏的变化。糖尿病、肾功能不全者慎用。

3.安全护理

(1)物品放置应遵循方便使用原则;教会患者使用呼叫系统,鼓励患者表达需求,寻求帮助。

(2)对有全身疾病及低视力的患者应做好跌倒风险评估,落实防跌倒的措施及健康教育。

(3)密切关注患者疼痛情况,及时汇报医生并配合处理。

4.术前护理

(1)参考眼科手术患者常规护理,完善术前准备。

(2)眼压高者使用降眼压药物(缩瞳剂),禁用散瞳剂。

(3)嘱患者做好个人卫生,保证充足睡眠,情绪紧张者可在术前晚给予镇静催眠药。

(4)术日晨测量生命体征,嘱患者取下活动性义齿、手表、配饰等物品。

5.术后护理

(1)加强巡视,注意观察术眼视力、眼压、眼痛等情况,保持敷料的清洁、干燥;非手术眼继续遵医嘱用药,观察眼压、视力、前房变化。

(2)提供安静舒适的休息环境,前房积血者应取半卧位休息。

(3)做小梁切除术的患者,术后应对滤过泡进行护理,保持滤过道通畅,减少瘢痕形成。根据眼压高低按摩眼球,并教会患者眼球按摩的方法。

6.健康教育

(1)规律作息,保持乐观心态,避免情绪激动。不要到人流拥挤的地方,避免术眼受伤。

(2)注意用眼卫生,遵医嘱正确滴用眼药水。青光眼患者需长期用药,不得随意自行停药、换药。

(3)避免在光线暗的环境中停留时间过长,看电视、使用电脑时要开灯。

(4)饮水应遵循少量多次原则,一次饮水不超过300 mL,每天不超过2000 mL,防止眼压升高。

(5)饮食宜清淡、易消化、富含维生素,避免大量高蛋白饮食,戒烟酒、浓茶、咖啡等刺激食物,保持大便通畅。

(6)行滤过手术的患者注意保护滤过泡,避免用力揉捏或碰撞术眼。

(7)定期门诊随访,指导患者识别急性闭角型青光眼发作的征象,如头痛、眼痛、恶心、呕吐等,出现上述症状时应及时就诊。

(8)40岁以上有青光眼家族史的人群应定期检查,争取早发现、早诊断、早治疗,以减少盲的发生。

第二节 先天性青光眼

先天性青光眼(congenital glaucoma)是由于胎儿发育过程中,前房角发育异常,小梁网-Schlemm管系统不能发挥有效的房水引流功能而使眼压升高的一类青光眼。根据发病年龄的早晚分为婴幼儿型青光眼、青少年型青光眼和伴有其他先天异常的青光眼。

【病因与发病机制】

婴幼儿型青光眼发病原因尚未被证实,但与房角结构发育异常一定相关,其发育异常有以下3种类型:①单纯的小梁发育不良;②虹膜小梁网发育不良;③角膜小梁发育不良。青少年型青光眼发病与遗传相关。

【护理评估】

1. 健康史　仔细询问患者发病时间、有无伴随症状、治疗经过,母亲的妊娠情况及有无青光眼家族史。

2. 身体状况

(1)婴幼儿型青光眼:畏光、流泪、眼睑痉挛是本病三大特征性症状,这些症状在角膜发雾、眼球变大前数周即出现。随着病情发展,会逐渐出现角膜增大、角膜上皮水肿、后弹力层破裂、Haab条纹形成、前房加深、眼压升高。

(2)青少年型青光眼:6~30岁发病,早期一般无自觉症状,除眼压有较大的波动外,青少年型青光眼的临床表现与原发性开角型青光眼(POAG)基本一致,两者的诊断和处理也基本相同。药物治疗不能控制眼压时,可行小梁切开或小梁切除术。因高眼压使眼轴加长,可加重近视。

(3)伴有其他先天异常的青光眼:这类青光眼同时合并角膜、虹膜、晶状体、视网膜等先天异常,或合并其他全身器官的发育异常,常以综合征的形式表现出来,如前房发育不全(Axenfeld-Rieger综合征),伴有骨骼、心脏及晶状体形态或位置异常的青光眼(Marfan综合征、Marchesani综合征)等。

3. 心理-社会状况　患儿和家长对本病相关知识缺乏了解,担忧疾病预后及对患儿今后生活的影响,常常会产生焦虑心理,特别是年龄较大的患儿易出现恐惧和孤单心理。

4. 辅助检查　眼压的测量、前房角的检查、眼前段超声生物显微镜检查、眼轴长度测量均有助于疾病的诊断。

【治疗要点/原则】

一旦确诊,及早手术。目前常用的术式有房角切开术或小梁切开术。抗青光眼药物仅作为短期的过度治疗,或用于不能手术的患儿。

【护理诊断/问题】

1. 感知受损:视力障碍　与视神经受损有关。

2. 有受伤的危险　与视力下降和视野受损有关。

3. 无能性家庭应对　与家庭主要成员缺乏疾病防治知识有关。

4. 潜在并发症　视神经萎缩、前房积血、失明等。

【护理措施】

1. 心理护理　孩子患病对一个家庭来说是一种负性的应激事件,特别是先天性青光眼疾病,如果不及时治疗会导致患儿失明,这必将对患儿上学、工作带来极大的影响,导致患儿生存质量低下,给患儿家庭带来生活上和精神上的双重压力。护士应及时给予针对性的心理护理,营造良好的就医环境,主动亲近、关心和体贴他们,生活和精神上给予帮助与支持,共同促进患儿早日康复。

2. 围手术期护理　手术患者的护理参阅眼科手术患者常规护理及全麻手术常规护理。因患儿好动、配合度较差,为防止术后患眼抓伤和碰伤,术后应加盖保护眼罩。

3. 用药护理　教会患儿家长正确滴眼液和涂眼膏的方法。

4. 健康教育

（1）先天性青光眼患儿在成长过程中可能会出现自卑、自责和愧疚心理，家长应多陪伴孩子，倾听孩子感受，减轻患儿的心理负担，保持积极乐观的心态，促进疾病康复。

（2）讲解遵医嘱用药和按时复查随访的重要性。当婴幼儿出现畏光、流泪、不愿睁眼、眼球和角膜明显增大时，应及时就医治疗。

（3）日常生活中应注意保护眼睛，避免意外伤害造成眼球破裂。

（4）告知家属先天性青光眼是终身性疾病，需定期监测眼压、视野等眼部情况，必要时可进行遗传基因检查。

（5）做好遗传性疾病相关知识教育：①宣传优生优育，避免近亲结婚。②妇女妊娠期间加强保健知识学习，对预防先天性疾病有着重要意义。提高机体抵抗力，预防妊娠早期因病毒感染导致胚胎发育异常。③合理膳食，均衡营养，防止营养缺乏引起的胎儿眼部发育异常。④观察儿童眼睛的注视力，及时了解视功能的发育情况，早期发现眼部病变。

本章小结

青光眼是一组以视神经萎缩和视野缺损为共同特征的疾病。根据前房角形态、病因机制及发病年龄3个主要因素分为原发性、继发性和先天性三大类型。其发病机制尚未充分阐明，与眼球局部的解剖结构异常、房角结构发育异常有一定相关性。不同类型青光眼在不同时期的症状、体征表现不同，但无论哪一类青光眼，病理性眼压升高是其主要的危险因素。由于青光眼是主要的不可逆性致盲眼病之一，因此要争取早发现、早诊断、早治疗，以减少盲的发生。青光眼患者降眼压治疗常常需要多种药物联合使用，指导患者加强随访，监测药物的不良反应及并发症，并根据患者对疾病的认知程度，及时给予个体化护理措施。

思考题

1. 急性闭角型青光眼的诱发因素有哪些？
2. 原发性闭角型青光眼患者的健康教育内容有哪些？

第九章　葡萄膜炎患者的护理

学习目标

知识目标：掌握急性虹膜睫状体炎患者的症状、体征和护理；熟悉急性虹膜睫状体炎的主要治疗方法；了解急性虹膜睫状体炎的发病机制。

能力目标：运用所学知识为急性虹膜睫状体炎患者制订护理计划，并根据具体情况实施护理措施和健康教育。

素质目标：培养护士临床思维能力，提高护士发现、分析和解决临床问题的能力。

案例与思考

王先生，30岁，右眼红、痛、畏光、流泪，伴视力轻微下降2周入院。测体温36.3 ℃，心率88次/min，呼吸22次/min，血压118/78 mmHg。专科检查：右眼裸眼视力0.6，左眼1.0；右眼眼压18 mmHg，左眼眼压17 mmHg。查体：右眼睫状充血，房水闪光，尘状KP，瞳孔缩小。诊断：急性虹膜睫状体炎。

请思考：①为完善诊断，患者还应做哪些眼部辅助检查？②如何为该患者制订合理的治疗方案？③该患者的护理诊断有哪些？应采取哪些护理措施？

葡萄膜炎（uveitis）是指葡萄膜本身的炎症，但目前在国际上通常将发生于葡萄膜、视网膜、视网膜血管及玻璃体的炎症统称为葡萄膜炎。葡萄膜炎多发于青壮年，可单独发生或者伴全身性自身免疫病，常反复发作，可导致多种并发症，是一类常见的致盲性眼病。

葡萄膜炎按其炎症发生的解剖位置可分为前葡萄膜炎（包括虹膜炎、虹膜睫状体炎和前部睫状体炎）、中间葡萄膜炎、后葡萄膜炎和全葡萄膜炎。病程小于3个月为急性，大于3个月为慢性。本章主要介绍急性虹膜睫状体炎患者的护理。

【病因与发病机制】

葡萄膜炎病因繁多，分为感染性和非感染性两大类。

1.感染性葡萄膜炎　是由细菌、真菌、病毒、寄生虫、立克次体等微生物通过直接侵犯和（或）诱导免疫反应引起。根据微生物的来源又可以分为内源性和外源性（外伤或手术）感染葡萄膜炎两大类。

2.非感染性葡萄膜炎　包括特发性、自身免疫性、创伤性、风湿性疾病伴发的葡萄膜炎以及伪装综合征等类型。非感染性病因导致葡萄膜炎的主要机制包括：①遗传背景参与某些类型葡萄膜炎的发生，如HLA-B27抗原阳性与强直性脊柱炎伴发前葡萄膜炎相关、HLA-B51与Behcet病相关；②过度激活的自身免疫反应（尤其是T细胞相关免疫反应），在免疫相关葡萄膜炎的发生中起重要作用；③创伤及理化损伤，激活白三烯等花生四烯酸代谢产物，在创伤性葡萄膜炎中起重要作用。通常多种发生机制共同作用导致葡萄膜炎的发生。

【护理评估】

1. 健康史　询问患者的年龄，有无感染及外伤史，发病时间，有无反复发作及全身性疾病，如强直性脊柱炎、Behcet病、风湿性关节炎、系统性红斑狼疮、获得性免疫缺陷综合征等。

2. 身体状况

（1）症状：葡萄膜炎的症状与疾病的类型、受累的部位和严重程度等相关。①隐匿发病者或慢性炎症者可无症状或仅出现轻微视物模糊、飞蚊症、眼前闪光等；②急性期者可出现眼红、眼痛、畏光、流泪、视物模糊，视力轻度或明显下降。

（2）体征：①睫状充血或混合型充血。在角膜缘周围呈现紫黑色充血区，是虹膜、睫状体血管组织受炎性刺激反应的结果。②角膜后沉着物（keratic precipitates，KP）。房水中的炎症细胞和色素受温差的影响沉淀于角膜内皮后表面，在下半部呈三角形排列，被称为KP。由于炎症的性质不同，KP的形态各异，分为3种类型：由中性粒细胞组成时呈灰白色尘埃状，称为尘状KP；由淋巴细胞和浆细胞组成时呈白色细点状，称为细点状KP；由单核巨噬细胞和类上皮细胞组成时呈灰白色油腻状，称为羊脂KP。前两种多见于急性虹膜睫状体炎，后者常见于肉芽肿葡萄膜炎。③房水混浊：表现为Tyndall现象、前房积脓、前房积血。④虹膜纹理不清。炎症时可导致虹膜水肿、纹理不清、脱色素、萎缩、异色、虹膜粘连、虹膜膨隆及结节等多种改变。⑤瞳孔改变。瞳孔缩小；虹膜部分后粘连不能被拉开，散瞳后常出现多种形状的瞳孔外观，如花瓣状、梨状或不规则状；若虹膜发生360°粘连，称为瞳孔闭锁；如纤维膜覆盖整个瞳孔区，称为瞳孔膜闭。⑥晶状体改变。渗出物聚集于虹膜和晶状体之间，极易形成粘连，当范围小、程度轻时，使用散瞳剂可以拉开，渗出物吸收后瞳孔可复原，但在晶状体表面常遗留环形色素斑。⑦玻璃体及眼后段改变。玻璃体内可出现炎症细胞，眼底偶尔可出现反应性囊样黄斑水肿和视神经盘水肿。⑧并发症表现。如并发性白内障、继发性青光眼、低眼压、眼球萎缩等。

3. 心理-社会状况　葡萄膜炎类型繁多，不同类型葡萄膜炎的病程、治疗方案和预后有较大差异。急性葡萄膜炎起病急，患者有明显的眼红、眼痛、流泪，甚至视力下降；慢性葡萄膜炎易反复发作，需要反复就医，患者精神压力和心理负担较重。应及时评估患者对疾病的认知程度、文化水平，有无紧张、焦虑情绪等。

4. 辅助检查　①UBM检查可评价睫状体、前部巩膜及玻璃体基底部病变；②超声检查用于并发性白内障、玻璃体混浊等屈光间质混浊患者眼后段病变的评价；③OCT检查可用于葡萄膜炎并发黄斑水肿、黄斑区新生血管等的检查；④荧光素眼底血管造影和吲哚菁绿血管造影对视网膜和脉络膜病变的诊断有重要的提示作用；⑤血常规、血沉、C反应蛋白等检查有助于了解患者的基本情况和判断是否伴有全身性疾病；⑥抗核抗体、类风湿因子、抗中性粒细胞胞浆抗体、IL-10/IL-6、HLA-B27抗原分型等实验室检查及病原学检查有助于明确病因；⑦肝功能、肾功能和精液检查等有助于检测葡萄膜炎治疗过程中药物不良反应。

【治疗要点/原则】

治疗原则是立即散瞳，以防止和拉开新鲜的虹膜后粘连；迅速抗炎以防止眼组织破坏和并发症的发生。

1. 散瞳治疗　可预防和拉开新鲜的虹膜后粘连,解除瞳孔括约肌和睫状肌痉挛。常用的散瞳剂有后马托品眼膏、阿托品眼膏和托吡卡胺滴眼液。

2. 糖皮质激素治疗　通过抑制炎症反应进而避免眼组织进一步破坏,具有较强的抗炎和免疫抑制功能。常用局部滴眼制剂有醋酸氢化可的松滴眼液、醋酸地塞米松滴眼液、醋酸泼尼松龙滴眼液等;球后和半球周注射制剂有曲安奈德注射液和地塞米松注射液;口服类制剂有泼尼松片等。

3. 非甾体抗炎药治疗　阻断前列腺素、白三烯等代谢产物而发挥抗炎作用,常用吲哚美辛、双氯芬酸钠滴眼液等。

4. 免疫抑制剂治疗　由免疫因素引起的炎症主要使用免疫抑制剂治疗,常用的药物有苯丁酸氮芥、环孢素、环磷酰胺等,应注意药品的毒副作用。

5. 局部热敷　局部热敷能扩张血管促进血液循环,促进毒素和炎症产物吸收,减轻炎症反应,并可镇痛。

6. 抗感染治疗　对高度怀疑或确诊为病原体感染者,应给予相应抗感染治疗。

7. 并发症的治疗　并发白内障者,在炎症得到很好控制的情况下,行白内障超声乳化摘除联合人工晶状体植入术,术前、术后应局部或全身使用糖皮质激素,必要时联合其他免疫抑制剂治疗,预防炎症复发。继发青光眼者,可用药物控制眼压,对瞳孔阻滞者应在积极抗炎治疗下行周边虹膜切除术,房角广泛粘连者可行抗青光眼手术。

【护理诊断/问题】

1. 疼痛　与炎症刺激睫状神经有关。
2. 感知觉紊乱:视力下降　与房水混浊、角膜后沉着物、晶状体色素沉着、继发性青光眼、并发性白内障及黄斑水肿等有关。
3. 焦虑　与眼痛、视力下降,病程长、病情易反复发作有关。
4. 知识缺乏　缺乏本病的防治知识。
5. 潜在并发症　继发性青光眼、并发性白内障等。

【护理措施】

1. 心理护理　葡萄膜炎病情易反复,患者情绪波动较大,应多关心体贴患者,介绍成功案例,帮助患者掌握疾病的特点、保健知识,认识治疗的长期性,使其接受疾病治疗的复杂性,树立坚持治疗、战胜疾病的信心。

2. 药物治疗的护理

(1)散瞳剂:使用时要注意药物浓度,滴眼后按压泪囊区 3~5 min,观察药物不良反应。告诉患者如果出现明显的心跳、面红、口干等症状是药物的反应,可通过休息和多饮水缓解。如出现头晕、烦躁不安、胡言乱语等症状要立即停药,并及时通知医生。卧床休息,增加饮水量,给予静脉补液,特别是心脏病患者要随时观察病情变化。

(2)糖皮质激素:局部长期使用糖皮质激素可出现青光眼、白内障、黄斑水肿等并发症,应注意观察眼压、瞳孔和眼底的变化;长期口服糖皮质激素者,应注意观察有无向心性肥胖、骨质疏松、胃出血等全身不良反应。

3. 热敷治疗　指导患者掌握正确热敷的方法,防止烫伤。告知其热敷能扩张血管、促进血液循环,促进毒素和炎症产物的吸收,从而减轻炎症反应,并有止痛的作用。

4. 健康教育

(1)积极锻炼身体,增强体质,预防感冒;少吃刺激性食物;注意劳逸结合,保持身心健康,对预防葡萄膜炎复发有重要意义。

（2）告知患者阿托品眼膏散瞳后，瞳孔10～14 d才能恢复，外出可戴遮阳眼镜，避免强光刺激。

（3）告诉患者按时定量用药的重要性，详细介绍药物的毒副作用，避免随意停用或加减药物，并按时复查肝、肾功能等。

（4）积极治疗全身免疫性疾病及眼部感染性疾病。

（5）加强安全教育，预防眼外伤。

（6）应定期复查，如自觉眼红、眼痛、畏光、流泪、视力下降等要随时就诊。

本章小结

葡萄膜炎可分为感染性和非感染性两类。多数非感染性葡萄膜炎易反复发作，治疗棘手，常给患者带来沉重的精神负担。葡萄膜炎患者常伴有全身性疾病，应注意对患者全身性疾病的询问和护理。糖皮质激素和免疫抑制剂是葡萄膜炎治疗的常用药物，使用期间应密切随访，监测可能出现的局部和全身毒副作用和并发症。葡萄膜炎类型繁多，不同类型的葡萄膜炎病程、治疗方案和预后有较大差异，应根据葡萄膜炎的不同类型对患者实施个体化护理措施。

思考题

1. 葡萄膜炎按解剖位置分为哪几种？
2. 简述虹膜睫状体炎患者散瞳的注意事项。

第十章 玻璃体、视网膜病患者的护理

▓▓▓▓▓ 学习目标 ▓▓▓▓▓

知识目标：掌握玻璃体、视网膜病患者的临床表现和护理；熟悉玻璃体、视网膜病的治疗原则，了解玻璃体、视网膜病发病机制。

能力目标：运用所学知识为玻璃体、视网膜病患者制订护理计划，并根据具体情况实施护理措施和健康教育。

素质目标：在护理工作中体现护士的人文关怀，提高患者就医获得感，提高护士职业自豪感。

案例与思考

王先生，22岁，以"左眼视物遮挡感6 d"为主诉就诊。6 d前患者打麻将时自觉左眼视物有遮挡感，无眼痛、畏光、流泪等不适。测体温36.3 ℃，心率76次/min，呼吸20次/min，血压118/78 mmHg。右眼矫正视力1.0，左眼裸眼视力0.7。诊断：左眼孔源性视网膜脱离。

请思考：①为了明确诊断，患者还应完善哪些检查？②如何为该患者制订合理的治疗方案？③该患者的护理诊断有哪些？应采取哪些护理措施？

第一节 玻璃体液化及后脱离

玻璃体（vitreous）是眼内屈光介质的重要组成部分。玻璃体疾病除了年龄改变导致的病理状态，绝大部分来自视网膜和脉络膜疾病，内容涉及发育异常性改变和获得性改变。玻璃体疾病主要有玻璃体液化、玻璃体后脱离及玻璃体积血。

玻璃体液化是凝胶状玻璃体逐渐脱水收缩，水与胶原分离。玻璃体后脱离是指玻璃体和视网膜内界膜的分离。

【病因与发病机制】

1. 玻璃体液化　受多种因素的影响，发生率随年龄和眼轴长度增加而增加，通常发生在40岁以后。由于玻璃体的透明质酸逐渐耗竭溶解,胶原的稳定性破坏,玻璃体内部分胶原网状结构塌陷,产生液化。

2. 玻璃体后脱离　通常在玻璃体液化的基础上发生,随着玻璃体中央部的液化腔扩大,玻璃体后皮质层变薄并出现裂口,液化的玻璃体通过裂口进入玻璃体后腔,导致玻璃体与视网膜分离。除年龄外,无晶状体眼、玻璃体积血、长眼轴等也可引起玻璃体后脱离。

【护理评估】

1. 健康史　询问患者年龄,有无高度近视、眼外伤、眼内炎、玻璃体液化和玻璃体积血病史。
2. 身体状况

(1) 症状:玻璃体液化患者可无感觉,敏感者偶有飞蚊症、闪光感。玻璃体后脱离患者可有闪光感、飞蚊症或视力减退。

(2) 体征:玻璃体液化患者裂隙灯检查可见膜样纤维光带浮动,在其上有时还可见许多细小的白色颗粒。玻璃体后脱离患者可有飞蚊症,自觉眼前有漂浮物或黑影浮动,如点状物、飞蝇、环状物等,为浓缩凝胶体漂浮至视野内所致;检眼镜下可见一致密混浊环,为玻璃体和视神经盘附着部分离所致。裂隙灯检查可见玻璃体后部有一巨大的透明空腔,眼球转动时玻璃体飘动度大。如果裂隙灯下见到玻璃体内色素颗粒,应警惕视网膜裂孔和视网膜脱离的存在。

(3) 并发症:玻璃体积血、视网膜脱离、特发性黄斑裂孔、黄斑前膜。

3. 心理-社会状况　轻度玻璃体液化和后脱离患者视力受影响程度不大,不会出现大的心理问题,但病情加重或出现视网膜脱离、玻璃体积血,会产生紧张、焦虑的心理。
4. 辅助检查　裂隙灯检查和眼部B超检查了解玻璃体液化、混浊及后脱离的程度。

【治疗要点/原则】

玻璃体液化无须特殊治疗,以治疗原发疾病和预防并发症为主。玻璃体后脱离应仔细检查眼底,观察病情进展。一旦发现视网膜裂孔或视网膜脱离时应考虑行玻璃体切割术。

【护理诊断/问题】

1. 感知觉紊乱:眼前黑影飘动　与玻璃体混浊有关。
2. 焦虑　与对疾病的恐惧和担心预后相关。
3. 知识缺乏　缺乏玻璃体液化和后脱离相关知识。
4. 潜在并发症　视网膜裂孔、视网膜脱离、玻璃体积血等。

【护理措施】

1. 心理护理　鼓励患者表达自己的感受,根据个体特征和心理变化,给予个性化的安慰、鼓励与开导;向患者宣讲疾病相关知识,了解患者对手术的心理接受程度及预期,耐心解答患者疑问,并阐述玻璃体切割手术的方式、配合要求及术后注意事项,鼓励患者积极配合治疗,增强战胜疾病的信心。
2. 术前护理

(1) 卧床休息,除必要的检查外,应避免活动。

(2) 滴用抗生素眼液预防感染。冲洗泪道、结膜囊,排除眼部炎症。

(3) 术前指导患者进行固视训练,以利于术中眼位配合。告知患者术中如出现呼吸不畅、想咳嗽及疼痛时应举手示意,勿随意摆动头部。

(4) 完善术前检查,向患者解释术后体位的重要性,并指导其进行术后的体位训练。

(5) 局部麻醉患者术日晨可进餐,但不宜过饱,以免造成术中和术后胃肠道不适。

(6)术日晨测量生命体征,嘱患者取下活动性义齿、手表、配饰等物品,术前1 h散瞳。

3. 术后护理

(1)加强生活护理和巡视,注意保暖,保持病房安静整洁,创造一个利于患者恢复的环境。

(2)观察伤口情况,保持敷料清洁、干燥。如出现出血、眼压升高、眼内炎等术后并发症时及时处理。

(3)饮食护理:术后应进食清淡、易消化的饮食,保持大便通畅。如有糖尿病、高血压等基础疾病,应按疾病饮食要求进食。

(4)体位护理:玻璃体切割手术后体位对预后至关重要,根据病情、手术方式及填充物性质决定术后体位。对于俯卧位患者,每天保持体位12~16 h,睡觉时可侧卧,避免平卧,应注意保持面部与地面平行,勿压迫眼睛,保持呼吸道通畅,可用软棉枕垫于额部、胸部。在保证卧位时间的前提下指导患者有效变换体位,如头低卧位、头低站位、行走时低头位等,但要注意始终保持头低位的原则。填充气体者,根据气体吸收情况确定更换体位和保持体位的时间长短。

(5)并发症的观察与护理:观察术后有无眼红、眼痛、视力锐减、分泌物增多等眼内感染症状,如有应报告医生及时处理,局部和全身联合使用抗生素。

4. 健康教育

(1)规律生活,注意休息。戒烟酒、忌辛辣,保持大便通畅。

(2)告知患者不要进行剧烈运动,如跳水、蹦极等,避免重体力劳动,减少头部大幅度、快速运动,避免造成视网膜裂孔和脱离。

(3)注意保暖,预防感冒,避免咳嗽、打喷嚏等使腹内压增加的动作。

(4)注意用眼卫生,遵医嘱正确滴用眼药;外出避免阳光照射,可佩戴太阳镜保护眼睛。

(5)填充惰性气体的患者不得乘坐飞机和去海拔高的地区,避免因气压变化使惰性气体膨胀,造成严重的并发症。

(6)嘱患者定期门诊随访,如有眼红、眼痛、视力下降或遮挡感等情况应随时就诊。

第二节 视网膜动脉阻塞

视网膜动脉阻塞(retinal artery occlusion)是视网膜动脉内血流急性梗阻而引起相应区域的视网膜缺血,是严重损害视力、急性发作的眼病。视网膜动脉阻塞可有许多不同临床表现,可分为视网膜动脉急性阻塞(视网膜中央动脉阻塞、视网膜分支动脉阻塞和睫状视网膜前动脉阻塞、视网膜毛细血管前微动脉阻塞)和视网膜中央动脉慢性供血不足(眼缺血综合征)。

【病因与发病机制】

高血压、糖尿病、血液病、心血管疾病等造成血管栓塞、血管痉挛、血管壁改变而引起视网膜中央动脉血流中断,导致视网膜组织缺血缺氧、变性、坏死,多发生于老年人。也可由外伤或手术引起眼压或眶压升高造成血管外部压迫而引起。

【护理评估】

1. 健康史　询问患者年龄,有无高血压、糖尿病、高脂血症、动脉硬化等病史。了解患者出现视力障碍的时间、诱因,有无采取急救措施等。

2.身体状况

（1）症状：患者突发单眼无痛性视力显著下降，某些患者发病前有阵发性黑蒙史。多数患者初诊时视力在指数至光感之间，如为视网膜分支动脉阻塞，则相应区域呈暗区。

（2）体征：患眼瞳孔散大，直接对光反射极度迟缓或消失，间接对光反射正常。眼底表现为视网膜弥漫性水肿混浊，呈苍白色或乳白色，后极部尤为明显，黄斑中心凹呈樱桃红斑。视网膜动、静脉变细，严重阻塞者，视网膜动、静脉均可见节段性血栓。

3.心理-社会状态　该病起病急，视力突然丧失或视野出现遮挡，特别是视力短时间内恢复不明显时，患者会出现焦虑、紧张，甚至恐惧心理。护士在配合医生急救的同时应多关心患者，注意了解患者的心理状态、对疾病的认知及期望。

4.辅助检查　眼底荧光素血管造影（FFA）可显示阻塞动脉血管充盈时间明显延迟。视野检查提示病变范围和程度。血液黏稠度、血脂和血糖等血液检查可协助诊断。

【治疗要点/原则】

1.对症治疗　迅速开展抢救性治疗，包括吸氧、扩张血管、解除痉挛，恢复视网膜血液循环及其功能，改善视网膜缺氧状态，最大限度恢复视力。

2.治疗原发病　系统性查找全身病因，对因治疗。

【护理诊断/问题】

1.焦虑　与视力突然下降、视野遮挡相关。

2.感知紊乱：视力下降或视野缺损　与视网膜动脉阻塞相关。

3.有外伤的危险　与视力下降或视野遮挡相关。

4.知识缺乏　缺乏视网膜动脉阻塞的防治知识。

【护理措施】

1.心理护理　视网膜中央动脉阻塞发病迅速，特别是完全阻塞的患者，由于视力突然丧失，患者易产生巨大的身心压力，出现紧张、恐惧、焦虑等应激反应，致使血管活性物质增加，小动脉痉挛，血压升高，从而进一步加重视网膜缺血。对此，医护人员在快速急救的同时应及时给予患者安慰和正确疏导，关心、体贴患者，向患者讲解疾病的相关知识，使其对该病的预后有充分的认识，保持情绪稳定，树立信心，积极主动配合治疗与护理，以取得最佳治疗效果。

2.治疗与用药护理

（1）降眼压：可行眼球按摩改善灌注，局部滴降眼压药物，必要时行前房穿刺放出房水，使眼压突然降低，视网膜动脉扩张，促栓子随血流移向较小分支，减少视功能的受损范围。

（2）吸氧：做好吸氧注意事项宣教，告知患者氧气吸入可改善视网膜缺氧状况，提高视功能。白天每小时吸氧一次，一次10 min，夜间患者休息后可改为每4 h吸氧10 min。也可采用高压氧治疗，增加脉络膜毛细血管血液的氧含量。

（3）应用血管扩张剂：一经确诊，立即吸入亚硝酸异戊酯或舌下含服硝酸甘油，球后注射阿托品1 mg或妥拉苏林12.5~25.0 mg，以扩张视网膜动脉及解除痉挛。球后注射后用无菌棉球按压注射点5~10 min，以避免发生球后血肿。

（4）对因治疗：积极治疗原发疾病，并做好相关护理。

（5）病情观察：密切观察用药后反应。由于患者应用大量血管扩张剂，用药后可能出现面色潮红、头痛等血管扩张反应，在连续用药过程中可自行消失，需监测患者血压。少数患者因血管扩张，大脑一过性缺血而产生眩晕及体位性低血压症状，应指导患者起床时动作要轻缓，以免发生跌倒等不良事件。静脉快速输注甘露醇注射液降眼压时应加强巡视,防止发生液体外渗现象,输液 2 h 内勿饮水,保证降眼压效果。

3.健康教育

(1)指导患者遵医嘱用药,详细讲解药物的用法、剂量、时间及注意事项。

(2)指导患者养成健康的生活习惯,避免紧张、劳累、压力过大等。

(3)宜清淡、易消化、低糖、低盐、低脂饮食,避免各种刺激性食物,保持大便通畅。

(4)积极控制高血压、高脂血症、高血糖、动脉硬化等慢性疾病,减少诱发因素。

(5)嘱患者定期随访,如有头胀、眼痛、视力锐减等症状,立即来院就诊。特别是出现一过性或阵发性黑蒙,应立即就诊,以免错失最佳治疗时机。

第三节 视网膜静脉阻塞

视网膜静脉阻塞(retinal vein occlusion)是常见的视网膜血管病,按阻塞部位分为视网膜中央静脉阻塞和视网膜分支静脉阻塞两种类型。大部分病例发生在中年以上,常单眼发病,双眼同时发病者少。

【病因与发病机制】

视网膜静脉阻塞病因复杂,常为多种因素共同致病。与高血压、血液高黏滞度、动脉硬化等关系密切。促使血栓形成的因素如下。

1.血管壁的改变 高血压、视网膜中央动静脉硬化对视网膜中央静脉的压迫为最常见危险因素。多见于 50 岁以上患者。其次为视网膜中央静脉炎症,管壁水肿、内膜受损、内皮细胞增殖等,使管腔变窄,血流受阻。

2.血液流变学的改变 血液黏滞度增高、血小板数量增多和凝集性增高等。

3.血流动力学的改变 心脏功能不全、颈动脉狭窄或阻塞、大动脉炎等均可使视网膜灌注压过低或静脉回流受阻。此外,眼局部因素如高眼压、视神经盘玻璃疣等的压迫可使视网膜静脉内血液回流受阻。

【护理评估】

1.健康史 评估患者是否有高血压、动脉硬化等病史,血流动力学和血液黏滞度检查是否异常;评估视力下降时间、发展过程及严重程度等;是否有嗜酒、使用雌激素等发病的危险因素。

2.身体状况

(1)症状:视力有不同程度的下降。

(2)体征:视网膜中央静脉阻塞眼底表现特点为各象限的视网膜静脉迂曲、扩张,视网膜内出血呈火焰状,沿视网膜静脉分布;视神经盘和视网膜水肿,黄斑区尤为明显,多行成黄斑囊样水肿。视网膜分支静脉阻塞以颞上支阻塞最常见,鼻侧支阻塞少见,阻塞支静脉迂曲、扩张,受阻静脉引流区视网膜浅层出血、视网膜水肿及棉绒斑。视力损害的程度与黄斑区有无出血和囊样水肿及其严重程度相关,一般视力损害严重。相比较而言,视网膜分支静脉阻塞预后较中央静脉阻塞预后稍好。

3.心理-社会情况 视网膜静脉阻塞发病急,视力多有明显下降,患者易出现紧张、焦虑心理,护士应及时评估患者及家属的心理状态、对疾病的认知程度。

4. 辅助检查　荧光素眼底血管造影检查可见视网膜静脉荧光素回流缓慢、充盈时间延长,分支静脉阻塞者可显示阻塞部位。血液检查可协助分析病因。视野检查提示病变程度和范围。

【治疗要点/原则】

目前尚无特效药物,系统性抗凝药物治疗存在加重视网膜出血的风险,不推荐使用。应积极查找病因,治疗原发疾病,如高血压、糖尿病、动脉硬化等。眼局部治疗的重点在预防和治疗并发症。

1. 药物治疗　抗VEGF(雷珠单抗、康博西普)等药物玻璃体腔注射可抑制眼内新生血管的生长,治疗黄斑水肿,提高视力;玻璃体腔植入缓释皮质激素和注射长效激素也可治疗黄斑水肿。

2. 激光光凝术　发生虹膜或房角新生血管者应及时进行全视网膜光凝;对于视网膜中央静脉阻塞患者,应定期应用广角造影检查周边视网膜情况,若有无灌注区形成,可行周边视网膜光凝。

3. 并发症治疗　玻璃体积血、视网膜裂孔时可行玻璃体切割术。

【护理诊断/问题】

1. 感知觉紊乱:视力下降　与视网膜出血、渗出相关。
2. 焦虑　与视力突然下降、视野遮挡相关。
3. 有外伤的危险　与视力下降相关。
4. 知识缺乏　缺乏视网膜静脉阻塞的防治知识。
5. 潜在并发症　玻璃体积血、增殖性玻璃体视网膜病变、视网膜脱离等。

【护理措施】

1. 心理护理　患者视力突然下降,易出现紧张、悲观心理,医务人员应关心、安慰患者,主动讲解疾病相关知识,取得患者配合,帮助患者树立战胜疾病的信心。

2. 生活护理　主动巡视、关心患者需求,及时给予满足。低视力患者应注意安全护理。

3. 用药护理　用药期间注意观察药物的不良反应。

4. 激光治疗护理　详细解释治疗的目的和配合方法,消除患者的紧张心理,积极配合。治疗前做好眼压测量、散瞳等准备工作。

5. 围手术期护理　合并玻璃体积血可考虑给予玻璃体切割手术治疗,讲解围手术期的护理内容及相关知识。

6. 健康教育

(1)合理膳食,营养均衡搭配,注意低脂、低胆固醇、清淡、易消化。

(2)积极治疗高血压、糖尿病、动脉硬化等系统性疾病。

(3)指导患者严格遵照医嘱用药,按时复查,及时发现视网膜缺血和新生血管,以便早期治疗。如有视力下降应及时就诊。

第四节　糖尿病性视网膜病变

糖尿病性视网膜病变(diabetic retinopathy,DR)是指糖尿病的病程中出现的视网膜循环障碍,造成视网膜发生缺血和增殖性变化而引起视网膜结构和功能的改变,是最常见的视网膜微血管疾病,是40岁以上人群主要的致盲眼病之一。早期无自觉症状,病变发展到黄斑区后开始出现不同程度的视力减退。视网膜微血管病变是糖尿病性视网膜病变的基本病理过程。按病变进展阶段和严重程度分非增殖型糖尿病性视网膜病变(nonproliferative diabetic retinopathy,NPDR)和增殖型糖尿病性视网膜病变(proliferative diabetic retinopathy,PDR)。

【病因与发病机制】

糖尿病患者胰岛素代谢异常,引起眼组织、神经和血管微循环改变,造成眼的营养和视功能的损坏。该病基本病理过程是微血管病变:微血管细胞损害→微血管扩张、微血管瘤、渗漏→微血管闭塞→无灌注区形成→视网膜缺血缺氧→增殖性病变(新生血管)。该病发病率与血糖控制情况、糖尿病的病程有关。

【护理评估】

1. 健康史　了解患者的视功能状况、糖尿病病史、血糖控制状况、肾功能情况及是否合并有其他全身并发症。

2. 身体状况

(1)症状:多发生于中、晚期糖尿病患者,常双眼发病。早期可无自觉症状,随着病变的发展,主要表现为不同程度的视力下降、视物变形、眼前黑影飘动和视野缺损等症状。常双眼发病,如治疗不及时,最终可导致失明。

(2)体征:典型的表现为视网膜出血、微动脉瘤、棉絮斑、硬性渗出、黄斑水肿,毛细血管无灌注,最终新生血管增殖,牵拉性视网膜脱离。

3. 心理-社会状况　糖尿病治疗时间长,患者心理负担较重,当发生糖尿病性视网膜病变,特别是严重影响视力时,患者会产生悲观、焦虑甚至绝望的心理,护士应全面评估患者的情绪状态、饮食习惯、生活习惯、经济状况及对疾病的认知状况等。

4. 辅助检查　眼底荧光素血管造影检查对检眼镜下不易觉察的视网膜微血管瘤、视网膜内微血管异常、视网膜无灌注区、新生血管及黄斑病变的诊断和治疗有重要意义。

【治疗要点/原则】

1. 一般治疗　严格控制血糖,治疗高血压,定期检查眼底。

2. 视网膜光凝术　防止或抑制新生血管形成,促使已形成的新生血管消退,阻止病情恶化。局部黄斑水肿,可行局部光凝;对于弥漫性、囊样黄斑水肿可行黄斑格栅光凝;重度NPDR和PDR行全视网膜光凝。

3. 手术治疗　玻璃体积血长时间不吸收、牵拉性视网膜脱离,应行玻璃体切割术。

4. 抗新生血管治疗　玻璃体腔内注射抗VEGF药物和(或)长效糖皮质激素可有效抑制视网膜血管渗漏,消除黄斑水肿。

【护理诊断/问题】

1. 感知受损:视力下降　与视网膜出血及渗出等因素相关。

2. 有外伤的危险　与视力低下相关。

3. 焦虑、恐惧　与糖尿病病程长及严重视力低下、担心预后相关。

4. 生活自理能力缺陷　与双眼视力下降有关。

5. 知识缺乏　缺乏糖尿病性视网膜病变防治知识。

【护理措施】

1. 心理护理　糖尿病治疗时间长,患者心理负担较重,当出现视力下降时,患者易产生悲观、焦虑甚至绝望的心理,护士应根据患者文化水平程度,选择最合适的方式向其讲解糖尿病及其并发症相关知识,帮助患者正确认识疾病,调整心态,积极配合治疗。认真倾听患者的主诉,给予心理疏导,如采用深呼吸、冥想、听音乐等措施减少不良情绪,解释成功的案例,引导病友间互帮互助,加强患者的社会支持,共同帮助患者以良好的心态积极配合治疗。

2. 围手术期护理　参阅眼科手术患者常规护理。

3. 安全护理

(1) 详细介绍住院环境,保障室内光线照明充足、通道无障碍物、台阶处有清晰标识等。

(2) 密切观察病情变化,监测患者血糖,观察有无出现低血糖症状,必要时应遵医嘱给予静脉滴注葡萄糖注射液。

(3) 指导患者学会识别低血糖症状,如出冷汗、心跳加速、头晕、手抖、乏力等。养成随身携带食物的习惯,有低血糖症状时立即进食,或口服糖水。

4. 健康教育

(1) 指导患者糖尿病饮食,介绍控制血糖的意义和饮食治疗的目的及具体措施。了解低血糖的症状,随身携带适当的食物,以预防低血糖的发作。

(2) 术后多休息,指导患者保持充足的睡眠,必要时可遵医嘱使用帮助睡眠的药物。

(3) 注意用眼卫生,遵医嘱正确滴用眼药。

(4) 定期监测血糖,控制血糖、血压、血脂至正常范围,以预防或改善潜在的、可逆的微血管病变;继续规范内分泌科治疗。

(5) 糖尿病患者应每年检查一次眼底,有眼部异常时,应每3~6个月检查视力、眼底,如出现视力突然下降应及时就诊。

第五节　视网膜脱离

视网膜脱离(retinal detachment)是指视网膜的神经上皮层与色素上皮层的分离。根据发病原因分为孔源性视网膜脱离、牵拉性视网膜脱离和渗出性视网膜脱离。

【病因与发病机制】

1. 孔源性视网膜脱离　多见于高龄、高度近视、眼外伤、无晶状体眼、人工晶状体眼人群,多因视网膜变性或玻璃体的牵拉致使视网膜神经上皮层发生裂孔,液化的玻璃体经此裂孔进入视网膜神经上皮与色素上皮之间积存,从而导致视网膜脱离。其发病的两大因素包括视网膜裂孔形成和玻璃体牵拉与液化。

2. 牵拉性视网膜脱离　常发生于玻璃体积血、糖尿病、高血压、早产儿视网膜病变者中,其他眼底病变如增殖性糖尿病性视网膜病变、视网膜静脉阻塞或其他视网膜血管炎等所引起的视网膜出血,机化膜牵拉,引起没有裂孔的视网膜脱离。

3. 渗出性视网膜脱离　有浆液性视网膜脱离和出血性视网膜脱离两种类型,均无视网膜裂孔。前者见于原田病、葡萄膜炎、后巩膜炎、葡萄膜渗出综合征、恶性高血压等。后者主要见于湿性年龄相关性黄斑变性(ARMD)及眼外伤。主要是由病变累及视网膜或脉络膜血液循环,引起液体集聚在视网膜神经上皮下造成。

【护理评估】

1. 健康史　评估患者有无高度近视、白内障晶状体摘除后的无晶状体眼、眼外伤等;有无全身性疾病,恶性高血压、肾炎、糖尿病病史等;有无葡萄膜炎、后巩膜炎、玻璃体积血等眼部疾病。

2. 身体状况

(1)症状:初期有"飞蚊症",眼球运动时出现闪光感和眼前黑影飘动;黄斑区脱离者中心视力明显减退或视物变形;与视网膜相对应的视野缺损。

(2)体征:多数眼压偏低。眼底检查可见脱离区的视网膜失去正常的红色反光而呈灰白色隆起,大范围的视网膜脱离区呈波浪状起伏不平。严重者视网膜表面增殖,可见固定皱褶。

3. 心理-社会状况　视网膜脱离多会影响视力,常需要手术,患者易出现紧张、焦虑心理,担心疾病的预后。

4. 辅助检查　眼压检查,如检眼镜、前置镜、三面镜、B超及广角眼底照相可帮助诊断。

【治疗要点/原则】

1. 寻找裂孔、封闭裂孔。裂孔封闭可采用激光、电凝、冷凝裂孔周围,使其产生炎症反应以闭合裂孔。

2. 渗出性视网膜脱离,针对原发疾病加以治疗,原发疾病消失后视网膜可自行复位,大多不需要手术治疗。

3. 局部视网膜脱离,选择巩膜外垫压术、巩膜环扎术。

4. 脱离面积较大、复杂病例,选择玻璃体切除手术、气体或硅油玻璃体腔内填充等手术,使视网膜复位。

【护理诊断/问题】

1. 焦虑　与视功能损害及担心预后相关。

2. 感知觉紊乱:视力下降　与视网膜脱离和视野缺损相关。

3. 知识缺乏　缺乏视网膜脱离相关知识。

4. 潜在并发症　术后眼内出血、视网膜再脱离。

【护理措施】

1. 心理护理　多数患者由于视力障碍,担心预后不好,心理上容易产生紧张、焦虑、悲观的情绪,护士应了解患者对视网膜脱离的认知程度以及对手术的预期,耐心解答患者疑问,讲解视网膜脱离手术的方式、配合要点及术后注意事项,增强患者治疗疾病的信心,积极配合手术。

2. 术前护理

(1)完善各项化验和专科检查,保证手术如期进行。

(2)术前尽量限制头部和眼球运动,避免脱离加重;进行体位指导,使裂孔及视网膜隆起处于最低位置。

(3)术前指导患者保持眼部卫生,术前滴用抗生素眼液预防感染。冲洗泪道、结膜囊,排除眼部炎症。

(4)向患者讲解术中配合方式,如头不能移动,避免咳嗽、打喷嚏,如有不适举手示意,告知医生处理。

(5)指导患者练习术后正确体位,遵医嘱执行术前用药。

(6)术前晚做好全身清洁卫生,保证充足睡眠,必要时可给予镇静剂。

3. 术后护理

（1）加强巡视，注意观察视力、眼压等变化；若患者术后出现眼痛、眼胀、头痛、恶心等眼压升高的症状及视功能改变，应立即通知医生紧急处理。

（2）注意用眼卫生，应用抗生素眼液，预防感染。

（3）保持敷料清洁、干燥，如有渗血、渗液，应及时更换。

（4）行玻璃体切除联合硅油或气体填充者，应根据裂孔位置选择不同的头低位，保证硅油或气体顶压后极部视网膜和裂孔，以利于视网膜复位。指患者保持正确、舒适卧位，病情许可时，交替取低头坐位与俯卧位，避免皮肤压力性损伤。

（5）长时间卧床的患者体位改变时应遵循缓慢原则，避免发生体位性低血压。

4. 健康教育

（1）饮食清淡易消化，多吃水果、蔬菜，保持大便通畅。

（2）术后避免剧烈活动、头部震动，保持正确体位，勿揉眼、压迫眼球或用力挤眼，避免术眼受伤。

（3）注意用眼卫生，详细讲解药物的用法和注意事项；教会患者正确滴眼的方法。

（4）注意保暖，预防感冒，避免咳嗽和重体力劳动，防止视网膜再次脱离。

（5）注入气体的患者在气体未吸收前应避免搭乘飞机，以免在飞机迅速上升过程中大气压降低，导致眼内气泡体积增加使眼压增高。

（6）定期门诊随访，如有闪光感、视物变形、眼痛、眼胀等应及时就诊。

本章小结

玻璃体、视网膜疾病病因复杂、种类多，一旦发生病变，会给患者带来严重的视功能损害，严重时可导致失明。玻璃体是眼内屈光间质的重要组成部分，视网膜结构精细、功能复杂，易受自身血管疾病和全身血管性疾病的影响。在治疗该类疾病时既要注意视网膜组织结构和功能的特殊性，也要重视全身性疾病对视网膜的影响。患者玻璃体液化和后脱离程度，视网膜是否有出血、渗出、水肿及分布不同，其症状、体征也存在明显不同，对应的护理评估、治疗原则和护理措施也不尽相同。玻璃体、视网膜病变患者多因病程长、视力下降或丧失等易产生焦虑、悲观等情绪，应及时给予适当的心理疏导。

思考题

1. 视网膜动脉阻塞患者的护理措施有哪些？
2. 视网膜脱离患者的术后护理要点是什么？

第十一章 视神经疾病患者的护理

学习目标

知识目标:掌握视神经炎、视神经萎缩的临床表现和护理;熟悉视神经炎、视神经萎缩的治疗原则;了解视神经炎、视神经萎缩的发病机制。

能力目标:运用所学知识为视神经炎、视神经萎缩患者制订护理计划,并根据具体情况实施护理措施和健康教育。

素质目标:提高护士的人文关怀能力,发现、分析和解决问题的能力。

案例与思考

王先生,男,29岁,以"左眼渐进性视力下降1周余"为主诉就诊。测体温36.8℃,心率72次/min,呼吸19次/min,血压121/76 mmHg。1周前无明显诱因出现左眼眼前视物遮挡、视力下降并逐渐加重,伴眼球转动疼痛和头痛。眼科检查:右眼裸眼视力1.0,左眼裸眼视力0.2;右眼眼压16 mmHg,左眼眼压15 mmHg。裂隙灯下检查右眼未见明显异常;左眼眼底可见视神经盘充血水肿、边界不清,表面片状出血,静脉扩张迂曲。周围视网膜水肿呈放射状条纹,无明显出血、渗出。诊断:左眼视神经炎。

请思考:①如何为该患者制订合理的治疗方案?②该患者的护理诊断有哪些?应采取哪些护理措施?

第一节 视神经炎

视神经炎(optic neuritis)泛指视神经的炎性脱髓鞘、感染、非特异性炎症等疾病。根据病变损伤的部位不同,分为球内段的视神经盘炎(papillitis)及球后段的球后视神经炎(retrobulbar optic neuritis)。病变多为单侧性,视神经盘炎多见于儿童,球后视神经炎多见于青壮年。

【病因与发病机制】

视神经炎的发病原因较为复杂,很多疾病可引起视神经炎。

1. 脱髓鞘疾病 脱髓鞘性视神经炎确切的病因不明,故又称特发性脱髓鞘性视神经炎。可能是由于某种前驱因素如上呼吸道或消化道病毒感染、精神打击、预防接种等引起机体的自身免疫,产生自身抗体攻击视神经的髓鞘,导致髓鞘脱失而致病。国内视神经炎以特发性脱髓鞘性视神经炎最常见。该过程与神经系统脱髓鞘疾病多发性硬化的病理生理过程相似,视神经炎常为多发性硬化的首发症状。重症特发性脱髓鞘性视神经炎患者视功能损害较常见,与视神经脊髓炎关系密切。

2. 感染 局部和全身的感染均可累及视神经而导致感染性视神经炎。①局部感染:如虹膜睫状体炎、视网膜脉络膜炎、眼眶蜂窝织炎、口腔炎症、中耳或鼻窦的炎症及颅内感染等,均可通过局部蔓延直接导致视神经炎。②全身感染:某些感染性疾病也可导致视神经炎,如白喉(白喉杆菌)、猩红热(链球菌)、肺炎(肺炎球菌、葡萄球菌)、痢疾(痢疾杆菌)、伤寒(伤寒杆菌)、结核(结核分枝杆菌)、化脓性脑膜炎、脓毒血症等全身细菌感染性疾病的病原体均可进入血液,在血液中生长繁殖,释放毒素,引起视神经炎。病毒性疾病如流感、麻疹、腮腺炎、水痘、带状疱疹等病毒性疾病,以及 Lyme 螺旋体、钩端螺旋体、梅毒螺旋体、弓形虫病、蛔虫病等寄生虫感染都会引起视神经炎。其中,结核和梅毒感染是感染相关性视神经炎较常见的病因。

3. 自身免疫性疾病 如系统性红斑狼疮、Wegener(韦格纳)肉芽肿病、Behcet(白塞)病、干燥综合征、结节病等均可引起视神经的非特异性炎症。

4. 中毒 长期吸用旱烟或烟斗,特别是同时有长期饮酒过量或营养不良者。由于烟草中含有氰化物,可破坏血中的维生素 B_{12},引起视神经的损害而产生视神经炎。甲醛中毒是引起视神经损害的另一常见原因,多因误饮工业用酒精而致中毒。重金属如砷、铅、铊等中毒也可引起视神经损害。

5. B 族维生素缺乏 维生素 B_1 缺乏使体内碳水化合物的代谢发生紊乱,不能完成三羟基循环,造成体内累积过多的丙酮酸,易导致视神经损害,特别是维持敏锐中心视力的黄斑束纤维。

除以上原因外,临床上约有半数的病例病因不明;研究发现其中部分患者可能为 Leber(莱伯)遗传性视神经病变。

【护理评估】

1. 健康史 询问患者有无多发性硬化、感染、B 族维生素缺乏,是否长期营养不良或饮酒过量,有无重金属毒物接触史等。

2. 身体状况

(1)症状:脱髓鞘性视神经炎患者表现为视力急剧下降,可在 1~2 d 内视力严重障碍,甚至无光感,通常在发病 1~2 周时视力损伤最严重,其后逐渐恢复,大多数 1~3 个月视力可接近正常。除视力下降外,还表现为色觉异常或视野损害,可伴有闪光感、眼眶痛,特别是眼球转动时疼痛。部分患者病史中可有一过性麻木、无力、膀胱和直肠括约肌功能障碍以及平衡障碍等,提示可能存在多发性硬化。感染性和自身免疫性视神经炎临床表现与脱髓鞘性视神经炎类似,但无明显自然缓解和复发的病程,通常可随着原发病的治疗而好转。

儿童与成人视神经炎有所不同,儿童约半数为双眼患病,成人双眼累及率明显低于儿童。

儿童视神经炎发病急,预后好,约 70% 视力可恢复至 1.0。

(2)体征:患眼相对性传入性瞳孔障碍(RAPD),表现为当手电交替双眼照射时,光线照到正常眼时瞳孔缩小,照到患眼时瞳孔散大,这与直接对光反应或间接对光反应不同。这是单眼视神经病变最可靠的客观检查。轻中度的视神经病变瞳孔直接或间接对光反应可能是正常的。眼底检查,视神经盘炎者视神经盘充血、水肿,视神经盘表面或其周围有小的出血点,但渗出很少。视网膜静脉增粗,动脉一般无改变。有些患者水肿不仅限于视神经盘及其附近的视网膜,后极部视网膜均有明显水肿和渗出,呈灰白色,反光增强,称为视神经视网膜炎(neuroretinitis)。球后视神经炎者眼底多无异常改变,多为非感染因素,比如脱髓鞘或特发感染。

3. 心理-社会状况　此病起病急,视力在较短时间可严重受损,患者常常紧张、焦虑,担心视力恶化影响日常生活。

4. 辅助检查　①视野检查:出现视野损害,典型者为中心暗点或向心性视野缩小。②电生理检查:视觉诱发电位(VEP)表现 P100 波潜伏期延长,振幅降低。③荧光素眼底血管造影:可见视神经盘毛细血管荧光渗漏,边缘模糊,造影静脉期呈强荧光区。④磁共振成像(MRI):对早期诊断多发性硬化、治疗方案选择以及患者的预后判断有参考意义。⑤光学相干断层扫描(OCT)检查:能定量检测视神经盘周围视网膜神经纤维层、视杯中央凹陷和黄斑的神经节细胞层厚度等,可用于观察不同视网膜层面厚度的变化。

【治疗要点/原则】

1. 治疗原发病　积极寻找病因,针对性治疗。部分脱髓鞘性视神经炎者,不经治疗可自行恢复。视力重受损者急性期可应用糖皮质激素冲击疗法。感染性视神经炎应请相关科室会诊,针对病因进行治疗,同时可给予糖皮质激素治疗。自身免疫性视神经病,应针对全身性自身免疫性疾病进行正规、全程的糖皮质激素治疗,以及相应的免疫抑制剂治疗。

2. 营养神经　给予神经营养药,如维生素 B_1、维生素 B_{12}、ATP、肌酐等。

3. 改善微循环　给予血管扩张药和活血化瘀药,如烟酸、复方丹参等,改善微循环及视神经缺血、缺氧状况。

【护理诊断/问题】

1. 感知觉紊乱:视力下降　与视神经盘充血、水肿有关。

2. 急性疼痛　与视神经水肿有关。

3. 焦虑或恐惧　与视力急剧下降有关。

4. 知识缺乏　缺乏本病的防治知识。

5. 有外伤的危险　与视力下降有关。

【护理措施】

1. 病情观察　密切观察病情,监测视力、瞳孔、视野的变化,如有改变及时通知医生。

2. 疼痛护理　向患者解释疼痛的原因及疾病过程,及时评估疼痛的部位及程度;引导患者分散注意力,指导其眼部放松,减少眼球转动。疼痛明显者或疼痛加剧,及时通知医生处理。

3. 心理护理　耐心倾听患者的诉求,悉心讲解,解除患者的顾虑;评估患者的心理状态及焦虑、抑郁的程度,引导患者主动表达自己的心理感受,分析其原因并给予针对性的干预措施;指导患者掌握自我调整的方法,如同病友谈心、听音乐、听广播等,积极配合治疗与护理。

4. 安全护理　①患者入院后,详细介绍病区环境,讲解呼叫器等使用方法等。②对视力严重损伤患者,做好生活照护和安全宣教,协助其生活自理,尽快适应低视力的生活。③保持地面清洁干燥,避免障碍物放置于患者行走通道上;指导患者穿合适的鞋子,避免裤子过长,发生跌倒。④提供足够的照明,夜间用柔和的灯光。⑤对于非住院患者,应指导改善其居住环境,注意自我防护,降低外伤的危险。

5. 健康教育

(1) 向患者及家属介绍本病的原因、特点及预防措施；戒酒，需要者补充B族维生素；一旦发生视力下降，尽快就医，积极治疗。

(2) 积极治疗原发疾病，注意锻炼身体，增强体质。

(3) 指导患者遵医嘱按时用药，使用激素治疗者，切勿自行停药或增加剂量，注意观察有无全身不良反应。

第二节　视神经萎缩

视神经萎缩指任何疾病引起视网膜神经节细胞及其轴突发生病变，一般为发生于视网膜至外侧膝状体之间的神经节细胞轴突变性。根据眼底表现，分为原发性和继发性视神经萎缩两大类：①原发性视神经萎缩（primary optic atrophy），多为筛板后的视神经、视交叉、视束以及外侧膝状体的视路损害所致，萎缩过程是下行的。②继发性视神经萎缩（secondary optic atrophy），原发病变在视神经盘、视网膜、脉络膜，其萎缩过程是上行的。

【病因与发病机制】

多种原因可引起视神经萎缩。

1. 颅内压升高或颅内炎症　如结核性脑膜炎、视神经盘水肿晚期。

2. 视网膜病变　包括血管性（视网膜中央动脉、静脉阻塞）、炎症（视网膜脉络膜炎）、变性（视网膜色素变性）。

3. 视神经病变　包括血管性（缺血性视神经病变）、炎症（视神经炎）、铅及其他金属类中毒、梅毒性、青光眼性、脱髓鞘病。

4. 压迫性病变　如眶内或颅内肿瘤、血肿。

5. 外伤性病变　颅脑或眶部外伤。

6. 代谢性疾病　如糖尿病。

7. 遗传性疾病　如Leber病、小脑性共济失调。

8. 营养性因素　如B族维生素缺乏等。

【护理评估】

1. 健康史　询问患者发病经过，有无糖尿病、营养不良及视网膜病变、眶内或颅内肿瘤等。

2. 身体状况

(1) 症状：主要表现为不同程度的中心视力减退或丧失及视野缺损。

(2) 体征：①原发性视神经萎缩，视神经盘色淡或苍白、边界清楚，视杯可见筛孔，视网膜血管一般正常；②继发性视神经萎缩，视神经盘色灰白、晦暗，边界模糊不清，生理凹陷消失。视网膜动脉变细，血管伴有白鞘，后极部视网膜可残留硬性渗出或未吸收的出血。

3. 心理-社会状况　由于视功能障碍、原发疾病的存在及面临眼部或颅内手术，患者及家属常有焦虑的心理。

4. 辅助检查　眼底检查结合视力、视野、色觉检查，以及眼底荧光血管造影、视觉电生理检查等综合分析，CT、MRI、OCT 对诊断病情及判断预后等均有一定的辅助意义。

【治疗要点/原则】

目前尚无特效疗法，应积极治疗其原发疾病。绝大多数脑垂体肿瘤压迫所致的视神经萎缩，术后可恢复一定的视力。视神经管骨折如能及时手术也可收到较好的效果。其他原因所致的视神经萎缩可试用 B 族维生素、血管扩张剂、能量合剂等神经营养及血管扩张药物治疗。

【护理诊断/问题】

1. 感知觉紊乱：视力下降、视野缺损、色觉障碍　与视神经萎缩有关。
2. 焦虑　与视力障碍、手术等因素有关。
3. 知识缺乏　缺乏视神经萎缩的防治知识。

【护理措施】

1. 心理护理　向患者及家属介绍本病的特点及治疗目的，减轻其焦虑情绪，使其积极配合治疗与护理。
2. 围手术期护理　协助患者完善术前检查，做好围手术期的护理，预防术后并发症。
3. 健康教育　向患者讲解视神经萎缩的相关知识。指导患者积极治疗原发疾病，告知其垂体肿瘤压迫所致的视神经萎缩，术后常可获得一定的视力恢复；视神经管骨折如能及时手术，也能收到较好的效果。

本章小结

本章主要介绍视神经炎、视神经萎缩患者的护理。视神经炎应积极寻找病因，针对病因进行治疗，同时给予营养神经和改善微循环的药物。视神经萎缩目前尚无有效治疗方案，应积极治疗其原发疾病。视神经病变患者护理时应重点关注其视力变化及心理状况，详细讲解疾病相关知识，缓解患者的紧张、焦虑情绪。

思考题

1. 视神经炎的护理评估内容有哪些？
2. 简述视神经炎的主要护理措施。

第十二章 屈光不正和老视患者的护理

===== 学习目标 =====

知识目标：掌握屈光不正（近视、远视和散光）和老视的定义、临床表现、主要护理诊断及护理措施；熟悉各种屈光不正和老视的治疗要点；了解疾病的病因和发病机制。

能力目标：运用所学知识为屈光不正和老视患者制订护理计划，并根据具体情况实施护理措施和健康教育。

素质目标：提高护士的职业责任感和价值感，同情、尊重、关爱患者。

眼球是一个复合光学系统。来自外界物体的光线在眼的光学系统（角膜、房水、晶状体及玻璃体）各界面发生偏折的现象称为屈光。光线在界面的偏折程度，可用屈光力（refractive power）的概念来表达。表示屈光力的单位为屈光度（diopter，普通缩写为 D）。眼的屈光力与眼轴长度匹配与否是决定屈光状态的关键。眼在调节放松的状态下，来自远处的平行光线（一般认为来自 5 m 以外），经过眼的屈光系统的屈折后，在视网膜上聚焦成像，称为正视眼（emmetropia）（图 12-1）。若平行光线经过眼的屈光系统的屈折后，不能在视网膜上聚焦成像，则称为非正视眼（ametropia）或屈光不正（refractive error）。

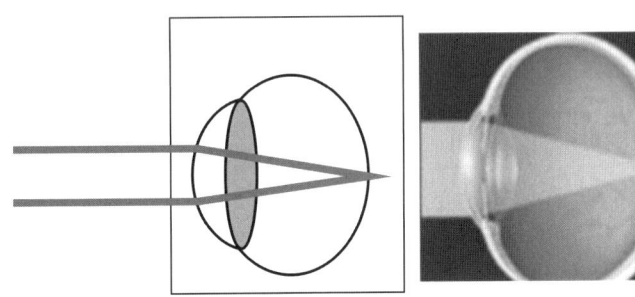

图 12-1　正视眼

屈光不正包括近视、远视和散光等。老视是因年龄增长而出现的生理性调节问题，不属于屈光不正，但由于生理性调节能力下降造成的成像问题与其矫正原理同屈光不正，因此，将其归类到屈光不正章节来阐述。

婴幼儿阶段大部分都处于远视状态，随着生长发育，逐渐趋于正视，学龄前基本达到正视，该过程称为"正视化"。

正常情况下，人眼为了看清不同距离的物体而改变晶状体的弯曲度，达到增强眼的屈光力的能力,称为调节。当视近时,在调节的同时伴有内直肌收缩,瞳孔缩小,称为视近反射。产生调节的同时会引起双眼向内转动,该现象称为集合。调节力越强,集合也越大,调节与集合是一个联动过程,两者保持协同关系。老年人调节力很弱,但集合功能仍然存在。

案例与思考

吴女士,16岁,以"双眼看不清黑板6月余"为主诉就诊。测体温36.5 ℃,心率72次/min,呼吸18次/min,血压120/69 mmHg。患者诉看书时间长就会出现眼干、酸胀、异物感等症状。眼部检查:右眼裸眼视力0.4,左眼裸眼视力0.6,其余检查未见异常。医生建议配镜矫正治疗,但患者担心戴镜影响美观,加重视力异常,拒绝配合治疗。诊断:近视。

请思考:①患者可能的护理诊断是什么?②如何针对患者进行健康教育?

第一节　近视

近视(myopia)指在调节放松状态下,平行光线通过眼的屈光系统后,在视网膜之前汇聚成像的一种屈光状态。青少年近视中,部分因过度使用调节导致睫状肌持续性痉挛,出现一时性近视现象,用阿托品散瞳后发现近视消失,称为调节性近视,也叫假性近视。

近视分类如下。

1. **根据屈光成分分类**　①轴性近视:眼轴前后径长度超出正常范围,角膜和晶状体曲率在正常范围。②屈光性近视:眼轴在正常范围,而角膜或晶状体曲率过大,眼的屈光力超出正常范围。

2. **根据近视度数分类**　①轻度近视:≤-3.00D。②中度近视:-3.25~-6.00D。③高度近视:>-6.00D。

3. **根据眼底是否发生病理变化分类**　①单纯性近视:发病率高,多起自青春期,进展缓慢,近视一般为中低度数,远视力矫正可达到正常。大多数患者眼底无病理变化。②病理性近视:幼年即开始,持续进行性加深,发展快,成年后仍在进展,近视度数通常超过-6.00D,常伴有夜间视力差、飞蚊症、漂浮物、闪光感等症状,眼底有病理改变。

【病因与发病机制】

近视的病因比较复杂,一般认为是遗传和环境等多因素的综合影响,但目前确切的发病机制仍在探索中,主要有调节学说、眼内肌功能不全学说、眼外肌学说、眼压增高学说、巩膜营养学说等多种学说。

1. **遗传因素**　在近视发生发展中起重要作用,一般认为病理性近视为常染色体隐性遗传,单纯性近视为多基因遗传。

2. **发育因素**　婴幼儿期眼球较小,为生理性远视,随着年龄的增长,眼球各屈光成分协调生长,逐步正视化。如果期间眼轴过度发育,即形成轴性近视。

3. **环境因素**　研究表明,近视的发生主要与长时间近距离阅读、工作等过度使用调节有关。照明不足、字迹模糊不清等形觉剥夺,也是形成近视的原因。此外,大气污染、营养失调、微量元素缺乏等也影响近视的发展。最新研究提示离焦点理论在近视发展中起重要作用,即外界物体成像于视网膜之后,容易使眼轴变长导致近视产生,如验光配镜过矫。

【护理评估】

1. 健康史　询问患者有无近视家族史,平时用眼卫生情况,近视发生时间、进展程度,是否经过正规验光、配戴眼镜,以及戴镜舒适度、视力情况等。

2. 身体状况

(1) 症状:①视力下降。远视力和近视力均下降,对远处目标辨识不清是最突出的症状。近视眼患者为了看清远处目标,常常习惯性眯眼、皱眉,走近物体观看或将目标移近。②视疲劳。长时间用眼后可出现眼干、异物感、眼酸胀、头痛甚至恶心、呕吐等视疲劳症状,适当休息后可以缓解。

(2) 体征:①眼位偏斜。常表现为外隐斜或外斜视,由于视近时不用或少用调节,集合功能相应减弱,调节和集合失调而发生眼位改变。②眼球改变。轴性近视眼球前后径常变长,使眼球向前突出、前房变深、瞳孔偏大且对光反射迟钝等。多见于病理性近视。③飞蚊症。比较常见,由于玻璃体液化、混浊而导致飞蚊症。④眼底改变。常见于高度近视,由眼轴延长所致,眼轴越长,眼底病变范围越广,有眼底退行性改变,如豹纹状眼底,近视弧形斑,黄斑部色素紊乱、变性、萎缩、出血,后巩膜葡萄肿,甚至视网膜脱离、裂孔。

3. 心理-社会状况　评估患者年龄、受教育程度,学习、工作以及生活环境,对近视了解程度和经济情况。大多数近视患者早期往往不够重视,担心戴镜影响个人形象,认为戴镜会加深近视度数,手术治疗时会过度担心屈光手术治疗效果。

4. 辅助检查　包括客观验光和主觉验光。常用客观验光包括检影法、电脑自动验光法、角膜曲率计、镜片测度仪等;常用主觉验光包括综合验光仪、插片法等。

【治疗要点/原则】

近视治疗方法包括配戴框架眼镜、角膜接触镜,药物治疗,屈光手术等。

1. 框架眼镜　是矫正真性近视最常用的方法。确诊为真性近视者,应及时给予矫正。矫正近视的度数原则上以矫正视力达到最佳视力的最低度数为准。

2. 角膜接触镜　亦称隐形眼镜,矫正原理与框架眼镜基本相同,不同之处为接触镜与角膜直接接触。从材料上分为软镜和硬镜。软镜是由含水的高分子合成物制成,镜片柔软、佩戴舒适。硬镜一般指硬性透气性接触镜(rigid gas-permeable contact lens,RGPCL),由质地较硬的疏水材料制成。角膜塑形镜(orthokeratology,OK)是一种特殊设计的高透氧硬镜,矫治近视的效果是可逆的,一旦停戴,近视度数会恢复到原有水平。

3. 药物控制　包括阿托品、消旋山莨菪碱、哌仑西平等。对于青少年假性近视,只需使用睫状肌麻痹剂松弛调节即可达到矫治的目的;常用的睫状肌麻痹剂有1%阿托品滴眼液和复方托吡卡胺滴眼液等。

4. 屈光手术　包括角膜屈光手术、眼内屈光手术及巩膜屈光手术。①角膜屈光手术以手术的方法改变角膜前表面的形态。根据是否采用激光分为非激光性和激光性手术。由于非激光性手术预测性、准确性较差,现已少用。激光性手术一般分为表层切削术和板层切削术。目前常用的激光角膜屈光手术中,角膜表层切削术以准分子激光上皮瓣下角膜磨镶术(t-PRK)为主流术式;角膜板层切削术以飞秒激光辅助制瓣的准分子激光原位角膜磨镶术(Femto-LASIK)和飞秒激光小切口角膜基质透镜取出术(SMILE术)为主流术式。②眼内屈光手术适用于近视度数高、角膜厚度薄不适宜激光矫正者。根据是否保留晶状体分为屈光性晶状体置换术和有晶状体眼人工晶状体植入术。

有晶状体眼人工晶状体分为前房型和后房型两大类。③后巩膜加固术，又称巩膜后兜带术、后巩膜支撑术或后巩膜加固术，适用于近视度数在 -8.00 ~ -10.00D，且每年进展≥1.00D 的进展性近视患者。

【护理诊断/问题】

1. 感知觉紊乱：远视力下降　与屈光不正有关。
2. 舒适受损：眼酸胀痛、头痛、眼干、恶心、呕吐等　与视疲劳有关。
3. 知识缺乏　缺乏近视防治以及手术的相关知识。
4. 潜在并发症　外斜视、玻璃体混浊、视网膜脱离、青光眼、白内障等。

【护理措施】

1. 病情观察　密切观察患者视力变化，出现视力下降、眼酸胀等视疲劳症状时，应及时验光治疗。

2. 指导患者正确矫正视力

(1) 配戴框架眼镜：是最常用、最安全、简便、经济的矫正视力方法。近视常用凹透镜矫正，避免过度矫正引起调节过强而产生视疲劳。告知患者及家属框架眼镜保养注意事项：①摘戴眼镜时双手扶好镜架；②镜面朝上放置以免磨损镜片；③清洁镜片可先用清水冲洗后，再用专用拭镜布擦干；④定期复查，及时更换合适度数的镜片。

(2) 配戴角膜接触镜：对成像的放大率影响较小，可以增加视野，减少两眼像差，特别适用于高度近视及不宜配戴框架眼镜的特殊职业者。讲解角膜接触镜的护理注意事项：①角膜接触镜应由专业医疗人员进行规范验配。②软镜更换周期不宜过长，以免蛋白质、脂类等沉淀于镜片表面，引起巨乳头性结膜炎、角膜炎等并发症；若患者有泪膜和角膜等眼表疾病应慎重选择。③硬镜透氧性高、表面抗蛋白沉淀能力强、护理方便，验配要求较高，矫正散光效果较好，但佩戴者需要一定的适应过程。④掌握角膜接触镜正确佩戴及镜片的清洁、清洗、消毒、保养等方法；⑤镜片与角膜、结膜等直接接触，容易影响眼表正常生理，戴镜过程中若出现问题，做到早发现、早防治，及时就诊检查。

(3) 激光角膜屈光手术：做好激光角膜屈光手术患者围手术期护理。

1) 术前护理：①参阅眼科手术患者常规术前护理。②向患者及家属讲解手术相关知识、手术过程及注意事项，减轻患者的恐惧心理。③遵医嘱应用抗生素眼液预防感染。

2) 术后护理：①参阅眼科手术患者常规术后护理。②告知患者避免揉眼，合理正确用眼等注意事项。③指导患者遵医嘱正确使用眼药。④告知患者术后定期随访的重要性和必要性，一旦眼部出现异常情况应及时到医院就诊检查。⑤尽量避免近距离阅读，节制手机、电脑等电子产品使用时间。⑥短期内不要做剧烈运动和对抗性运动，避免碰撞眼部；3 个月内如有眩光感应避免驾车，驾驶摩托车时必须戴上有防护玻璃的头盔。⑦户外活动时宜戴防护镜，避免强光和紫外线刺激损伤眼睛。

3. 用药护理　对假性近视可用睫状肌麻痹剂或雾视疗法，使睫状肌松弛。教会患者或家属正确滴用眼药，如 1% 阿托品眼液/眼膏或复方托吡卡胺滴眼液，每天晚上临睡前滴眼一次，注意滴药后压迫泪囊区，避免药液吸收过多引起不良反应。

4. 健康教育

(1) 注重预防近视，少看电子产品，增加户外活动时间，减少近距离工作负荷。改善视觉环境：保持阅读环境中适宜的光亮度和对比度，不宜在太暗或太强的光线下看书写字。

(2) 指导患者养成良好的用眼卫生习惯：端正用眼姿势，用眼距离应保持在 30 cm 左右；持续用眼 1 h 应休息 5~10 min 并向远处眺望；不在乘车、走路或卧床时看书。

（3）向患者及家长解释长期戴眼镜与近视度数的加深无关，也不会影响个人形象，消除患者对戴眼镜的误会。

（4）高度近视者应重视眼底病变的定期筛查，应避免跳水及其他剧烈运动，防止眼底出血或视网膜脱离。

（5）做好眼部保健工作：定期检查视力，注意营养，加强锻炼，增强体质，常做眼保健操，保持身心健康。

第二节　远视

远视（hypermetropia）指眼在调节放松的状态下，平行光线经过眼的屈光系统折射后，聚焦在视网膜后的一种屈光状态。

远视的分类如下。

1. 根据度数分类　①轻度远视：≤+3.00D。②中度远视：+3.25~+5.00D。③高度远视：>+5.00D。

2. 根据调节状态分类

（1）显性远视（manifest hypermetropia）：在未行睫状肌麻痹验光时就表现出来的远视。显性远视就等于矫正至正视状态最大正镜的度数。

（2）隐性远视（latent hypermetropia）：在未行睫状肌麻痹验光时不会被发现的远视，这部分远视被调节所掩盖，在使用睫状肌麻痹剂充分验光后暴露出来。

（3）全远视（total hypermetropia）：是在睫状肌麻痹状态下所能接受的最大正镜的度数，指隐性远视和显性远视总的远视量。

（4）绝对性远视（absolute hypermetropia）：指调节无法代偿的远视，即超出调节幅度范围的远视，只能通过正镜片矫正。是在常规验光中矫正至正视时的最小正镜度数。

（5）随意性远视（facultative hypermetropia）：指自身调节所掩盖的远视度数，但在未行睫状肌麻痹验光时就可以被发现的远视，即显性远视和绝对性远视的差值。

3. 根据屈光成分分类

（1）轴性远视：指眼的屈光力正常，由眼轴相对较短所致，是远视最常见的原因，多见于儿童或发育不良的小眼球。婴幼儿时期眼球小，眼轴短，远视眼可认为是生理性的。随着年龄增长，眼轴逐渐延长，到成年后多变为正视，这种变化过程为正视化。如果在发育过程中，一些内在或外界环境因素使眼球停止发育，眼轴不能达到正常长度，即成为轴性远视。

（2）屈光性远视：①曲率性远视，由眼的任何屈光介质的表面弯曲度较小，导致眼屈光力下降而引起。主要为角膜变化引起，如扁平角膜、外伤或角膜疾病所致角膜变平。②屈光指数性远视，由于眼球的屈光介质成分的屈光指数变化导致，主要为晶状体发生变化，如老年人晶状体的生理性改变。③屈光成分阙如，晶状体向后脱位或无晶状体眼常表现为高度远视。

【病因与发病机制】

常见的原因是眼球前后径较短或眼球的屈光力较弱。眼轴越短，远视程度越高，一般眼轴每短

1 mm,约有 3D 的远视。可以是生理性的,如婴幼儿时期多为远视;也可以是后天眼部的疾病所致,如无晶状体眼等。

【护理评估】

1. 健康史 询问患者有无远视的家族史,发现远视的年龄,有无视疲劳,是否经过规范的验光,有无配戴眼镜史以及戴镜后视力和舒适度。儿童应注意有无弱视及内斜视等。

2. 身体状况

(1)症状:①视力下降。远视力和近视力均降低,远视眼视力的好坏与远视的程度及绝对远视程度密切相关。②视疲劳。常表现为视物模糊,眼球沉重、酸胀感,眼眶或眉弓部胀痛,甚至恶心、呕吐,休息后症状减轻或消失。远视眼患者为了获得清晰视力,看远或看近都要经常使用更多的调节力,容易产生视疲劳。中度以上的远视眼,上述症状更显著。

(2)体征:①内斜视。远视程度较重的学龄前儿童,由于过度调节造成调节和集合联动关系的失调,产生内隐斜或内斜视。②轻度远视眼的眼底可以是正常的。中度远视眼眼底呈假性视神经盘炎表现,即视神经盘较正常小而红,边界不清,血管充盈、迂曲,类似视神经盘炎或水肿,但视野正常,视力可以矫正到正常。③中、高度远视易发生屈光性弱视;远视眼眼轴多偏短,常伴有小眼球、前房浅、房角窄,易引起急性闭角型青光眼。

3. 心理-社会状况 中、高度远视眼患者的远视力和近视力均差,近距离工作视疲劳症状较重,患儿常伴有弱视,容易产生焦虑、悲观心理,注意评估患者的年龄、受教育水平、生活、学习、工作环境,对远视的认识程度。

4. 辅助检查 采用客观验光法、主觉验光法确定远视及其度数。年龄较小的儿童,验光配合较差,常用检影法。

【治疗要点/原则】

远视治疗方法包括配戴框架眼镜、角膜接触镜,屈光手术等。

戴框架眼镜是矫正远视最常用的方法,常用正透镜矫正。对于严重屈光参差的患者,如单眼无晶状体眼,角膜接触镜是较好的选择。轻度远视眼如无症状可以不矫正,但要进行随访观察,如有视疲劳或内斜视,即使度数低也应该矫正。

【护理诊断/问题】

1. 感知觉紊乱:视力下降 与眼屈光力过弱或眼轴偏短有关。
2. 舒适受损:眼酸胀、眼球沉重、头痛等 与远视引起的视疲劳有关。
3. 知识缺乏 缺乏远视防治和保健的相关知识。

【护理措施】

1. 配镜指导 戴镜矫正者,观察戴镜前后视力、眼位等,应定期验光复查,如有变化及时调整眼镜度数。原则上学龄前儿童及青少年应坚持每半年验光一次,及时调整眼镜度数,避免戴过度矫正的眼镜。

(1)远视度数小、视力正常、无视疲劳及内斜等可以不矫正。

(2)学龄前儿童,小于+2.00D 的轻度远视属于生理性,可暂不矫正,高度远视或有内斜视时才处理。

(3)对有视疲劳或内斜的远视,无论度数高低,都应及早给予散瞳验光,全部矫正。

(4)6~16 岁儿童,由于经常处于紧张读书状态,即使小度数也应处理。

(5)超过 3.00D,建议常戴镜,小于 3.00D,只在近距离用眼时戴镜即可。

2.健康教育

（1）向患者及其家属解释远视相关知识，使其主动积极地配合治疗。原则上远视眼的屈光检查应在睫状肌麻痹状态下进行，用正透镜矫正。对配镜后出现不适者，及时查明原因，排除异常，并向患者解释，强调坚持戴镜和按时复查的重要性。

（2）定期检查视力，注意用眼卫生，避免用眼过度而导致视疲劳。

（3）婴幼儿时期是发育的关键时期，应避免影响眼球发育的诸多因素，如营养不良、眼部疾病。

（4）警惕弱视，患儿6岁之前通过检查及早发现可完全矫正弱视。要向患儿及家长宣传远视和弱视的防治和保健知识。强调坚持戴镜、按时复查及视觉训练的重要性。

（5）保持身心健康，规律生活，坚持锻炼身体，合理饮食，避免挑食，增强体质。

（6）宣教框架眼镜和角膜接触镜的正确摘戴方法，以及护理、保养方法。

第三节 散光

散光（astigmatism）是眼在调节静止状态下，由于眼球各径线的屈光力不同，来自远处（5 m以外）的平行光线进入眼内，经眼的屈光系统屈折后不能形成一个焦点，而形成焦线和最小弥散斑的一种屈光状态。根据屈光径线的规则性可以分为规则性散光（regular astigmatism）和不规则性散光（irregular astigmatism）。

1. **规则性散光** 角膜和晶状体表面曲率不等，但屈光力最强和最弱的两个主径线方向互相垂直。是临床上最多见的散光类型，可用柱镜矫正。

（1）根据两条主径线聚焦与视网膜的位置关系，规则性散光可分为以下5种。

1）单纯近视散光（simple myopic astigmatism）：一条主径线像聚焦在视网膜上，另一条主径线像聚焦在视网膜之前。

2）单纯远视散光（simple hyperopic astigmatism）：一条主径线像聚焦在视网膜上，另一条主径线像聚焦在视网膜之后。

3）复合近视散光（compound myopic astigmatism）：两条主径线像均聚焦在视网膜之前。

4）复合远视散光（compound hyperopic astigmatism）：两条主径线像均聚焦在视网膜之后。

5）混合散光（mixed astigmatism）：一条主径线像聚焦在视网膜之前，另一条主径线像聚焦在视网膜之后。

（2）根据垂直和水平主径线屈光度强弱的比较，规则性散光又可分为顺规散光、逆规散光、斜轴散光。

1）顺规散光：两条主径线分别位于垂直和水平方向的±30°，并且垂直主径线的屈光力大于水平主径线的屈光力。

2）逆规散光：两条主径线分别位于垂直和水平方向的±30°，并且水平主径线的屈光力大于垂直主径线的屈光力。

3）斜轴散光：两条主径线分别位于45°（±15°）和135°（±15°）方向。

2. **不规则性散光** 眼球屈光系统各条径线的屈光力不相同，同一径线上各部分的屈光力也不同，没有规律，不能形成前后两条焦线，也不能用柱镜片矫正。

【病因与发病机制】

最常见的原因是角膜各径线屈光力不一致,通常是相互垂直的两条主径线的屈光力差别最大引起的规则散光。另外,有些角膜疾病如翼状胬肉、角膜溃疡、瘢痕或圆锥角膜等导致角膜屈光面凹凸不平形成不规则散光。

【护理评估】

1. 健康史　询问患者视力状况,有无视疲劳,视物模糊发生时间、程度等,是否戴镜及戴镜后的视力和舒适度等。

2. 身体状况

(1)症状:①视力降低。根据散光的度数和轴位不同,视力下降的程度往往也不同,在最高子午线上表现更明显。轻度散光对视力影响不大;高度散光,看远及看近都不清楚,视物常有重影。②视疲劳。低度散光患者为了提高视力,常利用调节、眯眼等自我矫正,容易出现视疲劳,如眼胀、头痛、看近物不能持久、看书易错行、视物有重影等现象。③散光性弱视。幼年时期的高度散光常引起弱视,有发生斜视的倾向。

(2)体征:①眯眼。为了利用针孔或裂隙作用来提高视力,患者常表现为眯眼;散光患者看远看近均眯眼,而近视患者仅在看远时眯眼。②代偿头位和斜颈。高度不对称散光或斜轴散光者为获得清晰的视力,常利用头位倾斜和斜颈等自我矫正。③眼底改变。视神经盘较小、呈垂直椭圆形、边界不清,不能用同一屈光度清晰地看清楚眼底全貌。

3. 心理-社会状况　患者常常因反复的视疲劳症状,影响日常工作、学习、生活,产生焦虑、悲观的心理,应评估患者年龄、受教育的水平,学习、生活和工作环境,对散光的认识程度。

4. 辅助检查

(1)验光:包括客观验光法和主觉验光法。

(2)综合验光仪:精确地确定散光轴向及度数。

(3)角膜地形图:精确测定角膜前表面各点的屈光度,较角膜曲率计更全面反映角膜前表面屈光状态,尤其用于测定圆锥角膜等不规则散光。

【治疗要点/原则】

矫正方法包括配戴框架眼镜、角膜接触镜和屈光手术,以配戴框架眼镜最常用。

规则散光常用柱镜矫正,如配戴框架眼镜、角膜接触镜。较高度的散光应使用散光的软镜或硬性透气性接触镜(RGPCL)矫正,圆锥角膜和不规则散光者通常不能用普通柱镜矫正,只能选择RGPCL矫正。准分子激光屈光性角膜手术通常可以矫正6.00D以内的规则性散光。

【护理诊断/问题】

1. 感知觉紊乱:视力下降　与散光导致光线不能聚焦有关。
2. 舒适受损:眼酸胀、头痛等　与散光引起视疲劳有关。
3. 知识缺乏　缺乏散光防治相关知识。

【护理措施】

1. 指导配镜

(1)指导患者正确配镜,原则上散光度数应全部矫正。轻度散光者,若视力正常,又无视疲劳症状者,可不予矫正,但出现视疲劳或视力降低,即使散光度数很小也要矫正。对于较高度的散光和斜轴散光,可先给予较低度数矫正,以后再逐渐增加。

(2)配镜后出现不适时,及时查明原因,排除异常,耐心向患者解释,必要时调整镜片度数。

2.健康教育

(1)避免用眼过度导致的视疲劳,如发现伴有弱视,应同时积极治疗。

(2)指导患者正确戴镜,佩戴时有一定的适应期。注意角膜接触镜,尤其是硬性透气性接触镜正确的佩戴和保养护理。

(3)注意用眼卫生,保持身心健康,坚持锻炼身体,合理饮食,积极防治眼部各种疾病。

(4)定期复查视力及规范验光,及时调整眼镜度数。

第四节 老视

老视(presbyopia)又称老花,是指由年龄增大所致的眼球生理性调节功能减弱,出现近距离阅读或工作困难的现象。它是一种生理现象,不属于屈光不正。一般在40~45岁开始出现老视。

【病因与发病机制】

随年龄增长,晶状体逐渐硬化,弹性下降,睫状肌的功能也逐渐减退,眼的调节功能逐渐减弱,近点逐渐远移,近视力越来越差。除年龄外,老视的发生和发展还与屈光不正(远视)、用眼方式(近距离精细工作)、身体素质(身材较矮者)、地理位置(赤道附近)、药物(使用胰岛素、抗焦虑药、抗抑郁药、抗精神病药、抗组胺药、抗痉挛药和利尿药等)有关。

【护理评估】

1. 健康史　询问患者的年龄,视力下降的时间,以往视力是否正常,有无视疲劳,有无患其他眼病,是否经过验光,有无配戴眼镜,以及戴镜视力和舒适度。

2. 身体状况

(1)近距离工作或阅读困难:近点逐渐远移。表现为近距离工作或阅读时看不清楚,通常将注视目标放远才能看清。

(2)阅读时喜欢更强的照明度:足够的照明可以增加阅读物与背景的对比度,同时照明度增加可以使瞳孔缩小,景深加大,提高视力。

(3)视疲劳:近距离阅读工作时由于调节力减弱,不能持久,同时过度使用集合容易发生眼胀、流泪、头痛等视疲劳症状。

(4)有调节滞后现象。

3. 心理-社会状况　老视患者看近物不能持久,容易出现视疲劳症状,影响个人的工作、阅读以及生活,易产生焦虑、悲观等心理。应全面评估患者年龄、受教育的水平、学习、生活和工作环境,以及对老视的认知程度。

4. 辅助检查　用综合验光仪确定老视的程度。

【治疗要点/原则】

目前矫正老视的治疗方法是佩戴合适的凸透镜以弥补调节力的不足,改善视功能。常通过佩戴框架眼镜、角膜接触镜来治疗。此外,手术也可用于纠正老视,如巩膜扩张手术、射频传导性热角膜成形术等。

【护理诊断/问题】

1. 舒适受损:视疲劳　与生理性调节力减弱有关。

2. 知识缺乏　缺乏老视相关的知识。

【护理措施】

1. 配镜指导

(1)老视验光应在远视力矫正的基础上进行。根据老视者工作性质、阅读习惯和年龄情况,选择合适的镜片,使患者能持久、清晰、舒服地阅读工作。镜片的屈光度依年龄和原有的屈光状态而定。①原为正视眼者:40~45岁佩戴+1.00~+1.50D;50岁佩戴+2.00D;以后每增加5岁度数递增+0.50D。②非正视眼者:老视眼镜的度数为年龄所需的屈光度与原有屈光度的代数和。

(2)向患者讲解老视配镜的方式。主要有单焦老视镜、双焦镜和渐进多焦镜。①单焦老视镜只能近距离视物时使用,视远不清,适合连续较长时间近距离工作,或远近切换频率低的老视;②双焦镜将远近两种不同屈光度设计在同一镜片上,有跳动现象;③渐进多焦镜可在远、中、近不同距离保证清晰的视力,避免了跳动现象,但有周边像差,需要适应过程。

2. 健康教育

(1)向患者详细讲解老视的相关知识,老视程度会随着年龄增大而逐渐加重,使患者正确认识老视,积极治疗疾病。

(2)要养成良好的生活习惯,合理饮食,保持身心健康。

(3)合理用眼,经常放松眼肌或做眼保健操,避免用眼过度导致视疲劳。

(4)加强体育锻炼,增强体质,延缓衰老及老视的发生。

本章小结

本章主要介绍近视、远视、散光和老视患者的护理。近视患者治疗方法包括配戴框架眼镜、角膜接触镜,药物治疗和屈光手术等,护理时应指导患者选用合适的方法矫正视力,做好近视的预防宣教工作。远视及散光治疗主要包括配戴框架眼镜、角膜接触镜和屈光手术,应重点告知患者及家属配镜治疗的相关知识。老视是一种生理现象,重点告知患者老视验光、配镜的原则。

思考题

1. 简述近视患者的健康教育内容。

2. 简述老视患者配镜指导。

第十三章 斜视和弱视患者的护理

■■■■■ 学习目标 ■■■■■

知识目标：掌握共同性斜视、麻痹性斜视和弱视的概念、护理评估和护理措施；熟悉斜视和弱视的治疗要点；了解疾病的病因和发病机制。

能力目标：运用所学知识为斜视和弱视患者进行健康教育。

素质目标：培养学生的创新能力，提高护理职业责任感和使命感。

斜视和弱视是与双眼视觉和眼球运动相关的眼病，是眼科的常见病。正常情况下，外界物体在两眼视网膜黄斑上聚焦成像，经视路传导至大脑，在融像作用下形成单一、立体的清晰像，这种功能称为双眼单视（single binocular vision）。正常人都具有同时视、融合视和立体视三级视功能。

目前临床斜视常见的分类方法有以下几种。①根据融合功能分为隐斜、间歇性斜视和恒定性斜视；②根据眼球运动及斜视角有无变化分为共同性斜视和非共同性斜视；③根据注视情况分为交替性斜视和单眼性斜视；④根据发病年龄分为先天性斜视和获得性斜视；⑤根据偏斜方向分为水平斜视、垂直斜视、旋转斜视和混合型斜视，水平斜视包括内斜视和外斜视。其中以内斜视和外斜视多见。

案例与思考

患儿，女，12岁，以"双眼注视方向不同5年余"为主诉就诊。自诉因眼睛不好而自卑，不敢与同学交流互动。测体温36.3 ℃，心率72次/min，呼吸18次/min，血压108/70 mmHg。查体：左眼看前方时，右眼轻微向外偏斜。诊断：斜视。

请思考：①患儿可能存在的护理问题有哪些？②针对患儿的情况，应采取哪些护理措施？

第一节 斜视

斜视（strabismus）是指两眼不能同时注视一个目标，当一眼注视目标时，另一眼偏离目标，表现为眼位不正，是一种视轴分离现象。斜视根据眼球运动有无受限及其斜视角有无变化分为共同性斜视和非共同性斜视（麻痹性斜视和限制性斜视）。

一、共同性斜视

共同性斜视(concomitant strabismus)是指眼球呈偏斜位,两眼不能同时注视一个目标,而眼外肌及其神经支配无器质性病变的一类斜视。眼球运动无障碍,注视任何方向其偏斜度不变,无复视及代偿头位。根据眼位偏斜方向的不同分为共同性内斜视和共同性外斜视。

共同性内斜视是儿童斜视中最常见的类型,又可分为调节性、部分调节性和非调节性内斜视。共同性外斜视包括间歇性外斜视和恒定性外斜视。

【病因与发病机制】

1. 调节因素　调节和集合不协调可引起。儿童远视常使用调节,引起过度集合,可发生共同性内斜视;高度近视一般不用调节,集合常不足,可诱发共同性外斜视。

2. 融合功能障碍　双眼视力相差较大、单眼视力剥夺等因素,可阻碍双眼融合功能发育,如发生在婴幼儿时期,由于不能双眼注视,容易出现斜视。

3. 中枢神经因素　中枢神经控制失调,眼外肌力量不平衡,导致斜视。

4. 肌肉解剖因素　眼外肌先天解剖异常、发育过度或伴有拮抗肌发育不全、附着点位置异常等可发生斜视。

5. 遗传因素　部分患者有斜视家族史,可能为多基因遗传。

【护理评估】

1. 健康史　询问发病年龄、有无屈光不正、外伤史及家族史;有无复视和头位偏斜及治疗经过等。

2. 身体状况

(1)症状:①眼位偏斜。一眼向一侧偏斜,眼球各方向运动正常,各个方向斜视度基本相等。②视功能障碍。交替性斜视视力多正常;恒定性斜视,斜视眼视力常下降,立体视觉功能不良,但无复视和代偿头位。

(2)体征:①第一斜视角(健眼注视时斜视眼偏斜的角度)等于第二斜视角(斜视眼注视时健眼偏斜的角度);②单眼检查时无眼球运动障碍;③部分患者有异常的视网膜对应、屈光不正或弱视。

3. 心理-社会状况　评估患者及家属对共同性斜视的认识和心理障碍程度,压力应对的方式等。

4. 辅助检查

(1)视力检查:分别进行各单眼的视力检测,注意是否存在双眼视力差异、偏心注视等问题。对于年幼儿童,可采用图形视标、跟踪运动视标等检查方法,了解视力状况。

(2)屈光检查。

(3)斜视的定性和定量检查:常用的检查方法有遮盖试验、角膜映光法、三棱镜法和同视机检查等,确定斜视类型和斜视度数。①遮盖试验:包括交替遮盖试验(alternative cover test)和遮盖-去遮盖试验(cover-uncover test),交替遮盖试验用于检测有无眼位偏斜倾向,所查结果含有显性斜视和隐性斜视两种成分;遮盖-去遮盖试验可鉴别是显性斜视还是隐性斜视,同时可区分斜视是交替性还是共同性。如再加棱镜于眼前(镜尖指向斜视方向),逐渐增加度数,直到交替遮盖双眼不再有移动为止,可测量斜视的棱镜度。②角膜映光法(hirschberg test):是测定斜视角最简单常用的方法。检查者面对患者,于患者眼前33 cm处持一灯光,令其注视并观察角膜上反光点的位置,反光点在角膜中心外侧为内斜,在中心内侧为外斜。角膜反光点在瞳孔缘处约为10°~15°,角膜缘处约45°,位于瞳孔缘与角膜缘之间的中点时为25°~30°。③三棱镜法:让患者注视视标,将三棱镜置于斜视眼前,调整三棱镜度数,使角膜反光点位于角膜中央,此时所需的棱镜度数即患眼的斜视度数。④同视机检查:可精确测量斜视的度数,还可进行双眼视功能训练。

【治疗要点/原则】

斜视治疗的主要目标是恢复双眼视觉功能。儿童斜视一经确诊即应开始治疗,应首先尝试消除斜视造成的知觉缺陷,包括脱抑制、治疗弱视;双眼视力接近平衡后,再运用非手术或手术的方法矫正斜视。如果斜视影响到儿童的心理和社会交往,建议早期手术。成人后天性斜视,先保守治疗,并积极检查相关病因。病因清楚,病情稳定6个月后可行手术治疗。

1. 非手术治疗 包括矫正同时存在的屈光不正,治疗可能存在的弱视,斜视的光学矫正,药物治疗和视功能矫正训练。

(1) 弱视的治疗:精确配镜和对单眼弱视优势眼的遮盖是弱视治疗的两个基本手段。双眼高度屈光不正引起的双眼弱视不能使用遮盖法治疗。

(2) 光学治疗:框架眼镜、三棱镜。

(3) 药物治疗:包括散瞳剂和缩瞳剂、A型肉毒素。

(4) 视功能矫正训练:指导患者进行弱视和双眼视功能训练,可以补充和巩固手术效果。

2. 手术治疗 肌肉减弱术、肌肉加强术、水平肌肉垂直移位术。

【护理诊断/问题】

1. 感知觉紊乱:视力下降 与眼位偏斜伴有屈光不正有关。
2. 体像紊乱 与眼位偏斜有关。
3. 知识缺乏 缺乏共同性斜视相关知识。
4. 焦虑 与体像改变、担心斜视疗效差有关。

【护理措施】

1. 围手术期护理

(1) 参阅眼科手术患者常规护理。告知其手术的目的不仅在于改善外观,同时能减少其他视觉疲劳症状,有益于建立良好的双眼视功能。成人共同性斜视只能改善外观。

(2) 做三棱镜耐受试验或角膜缘牵引缝线试验,评估术后发生复视的可能性,如可能发生融合无力性复视者,一般不宜手术。

(3) 术后双眼包扎,嘱患者少转动眼球,使手术眼得到充分休息,以防眼外肌缝线扯脱;双眼包扎1周,每日换药一次,术后4d可拆除结膜缝线。

(4) 观察患者有无恶心呕吐现象,若有,则解释是由于手术牵拉眼肌等引起,教其减轻恶心感的方法,如舌头抵着硬腭等,缓解症状,不必惊慌。严重者遵医嘱给予肌内注射止吐药物,观察应用效果。

(5) 术后根据医嘱,继续进行弱视及正位视训练,以巩固和提高视功能。

(6) 部分患者术后会有复视,但大多数可自行消失,需向患者耐心解释。

2. 心理护理

(1) 向患者及家属解释疾病相关知识、治疗方法和预后情况,耐心进行心理疏导,增强治疗信心,使其消除自卑感。

(2) 帮助患者及家属正确认识疾病带来的形象改变,提高其适应自我形象改变的能力,坦然面对生活。

3. 健康教育

(1)向患者及其家属解释斜视治疗方法和预后的相关知识,调节性内斜视患者多有较高度数的远视,应采用阿托品充分麻痹睫状肌后检影验光,对远视完全矫正,可使眼位正常;对伴有弱视者应同时治疗弱视和训练双眼视功能。共同性斜视非手术方法无效,可考虑手术治疗。

(2)对于使用阿托品散瞳验光的患儿,应向家长讲述阿托品的具体用法,并告知使用后有持续约3周时间的畏光和视近模糊情况,避免患儿和家长产生不必要的紧张和担忧。

(3)对于有弱视的患者,应向患者及其家长详细讲解弱视治疗的措施和注意事项,鼓励其坚持规范训练。

(4)对于戴镜治疗的患者,应强调持续戴镜的重要性,尤其是儿童,不可随意摘镜。

(5)对于斜视手术后的患者,指导患者按医嘱用药,定期随访。

(6)保持身心健康,生活有规律,锻炼身体,增强体质。

二、麻痹性斜视

麻痹性斜视(paralytic strabismus)是由于神经核、神经或眼外肌本身器质性病变引起的眼位偏斜,又称为非共同性斜视。其偏斜角度在不同注视方向和距离有所不同,伴有不同程度的眼球运动障碍。

【病因与发病机制】

麻痹性斜视有先天性和后天性两种。先天性主要由于先天发育异常、产伤和眼外肌缺如等;后天性多因颅内或眶内的炎症、肿瘤、外伤,以及全身代谢性、血管性和退行性病变等,使眼外肌或支配眼外肌的神经分支或神经核遭受损害而导致。

【护理评估】

1. **健康史** 询问斜视发生的时间,有无复视和头位偏斜,有无外伤、感染、肿瘤等全身病史及家族史;询问诊断和治疗经过。

2. **身体状况**

(1)症状:外界物体的影像落在视网膜非对应点上从而呈现复视与视混淆,患者可出现眩晕、头痛、恶心、呕吐、步态不稳等症状。遮盖一眼,症状可消失。

(2)体征:①代偿性头位,为了克服或减轻复视症状,患者常表现为代偿性头位。面向左右转:面部转向麻痹肌行使作用的方向,眼向相反方向注视。下颌内收或上抬:主要减轻垂直斜视引起的复视。头向左右肩倾斜:一般头向低位眼倾斜,以斜肌麻痹最为规律,但上直肌麻痹向高位眼倾斜。②眼球运动障碍且向麻痹肌作用的相反侧偏斜,第二斜角大于第一斜角。

3. **心理-社会状况** 评估患者年龄、受教育的水平、对麻痹性斜视的认识,评估斜视对生活、学习和工作的影响及患者心理状态、压力应对方式等。对于儿童患者,应同时评估患者及其家属的心理-社会状况。

4. **辅助检查**

(1)眼球运动试验:嘱患者分别向左、右、颞上、颞下、鼻上、鼻下方位转动眼球,观察哪只眼睛运动落后或过度。

(2)复视像检查法:患者右眼前置红玻片,注视前方1 m处的灯光,步骤如下。①首先确定复视像的性质,是水平还是垂直的、是交叉还是同侧的;②寻找复视像偏离最大的方向;③周边物像属于麻痹眼。水平性复视周边物像在水平方向确定,垂直性复视周边物像在第三眼位垂直方向确定。

(3) Parks 检查法:是诊断垂直肌麻痹的有效方法,分为 3 步。①找出第一眼位时哪一只眼为高位眼,可利用角膜映光法或遮盖-去遮盖试验确定;②双眼做水平转动,明确右转时还是左转时的垂直偏斜大;③正头试验(Bielschowsky 征):将患者头分别向两肩倾斜,看向哪侧倾斜时斜角更大。根据以上步骤即能确定麻痹肌。

【治疗原则/要点】

1. 去除病因 如颅内肿瘤应先行肿瘤摘除术等。
2. 药物治疗 可用维生素 B_1、维生素 B_{12}、能量合剂、血管扩张剂及适量激素类药物。
3. 手术治疗 适用于发病原因已去除,经保守治疗 6 个月后麻痹肌功能仍不恢复或仅部分恢复者。手术的原则是减弱麻痹肌的拮抗肌,矫正不足可再减弱对侧眼的配偶肌。加强麻痹肌手术疗效较差。10°以内斜视可配三棱镜矫正。
4. 其他 针灸疗法及理疗。

【护理诊断/问题】

1. 舒适受损:复视、眩晕 与眼外肌麻痹有关。
2. 体象紊乱 与眼位偏斜有关。
3. 焦虑 与形象改变影响容貌有关。
4. 知识缺乏 缺乏麻痹性斜视的相关知识。

【护理措施】

1. 心理护理 向患者及其家属解释疾病相关知识、治疗方法和预后的信息,耐心进行心理疏导,消除其自卑感。
2. 围手术期护理

(1) 术前护理:①参阅眼科手术患者术前常规护理,做好术前准备,眼部滴抗生素眼药水;全身麻醉者按全身麻醉术前常规护理。②告知患者术后复视仍有可能存在,使患者和家属客观认识手术。

(2) 术后护理:①防止眼部污染;②对于仍有复视的患者,告知其暂时遮盖健眼,以消除复视引起的全身不适;③仔细检查患者双眼视功能情况,进行双眼视功能训练;④指导患者术后按医嘱用药,定期随访。

3. 用药指导 遵医嘱给予支持疗法,如给予维生素 B_1、维生素 B_{12}、针灸及理疗等,促进麻痹肌的恢复。

4. 健康教育

(1) 对于患有感冒、脑炎、颅内肿瘤、高血压、糖尿病或外伤等疾病者,应积极治疗,消除引起麻痹性斜视的病因。

(2) 对于有弱视的患者,应向患者及家属详细讲解弱视治疗的措施和注意事项,鼓励其坚持规范训练。

(3) 保持身心健康,生活有规律,锻炼身体,增强体质。

第二节 弱视

弱视(amblyopia)是视觉发育期内由于异常视觉经验(单眼斜视、屈光参差、高度屈光不正及形觉剥夺)引起的单眼或双眼最佳矫正视力下降,眼部检查无器质性病变。

【病因与发病机制】

儿童视力是逐步发育成熟的,视觉发育的关键年龄为0~3岁,敏感期为0~12岁,双眼视觉发育6~8岁成熟。弱视的发病机制极为复杂,目前公认用两种理论解释弱视的发病机制,即双眼异常的相互作用和形觉剥夺。弱视可以分为以下类型。

1. 斜视性弱视 发生在单眼性斜视中,双眼交替性斜视不形成斜视性弱视。由于眼位偏斜后引起异常的双眼相互作用,斜视眼的黄斑中心凹接收的不同物像(混淆视)受到抑制,导致斜视眼最佳矫正视力下降。

2. 屈光参差性弱视 由于两眼的屈光参差较大,黄斑形成的物像大小及清晰度不等,屈光度较大的一眼存在形觉剥夺,导致发生屈光参差性弱视。两眼球镜相差1.5 DS,柱镜相差1.0 DC即可以使屈光度较高的一眼形成弱视。

3. 屈光不正性弱视 多发生于未戴过屈光矫正眼镜的高度屈光不正患者。主要见于高度远视或散光,常为双侧性,两眼最佳矫正视力相等或相近。一般认为远视≥5.00 DS,散光≥2.00 DC,近视≥10.00 DS会增加产生弱视的危险性。

4. 形觉剥夺性弱视 多见于屈光介质混浊(如先天性白内障、角膜混浊)、完全性上睑下垂、医源性眼睑缝合或遮盖等情况。由于形觉刺激不足,剥夺了黄斑形成清晰物像的机会而形成弱视。剥夺性弱视可为单侧或双侧,单侧较双侧更为严重。

5. 其他原因 无屈光异常、斜视及形觉剥夺等因素,也无其他器质性病变,而表现为视力低下。

【护理评估】

1. 健康史 询问患者年龄、出生时情况,有无眼病,有无不当遮眼史,有无外伤、感染、肿瘤等全身病史及家族史;询问诊断和治疗经过。

2. 身体状况

(1)视力减退:我国及国际眼科界近年对弱视的诊断标准改变了以往的"其最佳矫正视力<0.8即为弱视"的看法,认为弱视诊断要参考不同年龄儿童正常视力发育下限;3~5岁儿童正常视力参考值下限为0.5,6岁以上为0.7。两眼最佳矫正视力相差2行或更多,较差的一眼为弱视。如果幼儿视力不低于同龄儿童正常视力下限,双眼视力相差不足2行,又未发现引起弱视的危险因素,则不能草率诊断为弱视,可以列为观察对象。中重度弱视者常伴有斜视和眼球震颤。

(2)拥挤现象:排列成行的视标分辨能力较单个视标差,对比敏感度功能降低。

(3)异常固视:弱视眼可有固视能力不良,多为旁中心注视等。

(4)双眼单视功能障碍,立体视觉差。

3. 心理-社会状况 由于弱视患者多为年幼患儿,应评估患儿家属受教育程度、压力应对方式及对弱视的认识度。

4. 辅助检查 ①视力检查:充分散瞳后检查更准确。②屈光状态检查:睫状肌麻痹后进行检影验光以获得准确的屈光度数。③注视性质检查:直接检眼镜下中心凹反射位于0~1环为中心注视,2~3环为旁中心凹注视,4~5为黄斑旁注视,5环外为周边注视。④电生理检查:视觉诱发电位检查表现为图形视觉诱发电位P100波潜伏期延长,波幅下降。

【治疗要点/原则】

一旦确诊为弱视应立即治疗,否则年龄超过视觉发育的敏感期,治疗非常困难。弱视的疗效与治疗时机有关,发病越早,治疗越晚,疗效越差。弱视治疗的基本策略为精确的配镜和优势眼的遮盖。

1. 消除病因　早期治疗先天性白内障或先天性完全性上睑下垂等,消除形觉剥夺的原因。
2. 屈光矫正　精确配镜,矫正屈光参差性弱视和斜视性弱视。
3. 遮盖治疗　常规遮盖治疗及遮盖优势眼,迫使弱视眼使用,是最有效的治疗单眼弱视的方法。
4. 光学药物疗法(压抑疗法)　包括近距离压抑疗法和远距离压抑疗法。
5. 其他治疗　后像疗法、红色滤光片疗法、海丁格刷,主要用于旁中心注视者。视刺激法对中心凹注视、屈光不正性弱视效果较好。
6. 综合疗法　对中心注视性弱视,采用常规遮盖疗法或压抑疗法,联合视刺激疗法,辅助精细训练;对旁中心注视性弱视,先采取后像、红色滤光片或海丁格刷刺激转变注视性质,转变为中心注视后,再按中心性弱视治疗,也可以直接常规遮盖。

【护理诊断/问题】

1. 感知觉紊乱:视力低下　与弱视、无立体视觉有关。
2. 自理缺陷　与视力低下有关。
3. 知识缺乏　缺乏弱视的防治知识。
4. 潜在并发症　遮盖性弱视。

【护理措施】

1. 心理护理　向患儿及其家属解释弱视相关知识、治疗方法和预后的信息,增强治疗信心,主动配合治疗。
2. 遮盖治疗护理　遮盖疗法是遮盖视力较好的一眼,强迫弱视眼注视的方法,可分为全天遮盖和部分遮盖。

(1) 全天遮盖是指每日遮盖时间占非睡觉时间的70%~80%,每天10~14 h;部分遮盖是指每日遮盖时间<70%,但>2 h。婴幼儿对遮盖比较敏感,通常选择部分遮盖。

(2) 遮盖可使健眼处于非正常状态,如过度遮盖,影响了健眼的视觉发育,可引起遮盖性弱视。因此开始遮盖应从少量开始,一般3岁左右健眼遮盖3 d,去遮盖1 d;5岁左右健眼遮盖1星期后,去遮盖1 d;6岁以后健眼遮盖2星期后,去遮盖1 d。

(3) 遮盖时间及程度应根据双眼视力相差情况、患儿年龄适当调整,以免发生遮盖性弱视。遮盖必须严格彻底,避免患者偷看影响疗效。

(4) 遮盖期间应定期复查,检查健眼视力及注视情况。鼓励患者用弱视眼做写字、描画、编织等精细目力的作业。

(5) 遮盖治疗达到双眼视力平衡后,逐步减少遮盖时间,慢慢停止遮盖治疗,以巩固疗效,防止弱视复发。

3. 后像疗法护理　后像疗法是指平时遮盖弱视眼,治疗时盖上健眼,并用强光照射弱视眼(黄斑中心凹3°~5°用黑影遮盖保护),再在闪烁的灯光下,注视一视标,此时被保护的黄斑区可见视标,而被炫耀过的旁黄斑区则看不见视标。每天 2~3 次,每次 15~20 min。

4. 健康教育

(1) 向患者及其家长详细讲解弱视的危害性、可逆性、治疗方法及可能发生的情况,取得他们的配合和信任,并增强治疗信心。

(2) 复诊时间根据患儿年龄确定,年龄越小,复诊间隔时间越短。1 岁儿童复查间隔为 1 周,2 岁儿童复查间隔为 2 周,4 岁儿童复查间隔为 1 个月。

(3) 鼓励其坚持长期规范训练,定期随访,随访时间一般为 3 年。

(4) 多食富含蛋白质、维生素的食品,如新鲜水果、蔬菜、动物肝脏、鱼、蛋等。

本章小结

本章主要介绍共同性斜视、麻痹性斜视和弱视患者的护理。共同性斜视治疗目的主要是恢复双眼视觉功能,非手术治疗包括弱视的治疗、光学治疗、药物治疗、视功能矫正训练,手术治疗包括肌肉减弱术、肌肉加强术、水平肌肉垂直移位术。麻痹性斜视治疗主要包括去除病因、药物治疗、针灸疗法及理疗、手术治疗。对斜视患者应做好疾病相关知识宣教,做好患者的心理护理。弱视一旦确诊,应立即治疗,主要包括消除病因、屈光矫正、遮盖治疗、光学药物治疗、综合疗法等。对弱视患者应重点告知其遮盖疗法的方法及注意事项,督促患者长期坚持治疗,按时复查。

思考题

1. 应如何对共同性斜视患儿家属进行健康教育?
2. 简述遮盖治疗的护理要点。

第十四章 眼外伤患者的护理

▓▓▓ 学习目标 ▓▓▓

知识目标:掌握眼钝挫伤、眼球穿通伤、眼异物伤及眼化学伤患者的临床表现、护理诊断和护理要点;熟悉眼钝挫伤、眼球穿通伤、眼异物伤及眼化学伤的护理评估内容及治疗原则;了解眼钝挫伤、眼球穿通伤、眼异物伤及眼化学伤的发病机制。

能力目标:运用所学知识阐述眼化学伤患者现场急救的方法、护理措施及预防措施;为眼钝挫伤、眼球穿通伤、眼异物伤、眼化学伤患者制订完善护理计划,并根据具体情况实施护理措施和健康教育。

素质目标:在工作中体现护士的专业素养、服务关怀精神,具有较强的应急意识,尊重患者、关爱患者,提升护士主动获取信息、分析信息及应急处理能力。

案例与思考

张女士,女,32岁,以"左眼外伤后视物不清2 h"为主诉入院。测体温36.8 ℃,心率88次/min,呼吸18次/min,血压132/88 mmHg。视力检查:OD 0.8;OS 光感。右眼球运动灵活,眼睑无红肿;左眼球运动灵活,眼睑青紫,前房积血,左眼上方虹膜根部离断。数字评分法疼痛4分。入院诊断:左眼钝挫伤、左眼前房积血。在局麻下行"左眼前房积血清除术",并给予止血、抗感染等对症处理。

请思考:①张女士的护理诊断有哪些?②应采取哪些护理措施?

第一节 眼钝挫伤

眼钝挫伤(ocular blunt trauma)指由机械的钝力直接伤及眼部,造成眼组织的器质性病变及功能障碍。它是眼外伤的常见病症,约占总数的1/3。

【病因与发病机制】

石块、木棍、铁块、球类、拳头及爆炸产生的气浪冲击等,是钝挫伤的常见致伤原因。除在打击部位产生直接损伤外,由于眼球是个不易压缩、内含液体的球体,钝力可在眼球内和眼球壁传递,引起多处间接损伤。

【护理评估】

1. 健康史　询问患者眼睛受伤的时间、环境,致伤物的性质,致伤过程,是否进行现场处理及处理方法。

2. 身体状况　根据挫伤部位不同,进行不同的评估。

(1) 角膜挫伤:可引起角膜上皮擦伤、基质层水肿增厚及混浊、角膜破裂等。部分患者表现为明显的疼痛、畏光、流泪、视力减退及眼睑痉挛等症状。

(2) 虹膜挫伤:瞳孔缘及瞳孔括约肌断裂可出现不规则裂口,瞳孔变形或散大,光反射迟钝。

(3) 睫状体挫伤:因睫状上皮水肿使房水生成减少而引流增加,将造成低眼压。

(4) 前房积血:积血量大或多次继发性出血者难以吸收,易出现继发性青光眼。

(5) 房角后退:前房角加深加宽,使房水排出受阻,继发青光眼。

(6) 晶状体挫伤:可引起晶状体脱位或半脱位及外伤性白内障,造成视力下降。

(7) 脉络膜、视网膜及视神经挫伤:表现为脉络膜裂伤及出血、视网膜震荡和脱离、玻璃体积血及视神经损伤。

3. 心理-社会状况　评估患者是否有焦虑、紧张和恐惧等心理;患者的年龄、性别、职业、家庭支持状况及对疾病的认识和接受程度。

4. 辅助检查　①B超:明确是否有睫状体脱离、玻璃体积血、晶状体脱位、视网膜脱离及眶内出血等。②X射线或CT检查:明确眶壁有无骨折。

【治疗要点/原则】

根据挫伤部位、症状,进行对症治疗。

1. 紧急处理原则　眼部一旦外伤,应及时救治,如果合并休克及重要脏器损伤,应先抢救生命。根据不同的眼外伤类型而进行相应的紧急处置。手术前不宜滴用睫状肌麻痹剂或抗生素,以避免造成药物眼内毒性;不宜随意清除眼部血痂或嵌塞于眼部的异物。同时避免一切影响局部或全身麻醉的举措,迅速转送到有条件的医院进行眼科专科处理。对开放伤应注射破伤风抗毒素。

2. 后续处理原则　复杂眼外伤往往有多种眼结构损伤。损伤后的并发症,如眼内炎、感染、细胞过度增生,可造成更大的危害。对复合伤或开放性眼外伤应采用"二次手术"原则,通过初期缝合,恢复眼球或眼部结构的完整性;择期进行再次手术,进行眼内或眶内结构重建,恢复视功能或达到美容效果。

3. 非手术治疗

(1) 眼睑水肿及皮下淤血者,早期指导患者冷敷。

(2) 单纯结膜水肿、球结膜下淤血及结膜裂伤者,用抗生素眼药预防感染。

(3) 角膜上皮擦伤者涂抗生素眼膏,角膜基质层水肿用糖皮质激素治疗。

(4) 外伤性虹膜睫状体炎者,应用散瞳剂、糖皮质激素滴眼或涂眼。

(5) 前房积血者应半卧位休息,适当用镇静和止血药,高眼压者应使用降眼压药。

(6) 视网膜震荡与挫伤者,服用皮质类固醇、血管扩张剂及维生素类药物。

(7) 视网膜出血者应卧床休息,使用止血药。

(8) 脉络膜破裂者无特殊处理,早期应卧床休息。

4. 手术治疗

(1) 眼睑皮肤裂伤、严重结膜撕裂伤者,应手术缝合。

(2)泪小管断裂者,应行泪小管吻合。

(3)巩膜裂伤者,行次全层缝合。

(4)严重虹膜根部离断伴复视者,可考虑虹膜根部缝合术。

(5)前房积血多者,尤其有暗黑色血块,伴眼压升高,经药物治疗眼压仍不能控制,应做前房穿刺术;有较大血凝块时,可手术治疗。

(6)晶状体混浊者,可行白内障摘除术。

(7)玻璃体积血者,伤后3个月以上未吸收可考虑行玻璃体切割术,若伴有视网膜脱离应尽早手术,争取视网膜复位。

【护理诊断/问题】

1. 感知觉紊乱:视力下降　与钝挫伤后破坏视功能有关。
2. 焦虑　与担心外伤影响面部形象、视觉功能有关。
3. 疼痛　与眼部受伤有关。
4. 潜在并发症　继发性青光眼、外伤性白内障、玻璃体积血、视网膜剥脱。

【护理措施】

1. 生活护理　眼钝挫伤时患者视力受损程度存在较大差异,若视力受损严重,生活无法自理,需告知家属留人陪护。
2. 用药护理　遵医嘱用药并密切观察患者的病情变化。
3. 对症护理

(1)眼睑水肿及淤血护理:先冷敷,1~2 d后热敷,2周左右水肿及淤血可自行吸收。

(2)眼睑皮肤裂伤的护理:医生给予修复缝合。

(3)角膜上皮损伤的护理:涂抗生素眼药膏并妥善包扎,以预防感染;角膜基质层水肿者,可选糖皮质激素治疗。

(4)前房积血的护理:嘱患者半坐卧位休息,双眼包扎。适当应用止血和镇静剂;伴眼压升高者,遵医嘱降眼压治疗,密切观察眼压变化和眼内积血的吸收情况;出血较多或有较大血凝块,眼压不宜控制者,可手术治疗。

(5)疼痛护理:多休息,少用眼,白天可拉上窗帘,避免强光对眼睛的刺激;评估疼痛的时间、性质、规律和伴随症状,必要时给予降眼压及止痛药物。

(6)并发症护理:密切观察患者是否出现继发性青光眼、白内障等;遵医嘱给予止血药及降眼压药;有出血的患者不随意走动,多卧床休息。

4. 健康教育

(1)嘱患者保持情绪稳定,积极配合治疗。

(2)创造安全的起居环境,移除或妥善放置热水瓶等危险生活用品及障碍物,避免发生意外。

(3)教育青少年远离致伤物,避免儿童玩耍有危险性的玩具,如气弹枪、木棒、剪刀等。

(4)改善劳动环境,加强安全生产监督管理,提高工人自我防护能力。一旦发生意外应及时就医,以免延误治疗。

第二节 眼球穿通伤

眼球穿通伤(perforating injury of eyeball)是指眼球被锐器刺破、切割造成眼球壁的全层裂开,伴或不伴眼内损伤或组织脱出。按其损伤部位可分为角膜穿通伤、角巩膜穿通伤和巩膜穿通伤三类。预后取决于伤口部位、范围、损伤程度、是否感染及治疗措施是否及时、妥当。

【病因与发病机制】

刀、针、剪或高速飞进的细小金属碎片等锐利器械或异物,可直接刺破、击穿眼球壁致眼球穿通伤。

【护理评估】

1. 健康史　询问患者是否有外伤史,了解致伤过程、致伤物的性质及伤后诊治过程。

2. 身体状况　穿通伤部位不同,临床表现不同;都有不同程度视力下降,还可伴有眼部疼痛、畏光、流泪等症状。

(1)角膜穿通伤:较小的伤口损伤规则,常自行闭合,无虹膜嵌顿,检查时仅见角膜线状条纹;较大伤口多损伤不规则,常伴有虹膜脱出及嵌顿,可伴有前房积血、晶状体损伤。

(2)巩膜穿通伤:较少见。

(3)角巩膜穿通伤:多伴葡萄膜脱出,因睫状体损伤常伴有明显的眼内出血。

(4)交感性眼炎:伤后2~8周,一眼受穿通伤后炎症反应持续不退,潜伏期后另一眼也出现葡萄膜炎,使眼球遭到破坏。伤眼称为诱发眼,另一眼称为交感眼。

3. 心理-社会状况　评估患者年龄、性别、职业、情绪、家庭及对疾病认知情况。

4. 辅助检查　①B超:可协助判断有无玻璃体积血、眼球壁破裂及眼内异物等。②X射线或CT:可明确有无眶壁骨折,眼内及眼眶内有无异物及异物位置。

【治疗要点/原则】

治疗原则为伤后立即包扎伤眼,急诊处理。对复杂病例,多采用两步手术治疗原则:初期缝合伤口,恢复眼球完整性,预防感染等并发症;必要时行二期手术。

1. 伤口处理　伤口小而整齐者(<2 mm),无虹膜嵌顿或脱出时,无须缝合,用眼药后加压包扎伤眼。伤口大(>3 mm)或有虹膜组织脱出时,需缝合伤口。

2. 防治感染　常规注射破伤风抗毒素,全身及眼局部应用抗生素防治眼内感染,酌情使用糖皮质激素以减轻眼内反应。

3. 二期手术　依眼内组织结构损伤情况,多在伤后1~2周行内眼或玻璃体手术,处理外伤性白内障、玻璃体积血或视网膜脱离等。

4. 并发症处理　有眼内异物时行异物取出术;眼内炎者应充分散瞳,应用大剂量抗生素和糖皮质激素,必要时行玻璃体注药或玻璃体切除术;伤后视功能及眼球外形无法恢复者,可行眼球摘除术。

【护理诊断/问题】

1. 焦虑　与担心预后有关。

2. 感知觉紊乱：视力下降　与眼球穿通伤后破坏视功能及眼内积血有关。

3. 知识缺乏　缺乏眼球穿通伤防治知识。

4. 潜在并发症　外伤性感染性眼内炎、交感性眼炎、外伤性白内障、继发性青光眼等。

【护理措施】

依据治疗原则及时缝合伤口以恢复眼球的完整性；局部及全身应用抗生素防治感染及并发症；视功能及眼球外形无法恢复者行眼球摘除术，做好术前、术后护理。

1. 伤口缝合护理

(1) 应在显微手术条件下缝合。操作时严格执行无菌操作原则，治疗和检查时动作轻柔，避免按压眼球而加重眼组织脱出和出血。

(2) 为避免眼内压力增加致眼内容脱出和增加感染的机会，穿通伤清创缝合术前，禁止对伤眼进行剪睫毛和结膜囊冲洗等治疗。

(3) 向患者及家属介绍交感性眼炎的临床特点及治疗要点，嘱患者一旦发现未受伤眼出现不明原因的眼部出血、视力下降及疼痛，应及时到眼科检查，及时发现可能的交感性眼炎，早期治疗。

(4) 若为眼球摘除或眼内容物剜出的患者，适时安装义眼片，生活上要训练提高单眼使用能力，逐步从生理和心理上适应目前的状况。

2. 用药护理　遵医嘱及时用药并观察用药反应。

3. 健康教育

(1) 加强眼部安全教育，增强自我保护意识，生活和工作中随时注意安全，尤其是燃放烟花爆竹时应特别小心，预防眼外伤的发生。严格遵守安全操作规程，远离致伤物，必要时戴防护眼镜。

(2) 出院后遵医嘱按时用药并定期复查。

第三节　眼异物伤

一、角膜、结膜异物伤

角膜、结膜异物伤（conjunctival or corneal foreign bodies）是指异物黏附于角膜、结膜表层，以眼异物感、疼痛、畏光、流泪为临床特征的常见眼外伤。若及时处理则预后好，若异物位于角膜深层或处理不当，易继发感染，影响视力。

【病因与发病机制】

多由防护不慎或回避不及，异物溅入眼部，附着于结膜或角膜上所致。可出现眼部疼痛、畏光、流泪等刺激症状。

【护理评估】

1. 健康史　询问患者工作性质，并详细了解致伤过程及受伤后诊治过程等。

2. 身体状况

(1) 多有眼部异物感、疼痛、畏光、流泪。

(2) 结膜异物常位于上睑板下沟或穹隆部，角膜上皮多有被异物划伤的痕迹；角膜异物位于角膜上,其周围可见灰白色组织浸润;角膜异物多伴视力下降。

3. 心理-社会状况　通过与患者交流,了解患者是否有焦虑和紧张等心理状况,评估患者的年龄、性别、职业、受教育情况。

4. 辅助检查　必要时可行影像学检查,X射线、CT扫描可显示金属异物。

【治疗要点/原则】

1. 角结膜异物均需及早取出。
2. 局部应用抗生素防治感染,严重的角膜感染应全身用抗生素。

【护理诊断/问题】

1. 舒适受损　与异物进入眼中有关。
2. 感知觉紊乱:视力下降　与眼中进入异物后破坏视功能有关。
3. 知识缺乏　缺乏相关预防及应对知识。
4. 潜在并发症　角膜溃疡、穿孔,交感性眼炎等。

【护理措施】

1. 日常护理

（1）密切观察患者角膜、结膜情况,必要时在裂隙灯下无菌操作取出异物,涂抗生素眼膏;遵医嘱给予足量的促进角膜上皮修复药物和抗生素并观察效果。

（2）异物剔除后患者次日务必复诊;若角膜异物取出术后,出现突然视力下降、"热泪"流出,可能是出现角膜穿孔,需及时就诊。

2. 健康教育

（1）告知患者本病的常见原因,注意劳动时戴防护眼镜。

（2）若异物溅入,切忌揉擦眼睛和自行剔除异物。

（3）讲解角膜损伤修复过程、上皮修复时间(约24 h)、康复期注意事项等。

二、眼内异物

眼内异物(intraocular foreign body)是指异物击穿眼球壁,异物存留于眼内,为眼球穿通伤的一种。当异物进入眼球时造成的机械性损伤不仅破坏眼内组织,还增加眼内感染和交感性眼炎的可能。异物的化学作用还可引起眼内组织的破坏。

【病因与发病机制】

异物击穿眼球壁后,可直接损伤眼球各组织,合并感染则引起化脓性眼内炎。异物的性质可分为金属和非金属两大类,金属异物可分为磁性和非磁性,最常见的是铁;非金属异物多为玻璃、碎石、木材等。

【护理评估】

1. 健康史　询问患者是否有明确的外伤史,并详细了解患者致伤的过程,评估异物的性质(金属或非金属,磁性或非磁性),询问受伤后诊治的过程。

2. 身体状况　异物穿通入眼球的部位及异物存在部位的不同,临床症状和体征不同。

（1）多伴有眼球穿通伤的症状和体征。

（2）眼内异物可引起外伤性虹膜睫状体炎、化脓性眼内炎及交感性眼炎等。若异物的化学性质不稳定,如铁质异物在眼内溶解氧化,可产生眼铁质沉着症;铜质异物在眼内组织沉着可产生眼铜质沉着症。

3. 心理-社会状况　了解患者是否有焦虑、悲伤和紧张等心理,评估患者的年龄、性别、职业、家庭状况及对本病的认识程度。

4. 辅助检查　X射线、CT检查、B超,可明确眼内有无异物,并确定异物的性质。MRI不能用于磁性异物检查。

【治疗要点/原则】

1. 手术治疗　眼球内铁质、铜质异物对眼内组织有严重损害,须及早取出。磁性异物可用电磁铁吸出,非磁性异物需要通过玻璃体切割术取出。

2. 防治感染　全身及眼局部应用抗生素防治眼内感染,酌情使用糖皮质激素以减轻眼内反应。感染性眼内炎者,可行玻璃体腔注射抗生素、玻璃体切割术治疗。

【护理诊断/问题】

1. 感知觉紊乱:视力下降　与异物引起内组织损伤及积血有关。
2. 知识缺乏　缺乏眼内异物伤的预防知识。
3. 焦虑恐惧　与担心异物伤影响视功能和眼部外形有关。
4. 潜在并发症　外伤性白内障、眼内炎、铁质或铜质沉着症、交感性眼炎。

【护理措施】

1. 日常护理

(1) 清理异物:伤口处存在多种异物时,应根据其化学性质稳定性妥善安排清理顺序。一般眼球内铁质、铜质异物对眼组织损害严重,需及早取出;泥沙、玻璃等异物化学性质相对稳定,可稍后处理;手术患者及时做好术前准备,为防污染眼球,禁忌剪睫毛和结膜囊冲洗。

(2) 防治感染:全身及眼局部应用抗生素防治眼内感染,酌情使用糖皮质激素以减轻眼内炎症反应。遵医嘱及时用药,并观察疗效及不良反应。

(3) 病情观察:密切观察患者视力和伤口的变化;有无眼铁质及铜质沉着症等。若非受伤眼出现眼痛、畏光、流泪及视力下降等症状,应警惕交感性眼炎。

2. 心理护理

(1) 讲解眼异物伤疾病的特点及危害,鼓励患者表达焦虑或恐惧的情绪,使其尽可能平复情绪,能理解、配合治疗和护理措施。

(2) 指导患者掌握自我心理调整的方法,如同病友谈心、听广播、听音乐等。

3. 健康教育

(1) 向患者及家属普及交感性眼炎的相关知识,早发现、早治疗。
(2) 重视生活与生产安全教育,预防眼外伤的发生。

第四节　眼化学伤

眼化学伤(ocular chemical injury)指化学物品的溶液、粉尘或气体接触眼部,引起眼部损伤,也称化学性烧伤。眼化学伤包括酸性和碱性烧伤,临床上以碱性化学伤更多见,多发生在化工厂、实验室或施工场所。眼化学伤属眼科危急重症,其病情的轻重和预后与化学物质的性质、浓度、量的多少,以及化学物质接触眼部的时间、急救措施是否恰当等因素密切相关。

【病因与发病机制】

酸性化学伤致伤物多为硫酸、盐酸和硝酸等,低浓度的酸性溶液仅引起局部刺激,高浓度的酸性溶液会使组织蛋白凝固变性坏死,一定程度上阻止酸性物质继续向深层渗透扩散,组织损伤相对较轻,修复较快、预后较好。碱性化学伤致伤物多为氢氧化钠、石灰、氨水等,由于碱能溶解脂肪和蛋白质,与组织接触后能够迅速扩散渗透到深层和眼内,使眼组织细胞分解坏死。因此,碱性眼化学伤损伤较重,修复时间长、病情反复、久治不愈,预后极差。

【护理评估】

1. 健康史　询问是否有化学物质进入眼部,了解致伤物的类型、浓度、剂量、作用方式及与眼部接触时间,有无经过眼部冲洗或其他处理方法。

2. 身体状况　根据酸碱烧伤后的组织反应,可分为轻、中、重度3种不同程度的烧伤。患者可有不同程度的灼痛、畏光、流泪、视力下降等症状。

(1)轻度:表现为眼睑皮肤潮红、轻度结膜充血水肿、角膜上皮点状脱落或水肿,数日后水肿消退,上皮修复,痊愈后不留瘢痕,无明显并发症,视力多不受影响。

(2)中度:眼睑皮肤有水疱或糜烂,结膜水肿,出现小片状缺血性坏死;角膜混浊、水肿,上皮完全脱落呈白色凝固,愈后留有角膜斑翳,视力下降。

(3)重度:多为强碱引起,眼睑及结膜全层坏死,角膜全层灰白或呈瓷白色,可有溃疡或穿孔;可引起虹膜睫状体炎、继发性青光眼及并发性白内障。角膜溃疡愈合后会形成角膜白斑、角膜葡萄肿或眼球萎缩。最终可引起视功能或眼球的丧失。

3. 心理-社会状况　评估患者及其家属对化学伤的认识程度,了解是否有焦虑、紧张、恐惧等心理,评估患者的年龄、性别、职业、家庭经济状况等。

4. 辅助检查　裂隙灯显微镜下观察角膜和结膜的病变情况。

【治疗要点/原则】

1. 争分夺秒、就地取材、彻底冲洗,是眼化学伤始发期的急救原则。

2. 眼部进行适当的创面清创处理,清除颗粒样物质与失活的眼表组织;同时用1%阿托品滴眼液或眼膏散瞳,防止虹膜后粘连。

3. 抗生素滴眼液或眼膏涂结膜囊,必要时全身应用抗生素预防感染。

4. 病情相对稳定后,应对后遗症进行妥善处理。针对具体病症,选择合适的手术,如睑及结膜囊成形术、睑外翻矫正术、睑球粘连分离术等。出现继发性青光眼时,应用药物降低眼压,或行睫状体冷凝术或810 nm激光光凝术。

【护理诊断/问题】

1. 急性疼痛　与化学物质入眼后灼伤眼内组织有关。

2. 感知觉紊乱:视力下降　与化学物质进入眼后破坏视功能有关。

3. 知识缺乏　缺乏相关急救及预防知识。

4. 焦虑　与担心化学伤影响视功能和眼部外形有关。

5. 潜在并发症　睑球粘连、眼睑外翻或内翻、青光眼。

【护理措施】

1. 现场急救　眼化学伤发生后,立即就地取水,用大量清水(如河水、井水、自来水或饮用矿泉水等)充分冲洗眼部,或用脸盆盛水,将面部浸入水中;冲洗时应翻转眼睑、转动眼球,暴露穹隆部,至少冲洗30 min,将结膜囊内的化学物质彻底洗出。如有块状化学物质紧贴或嵌入眼组织内,可用棉签擦除,必要时剪开结膜,彻底清除化学物质。

2. 用药护理　医务人员接诊后,继续用生理盐水或其他药物冲洗眼部,特别是穹隆部与睑板下沟处,清除残存化学物质,直到试纸测试结膜囊pH正常。

3. 病情观察　密切观察视力变化,观察眼睑、结膜、角膜及眼内组织病变的变化,若眼部充血、红肿及眼压升高,及时告知医师并遵医嘱给予降眼压药物。

4. 生活护理　若患者双眼视力受损,应协助其生活护理,并做好安全指导,防止跌倒、坠床等不良事件发生。

5. 疼痛护理　评估患者的疼痛程度,遵医嘱给予口服镇静或止痛药。

6. 心理护理

(1)眼化学伤是意外伤,又直接影响视功能和眼部外观,患者一时很难接受,多有焦虑、悲伤的心理,应耐心向患者解释病情及治疗情况,消除患者的恐惧,帮助患者保持情绪稳定,配合治疗。

(2)若患者双眼视力受损时,应积极协助患者生活自理。

7. 健康教育

(1)向患者宣教发生眼化学伤最重要的处理是现场急救,应争分夺秒、就地取材、彻底冲洗,然后再送医院进一步处理。

(2)提高安全意识,告知患者眼化学伤的危害,建立预防为主的意识。从事相关工作者,工作时佩戴防护眼镜。

本章小结

本章重点介绍各类眼外伤患者的护理。眼顿挫伤是由机械的钝力直接伤及眼部,造成眼组织的器质性病变及功能障碍。眼球穿通伤是指由锐器刺破或异物碎片击穿眼球壁所致的眼球损伤。眼异物伤可分为角膜、结膜异物伤和眼内异物伤。护理时应及时清除异物、缝合伤口以恢复眼球的完整性,局部及全身应用抗生素防治感染与并发症。眼化学伤指化学物品的溶液、粉尘或气体接触眼部,引起眼部损伤,也称化学性烧伤,常见酸性和碱性烧伤,应争分夺秒,在现场进行彻底冲洗是护理的关键。

思考题

1. 简述眼球穿通伤患者的健康教育内容。
2. 简述眼化学伤患者始发期的现场急救原则。

第二篇

耳鼻咽喉科护理

第十五章 耳鼻咽喉部的应用解剖及生理

学习目标

知识目标:掌握耳、鼻、咽、喉、气管、支气管、食管的解剖结构和生理功能,咽鼓管的生理功能;熟悉各鼻窦开口及鼻窦分组、咽淋巴环、咽部筋膜间隙、喉腔分区、支气管树、食管生理狭窄的临床意义。

能力目标:运用耳、鼻、咽、喉的解剖和生理知识分析常见疾病的病因、病理、临床表现。

素质目标:培养学生严谨、认真的学习态度。

第一节 耳

一、耳的应用解剖

耳(ear)分为外耳(external ear)、中耳(middle ear)和内耳(inner ear)3个部分(图15-1)。耳的主要结构位于颞骨中。

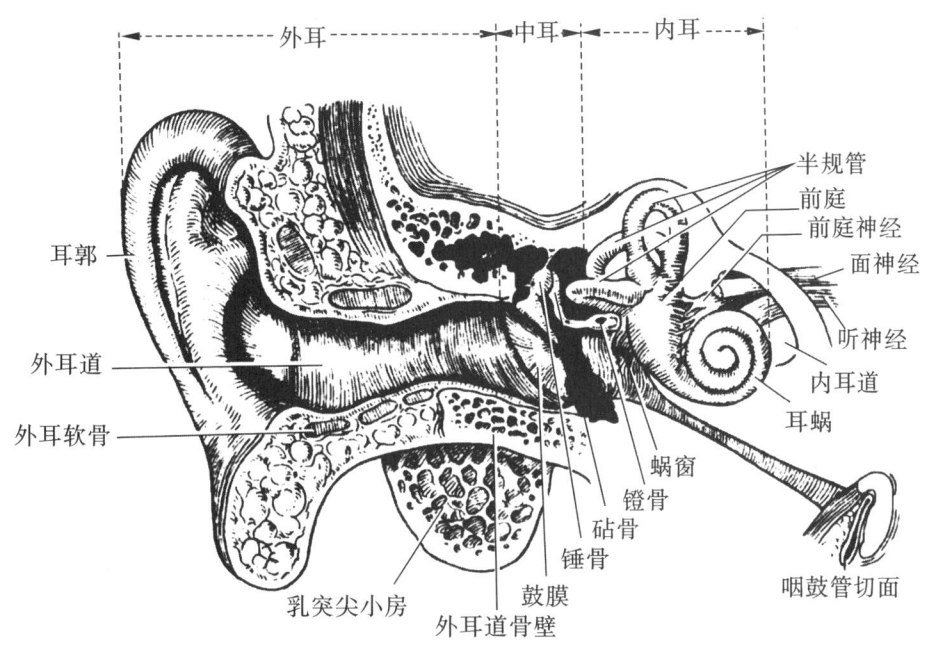

图 15-1 耳的解剖关系示意

(一)外耳

外耳包括耳郭和外耳道。

1. 耳郭(auricle)　内为软骨支架,外覆皮肤,左右对称,分前(外)面和后(内)面。耳郭前(外)面凹凸不平,有耳轮、耳轮脚、耳郭结节(或称Darvin结节)、三角窝、舟状窝、耳甲艇、耳甲腔、耳屏、对耳屏和耳屏间切迹等。耳屏下方无软骨的部分名为耳垂。耳郭后面较平整而稍隆起,其附着处称耳郭后沟,为耳科手术定位的重要标志。

2. 外耳道(external acoustic meatus)　由软骨部和骨部组成,略呈S形弯曲,长2.5~3.0 cm。成人外耳道外1/3为软骨部,内2/3为骨部。检查成人外耳道深部或鼓膜时,需将耳郭向后、上、外方提起,使外耳道呈一条直线。

3. 外耳的神经、血管及淋巴　外耳的神经来源有下颌神经的耳颞支和迷走神经的耳支,前者分布于外耳道前壁,故牙痛时可引起反射性耳痛;后者分布于外耳道后壁,故刺激外耳道后壁皮肤时,可引起反射性咳嗽。外耳的血液由颞浅动脉、耳后动脉和上颌动脉供给。耳郭前面的淋巴流入耳前淋巴结与腮腺淋巴结,耳郭后面的淋巴流入耳后淋巴结。

(二)中耳

中耳由鼓室、咽鼓管、鼓窦及乳突4个部分组成。

1. 鼓室(tympanic cavity)　为颞骨内最大的不规则含气腔,位于鼓膜与内耳外侧壁之间。鼓室前方经咽鼓管与鼻咽部相通,后方经鼓窦入口与鼓窦及乳突气房相通。以鼓膜紧张部的上、下缘为界,可将鼓室分为上鼓室、中鼓室、下鼓室。

2. 咽鼓管(pharyngotympanic tube)　位于颞骨鼓部与岩部交界处,为沟通鼓室与鼻咽的管道。成人咽鼓管全长约35 mm。外1/3为骨部,内2/3为软骨部;鼓室口位于鼓室前壁上部,咽口位于鼻咽侧壁,下鼻甲后端的后上方。自鼓室口向内、向前、向下达咽口,故咽鼓管与水平面约成40°角,与矢状面约成45°角。骨与软骨部交界处最窄，称为峡，长约2 mm，内径约1 mm。当张口、吞咽、打呵欠、歌唱时可使咽口开放，以调节鼓室气压，从而保持鼓膜内、外压力的平衡。成人咽鼓管的鼓室口约高于咽口2.0～2.5 cm，小儿的咽鼓管接近水平，管腔较短，约为成人的1/2，内径较宽，故小儿咽部感染较易经此管侵入中耳。

3.鼓窦(tympanic antrum)　为鼓室后上方的含气腔，前与上鼓室、后与乳突气房相连，出生时即存在。鼓窦向前经鼓窦入口与上鼓室相通，向后下通乳突气房。成人鼓窦的大小、形状、位置因人而异，并与乳突气化的程度有直接关系。

4.乳突(mastoid process)　乳突气房分布范围因人而异。根据气房发育程度，乳突可分为4种类型。①气化型：乳突全部气化，气房较大而间隔的骨壁较薄，此型约占80%。②板障型：乳突气化不良，气房小而多，形如颅骨的板障。③硬化型：乳突未气化，骨质致密，多由婴儿时期鼓室受羊水刺激、细菌感染或局部营养不良所致。④混合型：上述3型中有任何2型或3型同时存在者。

(三)内耳

内耳又称迷路，埋藏于颞骨岩部，结构复杂而精细，内含听觉和前庭器官。按解剖和功能可分为前庭、半规管和耳蜗3个部分。从组织学上内耳分为骨迷路与膜迷路，两者形状相似，骨迷路内有膜迷路，膜迷路内有听觉与位置觉感受器。骨迷路与膜迷路之间充满外淋巴液，而膜迷路含有内淋巴液，内、外淋巴液互不相通。

1.骨迷路　骨迷路由致密的骨质构成，包括耳蜗、骨半规管、前庭三部分。

(1)前庭(vestibule)：位于耳蜗和半规管之间，略呈椭圆形，容纳椭圆囊及球囊。借一椭圆孔与耳蜗的前庭阶相通；后上部稍宽，有3个骨半规管的5个开口。前庭的外壁即鼓室内壁的一部分，有前庭窗和蜗窗。

(2)骨半规管(semicircular canals)：位于前庭的后上方，每侧有3个半规管，各为3个约2/3环形的骨管，互相成直角；每个半规管的两端均开口于前庭。

(3)耳蜗(cochlea)：位于前庭的前部，形似蜗牛壳，主要由蜗轴和骨蜗管组成。骨蜗管(蜗螺旋管)旋绕蜗轴2.5～2.75周。

2.膜迷路　膜迷路由膜管和膜囊组成，悬浮于外淋巴液中，自成一密闭系统，称内淋巴系统。可分为椭圆囊、球囊、膜半规管及膜蜗管，各部相互连通。膜迷路内包含司平衡和听觉的结构，包括位觉斑、壶腹嵴、内淋巴囊和膜蜗管。

3.内耳的血管　迷路血供主要来自迷路动脉，又称内听动脉。内耳静脉与动脉的分布不同。静脉血液分别汇成迷路静脉、前庭导水管静脉及蜗水管静脉，然后流入侧窦或岩上窦及颈内静脉。

4.第Ⅷ对脑神经及其传导路径　第Ⅷ对脑神经于延髓和脑桥之间离开脑干，偕同面神经进入内耳道后即分为前后两支。前支为蜗神经，后支为前庭神经。

二、耳的生理

耳具有听觉和平衡两大生理功能。

(一)听觉功能

1.声音传入内耳的途径　声音除通过鼓膜和听骨链传入内耳外，还可通过颅骨传导到内耳，前者称空气传导(简称气导)，后者称骨传导(简称骨导)。正常情况下，以空气传导为主。

(1)空气传导：空气传导(air conduction，AC)的过程可简示如下。

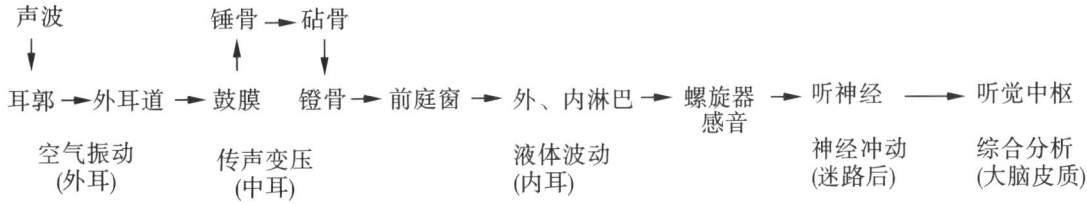

(2)骨传导:骨传导(bone conduction,BC)即声波直接通过颅骨振动外淋巴,并激动耳蜗的螺旋器产生听觉。

2.外耳的生理　耳郭收集并传递声波到外耳道,声音抵达两耳时存在时间和强度差别,两侧耳郭的协同集声又可以起到辨别声源方向的作用。外耳道还对声波起共振作用。

3.中耳的生理　中耳的主要功能为传递外耳道空气中的声能到耳蜗的淋巴液。中耳传音通过鼓膜和听骨链组成的传声变压结构,把空气中的声波振动能量高效而顺利地传入内耳淋巴液体中。

(1)鼓膜:由于鼓膜的有效振动面积约为 55 mm^2,比镫骨足板面积 3.2 mm^2 大 17 倍,因此从鼓膜表面的声压传到镫骨足板时可增加 17 倍。

(2)听骨链:锤骨柄长度为砧骨长突的 1.3 倍,听骨链的杠杆作用使声压增加 1.3 倍。

(3)咽鼓管:①保持中耳内、外压力平衡。咽鼓管软骨部具有弹性,当吞咽、打哈欠、咀嚼、打喷嚏时可使咽鼓管开放,从而调节鼓室内气压使其与外界大气压保持平衡。②引流作用。鼓室与咽鼓管黏膜的杯状细胞及黏液腺产生的黏液,借纤毛运动不断向鼻咽部排出。③防声作用。咽鼓管平时处于闭合状态,能阻挡说话声、呼吸声等自体声响经咽鼓管直接传入鼓室并振动鼓膜。④防止逆行感染的作用。咽鼓管软骨部黏膜较厚,表面的皱褶有活瓣作用,加上黏膜上皮的纤毛运动,对阻止鼻咽部的液体、异物及感染病灶等进入鼓室有一定的作用。

4.耳蜗的生理　①感音功能:将传入的声能转换成适合刺激蜗神经末梢的形式。②对声音信息的编码:即分析传入声音的特性(如频率与强度),以使大脑能处理该刺激声中包含的信息。

5.听神经的生理　将耳蜗毛细胞机-电转换的信息向听觉系统各级中枢传递。

(二)平衡功能

人体主要依靠前庭、视觉和本体感觉这 3 个系统的外周感受器感受身体运动、位置,以维持身体的平衡。这 3 个系统中前庭系统最为重要,前庭感受器主司感知头位及其变化。半规管壶腹嵴感受头的旋转运动,球囊及椭圆囊主要感受头部直线加速度运动的刺激。

第二节　鼻

一、鼻的应用解剖

鼻(nose)由外鼻、鼻腔和鼻窦 3 个部分构成。

(一) 外鼻

外鼻(external nose)位于面部中央,呈三棱锥体状,前棱最高部为鼻根,向下依次为鼻梁及鼻尖,鼻梁两侧为鼻背,鼻尖两侧为鼻翼。该三棱锥体的底部即鼻底,鼻底上有前鼻孔,两前鼻孔间是鼻小柱。鼻翼向外下与面颊交界处有一浅沟,即鼻唇沟。外鼻由骨和软骨构成支架。外鼻外覆皮肤和皮下组织,鼻尖、鼻翼及鼻前庭皮肤富有皮脂腺、汗腺和毛囊,为鼻疖、痤疮、酒渣鼻的好发部位。外鼻的静脉主要经内眦静脉和面静脉汇入颈内静脉,内眦静脉又可经眼上静脉、眼下静脉与海绵窦相连通。面部静脉无瓣膜,血液可双向流动,所以当挤压鼻或上唇疖肿时,可引起致命的海绵窦血栓性静脉炎。临床上将鼻根部至上唇三角形区域称为"危险三角区"。

外鼻的运动神经为面神经颊支,感觉神经主要是三叉神经第一支(眼神经)和第二支(上颌神经)的一些分支。

(二) 鼻腔

鼻腔(nasal cavity)左右各一,呈三角形,顶窄底宽。前鼻孔连外鼻,后鼻孔通鼻咽。由鼻中隔分为左右两侧,由鼻内孔将每侧鼻腔分为前后两部分,即鼻前庭及固有鼻腔。

1. **鼻前庭** 鼻前庭前界为前鼻孔,后界为鼻内孔,鼻内孔是鼻腔的最狭窄处,鼻前庭的皮肤与固有鼻腔黏膜交界处的弧形隆起称为鼻阈,与鼻阈相对应的内侧鼻中隔与外下方的鼻腔底部隆起共同构成鼻内孔。鼻前庭有皮肤覆盖,其特征是皮肤富有鼻毛,并富含皮脂腺和汗腺,故易发生疖肿;由于皮肤与软骨紧密连接,一旦发生疖肿,疼痛明显。

2. **固有鼻腔** 固有鼻腔简称鼻腔,前界为鼻内孔,后界为后鼻孔。固有鼻腔经鼻内孔与鼻前庭交通,有4个壁。

(1) 内侧壁:即鼻中隔(nasal septum),主要由鼻中隔软骨、筛骨正中板和犁骨构成。筛前动脉、筛后动脉、鼻腭动脉、腭大动脉和上唇动脉在鼻中隔前下部的黏膜内吻合,形成动脉网,此处称为利特尔区,又称易出血区,是鼻出血的好发部位。

(2) 外侧壁:为鼻解剖结构中最复杂的区域,也和鼻窦炎的发病有密切关系。从下到上有3个呈阶梯状排列的长条骨片,依次称为下、中、上鼻甲。各鼻甲的外下方均有一裂隙样空间,对应地依次称为下、中、上鼻道。各鼻甲与鼻中隔之间的空间称为总鼻道。

1) 下鼻甲及下鼻道:下鼻甲(inferior turbinate)是位置最靠前、最大的鼻甲,其前端接近鼻阈,后端距咽鼓管咽口1.0~1.5 cm。下鼻甲肿胀或肥厚时可引起鼻塞,也可影响咽鼓管咽口而出现耳闷、耳聋等耳部症状。下鼻道前上方有鼻泪管的开口。下鼻道外侧壁前端距下鼻甲前端附着处1.0~1.5 cm处骨质最薄,是上颌窦穿刺冲洗的最佳进针位置。

2) 中鼻甲及中鼻道:中鼻甲(middle turbinate)属筛骨的一部分,为筛窦内侧壁的标志,依次附着于筛窦顶壁和筛骨水平板的连接处及纸样板。中鼻道外侧壁上有2个隆起,前下者呈弧形嵴状隆起,称钩突,其后上者称筛泡,属筛窦结构,内含1~4个气房。中鼻甲、中鼻道及其附近的区域统称为"窦口鼻道复合体",该区域的解剖结构异常和病理改变会影响鼻窦的通气和引流,导致鼻-鼻窦炎。

3) 上鼻甲和上鼻道:上鼻甲(superior turbinate)是3个鼻甲中最小的一个,亦属筛骨结构,位于鼻腔外侧壁上后部位,前鼻镜检查一般看不到上鼻甲。上鼻甲后端的后上方有蝶筛隐窝,是蝶窦开口所在。上鼻道有后组筛窦的开口。

(3) 顶壁:呈穹隆状。前段倾斜上升,由鼻骨和额骨鼻突构成;后段倾斜向下,即蝶窦前壁;中段水平,为分隔颅前窝的筛骨水平板,属颅前窝底的一部分。板上多孔(筛孔),故又名筛板,筛板菲薄而脆,较易因外伤或手术误伤导致脑脊液鼻漏或鼻源性颅内并发症。

(4)底壁:即硬腭的鼻腔面,与口腔相隔。前3/4由上颌骨腭突构成,后1/4由腭骨水平部构成。

鼻腔黏膜分为嗅区和呼吸区黏膜。以中鼻甲游离缘为界,其上方鼻甲与鼻中隔之间的间隙称为嗅沟或嗅裂,此部位的鼻腔黏膜是嗅区黏膜。下部呼吸区黏膜上皮含有纤毛细胞,纤毛由前向后摆动,排出有害物质和分泌物;黏膜上皮还含有丰富的腺体及杯状细胞,且毛细血管与小静脉之间形成海绵状血窦,具有重要的生理和病理意义。

鼻腔的血管:动脉主要来自眼动脉和上颌动脉。鼻腔前部、后部、下部的静脉最后汇入颈内静脉、颈外静脉,鼻腔上部的静脉经眼静脉汇入海绵窦,亦可经筛静脉汇入颅内的静脉和硬脑膜窦。

(三)鼻窦

鼻窦(nasal sinuses)是鼻腔周围颅面骨中含气空腔,左右成对,共4对,依其所在的颅骨面命名,称为上颌窦、筛窦、额窦和蝶窦。与鼻腔的发育不同,鼻窦主要在出生后发育。依照窦口引流的位置和方向以及各个鼻窦的位置,将鼻窦分为前、后两组。前组鼻窦包括上颌窦、前组筛窦和额窦,均开口于中鼻道;后组鼻窦包括后组筛窦和蝶窦,前者开口于上鼻道,后者开口于蝶筛隐窝(图15-2)。

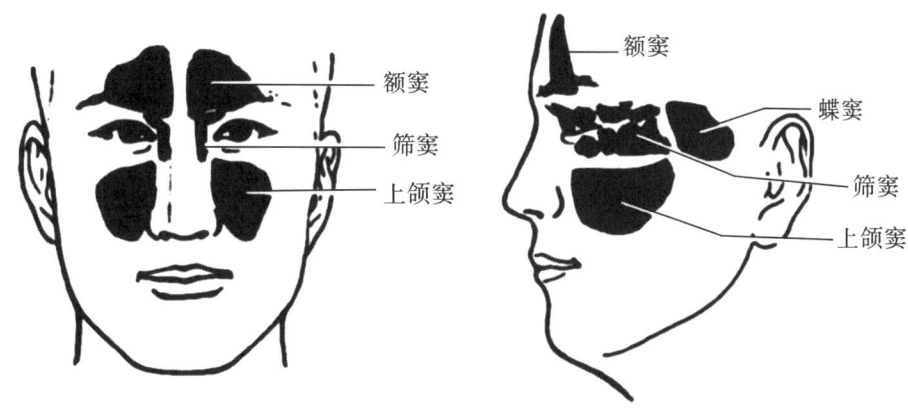

图15-2 鼻窦的面部投影

1. 上颌窦(maxillary sinus) 为4对鼻窦中最大的,平均容积约13 mL,上颌窦有5个壁。①前壁:中央薄面凹陷,在尖牙窝之上、眶下缘之下12 mm处有一骨孔称眶下孔,眶下神经及血管由此通过。②后外壁:与翼腭窝与颞下窝毗邻,严重鼻出血时,可去除该壁结扎上颌动脉;上颌窦恶性肿瘤侵及此壁翼内肌可致张口困难。③内侧壁:为中鼻道和下鼻道外侧壁的大部分,在近鼻底处骨质较厚,向上逐渐变薄,下鼻甲附着处最薄,是经下鼻道进行上颌窦穿刺的最佳部位。④上壁:即眼眶的底壁,眶下神经血管及神经穿过此壁的眶下管出眶下孔至尖牙窝;眼眶底壁骨折时,可出现眼球活动受限、复视及眼球内陷。⑤底壁:即上颌骨的牙槽突。

2. 筛窦(ethmoid sinus) 是鼻腔外侧壁上部与眼眶之间、蝶窦之前、前颅底之下的蜂窝状气房,为四组鼻窦中解剖关系最复杂、自身变异最多、与毗邻器官联系最密切的解剖结构,故又称筛迷路。筛窦气房视其发育程度不同而异,从数个到30个不等。筛窦被中鼻甲基板分为前组筛窦和后组筛窦,前组筛窦开口于中鼻道,后组筛窦开口于上鼻道。

3. 额窦(frontal sinus) 位于额骨的内板和外板之间,左右各一。额窦向内下走行过程中逐渐变窄,尤其以位于额窦底部的额窦口处最为狭窄。位于额窦前壁的上颌骨额突决定额窦口开口的大小,把该突起称之为"鼻崤"或"额嘴",是典型的解剖学标志。

4. 蝶窦(sphenoid sinus) 蝶窦是蝶骨体气化发育而成。蝶窦各壁尤其是外侧壁、上壁和后壁,毗邻关系复杂,是鼻窦手术开放蝶窦或蝶窦内手术比较危险的区域:①外侧壁与颅中窝、海绵窦、颈内动脉和视神经管毗邻。②顶壁上方为颅中窝的底,呈鞍形,称之为蝶鞍。③前壁参与构成鼻腔顶的后段和筛窦的后壁(蝶筛板)。上1/3近鼻中隔处为蝶窦自然开口。④后壁骨质较厚,毗邻枕骨斜坡。⑤下壁即后鼻孔上缘和鼻咽顶,翼管神经孔位于下壁外侧的翼突根部。

二、鼻的生理

(一)鼻腔

1. 呼吸功能 当吸入的气体抵达鼻阈时,可产生一定的阻力。正常鼻阻力有助于吸气时形成胸腔负压,使肺泡扩张和增大气体交换面积,同时也使呼气时气体在肺泡内停留的时间延长,因此,鼻阻力的存在对充分保证肺泡气体交换过程的完成有重要作用。

2. 保护功能 鼻腔对吸入的气体有清洁过滤、加温加湿功能。其机制如下。①鼻毛可以阻挡、过滤吸入气体中较大的粉尘颗粒;②反射性喷嚏可以排出吸入之异物、颗粒或刺激性气体;③在呼吸区黏膜下层含有丰富的黏液腺和浆液腺,能产生大量分泌物,在黏膜表面形成一层随纤毛运动而不断向后移动的黏液毯,能黏附小的尘埃和微生物,借纤毛运动经鼻咽部排出;④鼻腔分泌物中含有各种特异性和非特异性化学保护物质,如免疫球蛋白、溶菌酶等,构成鼻黏膜的免疫屏障。

3. 温度、湿度调节功能 鼻腔黏膜血管(主要是海绵状血窦)的舒缩作用及丰富的血供,使吸入鼻腔的气流温度接近正常体温。鼻黏膜每昼夜能分泌1000 mL左右的渗出液。

4. 嗅觉功能 嗅觉功能主要依赖嗅区黏膜及其中的嗅细胞。吸入鼻腔内含有气味的微粒到达嗅区黏膜,刺激嗅细胞产生神经冲动,经嗅神经通路传至嗅觉中枢而感知嗅觉。嗅觉起着识别、报警、增进食欲、影响情绪等作用。

5. 共鸣作用 鼻腔在发声时起共鸣作用。鼻塞时出现闭塞性鼻音,鼻咽腔闭合不全或不能关闭时可出现开放性鼻音。

(二)鼻窦

一般认为鼻窦对鼻腔的共鸣功能有辅助作用,并可减轻头颅重量,缓冲外来冲击力,对重要器官有一定的保护作用。

第三节 咽

一、咽的应用解剖

咽(pharynx)是呼吸道和消化道上端的共同通道,上宽下窄、前后扁平,略呈漏斗形。咽上起颅底,下至环状软骨下缘平面(约平第6颈椎),成人全长约12 cm。前面与鼻腔、口腔和喉腔相通,后壁与椎前筋膜相邻,两侧与颈部大血管和神经毗邻。

(一)咽的分部

咽自上而下分为鼻咽、口咽和喉咽3个部分。

1. 鼻咽（nasopharynx） 又称上咽，位于颅底与软腭平面之间。前方以后鼻孔为界与鼻腔相通，后壁平对第1、2颈椎，下方与口咽相通。顶部黏膜下有丰富的淋巴组织聚集，呈橘瓣状，称腺样体，又称咽扁桃体。左右两侧有咽鼓管咽口、咽鼓管扁桃体、咽鼓管圆枕及咽隐窝；咽鼓管咽口位于下鼻甲后端后方1.0～1.5 cm处；咽鼓管圆枕后上方与咽后壁之间的凹陷区，称咽隐窝，是鼻咽癌好发部位之一。

2. 口咽（oropharynx） 又称中咽，是口腔向后方的延续部，位于软腭与会厌上缘平面之间，通常所谓咽部即指此区。后壁平对第2、3颈椎体，黏膜下有散在的淋巴滤泡。前方经咽峡与口腔相通。侧壁由软腭向下分出两腭弓，居前者称腭舌弓，又名前腭弓，居后者称腭咽弓，又名后腭弓，两弓之间为扁桃体窝，腭扁桃体位于其中。在腭咽弓的后方有纵行条索状淋巴组织，名咽侧索。

口腔顶盖称腭。前2/3为硬腭，由上颌骨腭突和腭骨组成；后1/3为软腭，口腔下方为舌和口底部。舌的后1/3称舌根，上面有淋巴组织团块，称舌扁桃体。舌下面的黏膜结缔组织突出于中央，向下移行于口底，称舌系带；其两侧有下颌下腺开口处。

3. 喉咽（laryngopharynx） 又称下咽，位于会厌上缘平面与环状软骨下缘平面之间，向下连接食管。后壁平对第3～6颈椎；前面自上而下有会厌、杓状会厌襞和杓状软骨所围成的入口，称喉口，与喉腔相通。

（二）咽的筋膜间隙

在咽筋膜与邻近的筋膜之间有疏松组织间隙，较重要的有咽后隙和咽旁隙。这些间隙的存在，有利于咽腔在吞咽时的运动，协调头颈部的自由活动，获得正常的生理功能。咽间隙的存在既可将病变局限于一定范围之内，又为病变的扩散提供了途径。

（三）咽的淋巴组织

咽黏膜下淋巴组织丰富，较大淋巴组织团块呈环状排列，称为咽淋巴环，主要由咽扁桃体（腺样体）、咽鼓管扁桃体、腭扁桃体、咽侧索、咽后壁淋巴滤泡及舌扁桃体等组成内环。内环淋巴流向颈部淋巴结，后者又互相交通，自成一环，称外环，主要由咽后淋巴结、下颌角淋巴结、颏下淋巴结等组成。咽部淋巴均流入颈深淋巴结。

1. 腺样体 又称咽扁桃体（pharyngeal tonsil），位于鼻咽顶壁与后壁交界处，表面不平，有5～6条纵行沟隙，居中的沟隙最深，形成中央隐窝，在其下端有时可见胚胎期残余的凹陷，称咽囊。腺样体出生后即存在，6～7岁时最显著，一般10岁以后逐渐退化萎缩。腺样体肥大可引起鼻阻塞、打鼾等症状，也可影响咽鼓管功能，引发中耳炎。

2. 腭扁桃体 习称扁桃体，位于口咽两侧腭舌弓与腭咽弓围成的三角形扁桃体窝内，为咽淋巴组织中最大者。扁桃体可分为内侧面、外侧面、上极和下极。除内侧面外，其余部分均由结缔组织所形成的被膜包裹。扁桃体内侧面有鳞状上皮黏膜覆盖，黏膜上皮向扁桃体实质陷入形成6～20个深浅不一的盲管称为扁桃体隐窝。

3. 舌扁桃体 位于舌根部，呈颗粒状，大小因人而异，含有丰富的黏液腺，有短而细的隐窝，隐窝及周围的淋巴组织形成淋巴滤泡，构成舌扁桃体。

二、咽的生理

咽为呼吸与消化的共同通道，具有下列生理功能：

1. 呼吸功能 咽不仅是呼吸时气流出入的通道，而且咽黏膜内或黏膜下含有丰富的腺体，对吸入的空气有调节温度、湿度和清洁的作用，但弱于鼻腔的类似功能。

2. 言语形成功能　咽腔为共鸣腔之一,发声时,咽腔和口腔可改变形状,并由软腭、口、舌、唇、齿等协同作用,构成各种言语。

3. 吞咽功能　吞咽动作一经发动即不能中止。吞咽中枢位于延髓的网状结构内和迷走神经核附近。其传入神经包括来自软腭、咽后壁、会厌和食管等处的脑神经传入纤维。

4. 防御保护功能　主要通过咽反射来完成。一方面,协调的吞咽反射,可封闭鼻咽和喉咽,在吞咽或呕吐时,避免食物吸入气管或反流鼻腔;另一方面,当异物或有害物质接触咽部,会发生恶心呕吐,有利于异物及有害物质的排出。

5. 调节中耳气压功能　咽鼓管咽口的开放与咽肌的运动有关,尤其是与吞咽运动密切相关。吞咽动作不断进行,咽鼓管不断随之开放,中耳内气压与外界大气压得以平衡。

6. 扁桃体的免疫功能　人类的扁桃体、淋巴结、消化道集合淋巴小结和阑尾等均属末梢免疫器官。

第四节　喉

一、喉的应用解剖

喉(larynx)由软骨、肌肉、韧带、纤维组织和黏膜等构成,其形似锥形管腔状,位于舌骨之下的颈前正中部,上通喉咽,下连气管,在成人相当于第3~5颈椎平面之间,女性及儿童的喉部平面位置较男性稍高(图15-3)。

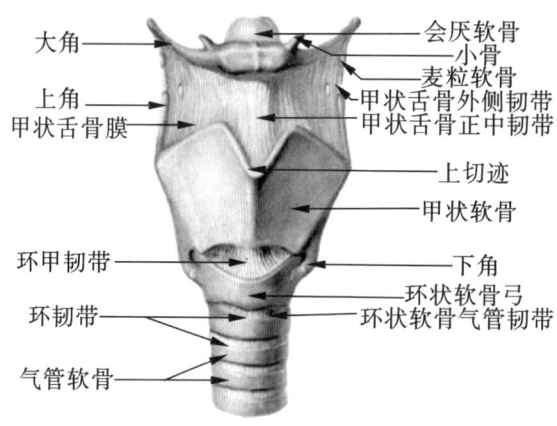

图15-3　喉前面观

(一)喉软骨

喉软骨构成喉的支架,单个较大的有会厌软骨、甲状软骨、环状软骨,成对较小的有杓状软骨、小角软骨和楔状软骨,喉软骨间由纤维韧带连接。

1. 会厌软骨(epiglottic cartilage)　呈叶片状,上宽下窄,稍卷曲。会厌软骨位于喉的上部,其表面覆盖黏膜,构成会厌。吞咽时会厌盖住喉入口,防止食物进入喉腔。会厌可分为舌面和喉面,舌面组织疏松,易患会厌炎。儿童时期会厌呈卷叶状,质较软。

2. 甲状软骨（thyroid cartilage） 为喉部最大软骨，由两块对称的四边形甲状软骨板在前方正中融合而成，和环状软骨共同构成喉支架的主要部分。甲状软骨正中上方呈 V 形凹陷，称甲状软骨切迹，是颈部中线的标志。男性甲状软骨前缘的角度较小，为直角或锐角，上端向前突出，形成喉结，是成年男性的特征之一。女性的这一角度近似钝角，故喉结不明显。左右两侧软骨板后缘分别向上、向下延伸，形成上角和下角，上角长、下角短。甲状软骨上缘与舌骨之间的薄膜称为甲状舌骨膜。

3. 环状软骨（cricoid cartilage） 位于甲状软骨之下，第一气管环之上。此软骨是喉气管中唯一完整的环形软骨，对保持喉气管的通畅至关重要。如果外伤或疾病引起环状软骨损伤，常可引起喉狭窄。环状软骨弓上缘与甲状软骨下缘之间有环甲膜，环甲膜中央为环甲膜穿刺处。

4. 杓状软骨（arytenoid cartilage） 呈三角锥形，左右各一，位于环状软骨板上缘。其底部和环状软骨之间形成环杓关节，其运动使声带张开或闭合。底部前端有声带突，为声带附着处。底部外侧为肌突，有环杓后肌和环杓侧肌附着其后部及前外侧面。

5. 小角软骨（corniculate cartilage） 位于杓状软骨的顶部，杓会厌皱襞之中。

6. 楔状软骨（cuneiform cartilage） 位于两侧杓会厌皱襞中，在小角软骨之前外侧。

（二）喉肌

喉肌分为内外两组。喉外肌位于喉的外部，将喉与周围结构连接，有固定喉、牵拉喉体上升或下降的功能，包括舌骨上肌群和舌骨下肌群，前者有下颌舌骨肌、二腹肌、茎突舌骨肌和颏舌骨肌；后者有甲状舌骨肌、胸骨舌骨肌、肩胛舌骨肌和胸骨甲状肌。喉内肌是与声带运动有关的肌肉，按其功能分为 5 组。

1. 使声门张开的肌肉 主要有环杓后肌，起自环状软骨板背面的浅凹，止于杓状软骨肌突的后面。该肌收缩使杓状软骨的声带突向外侧转动，将声门的后端分开，开大声门。

2. 使声门关闭的肌肉 有环杓侧肌和杓肌。杓肌附着在两侧杓状软骨上。环杓侧肌和杓肌收缩使声带内收，声门闭合。

3. 使声带紧张的肌肉 为环甲肌，环甲肌收缩时以环甲关节为支点，使甲状软骨和环状软骨弓的距离缩短，甲状软骨和杓状软骨的距离增加，从而拉紧声带，使声带紧张度增加。

4. 使声带松弛的肌肉 为甲杓肌，甲杓肌收缩使声带松弛，同时兼有声带内收、关闭声门的功能。

5. 使会厌活动的肌肉 包括杓会厌肌和甲状会厌肌。杓会厌肌收缩将会厌拉向后下方，使喉入口关闭；甲状会厌肌收缩将会厌拉向前上方，使喉入口开放。

（三）喉腔

喉腔上界为喉入口，下界相当于环状软骨下缘。被声带分隔成声门上区、声门区和声门下区（图 15-4）。

1. 声门上区（supraglottic portion） 声带以上的喉腔称为声门上区。其上界为由杓状软骨、杓会厌皱襞及会厌游离缘组成的喉入口，前壁为会厌软骨，后壁为杓状软骨，两侧为杓会厌皱襞。

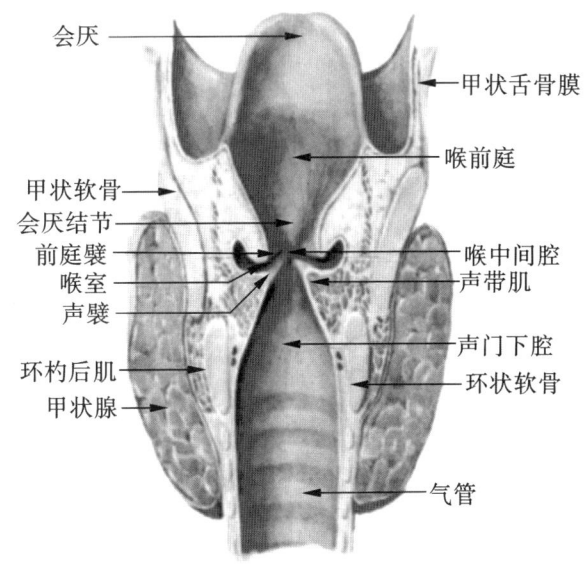

图 15-4 喉腔分区

喉入口与室带之间的区域称为喉前庭。声带上方与之平行的皱襞为室带,亦称假声带,声带和室带之间开口呈椭圆形的腔隙称为喉室,其前端向上向外延展成一小憩室,名喉室小囊,囊内有黏液腺分泌黏液,润滑声带。

2. 声门区(glottic portion)　两侧声带之间的区域称为声门区。声带左右各一,在室带下方,是由黏膜、声韧带、肌肉构成的白色带状组织,边缘整齐。声带张开时,出现一个等腰三角形的裂隙称声门裂,简称声门,为喉腔最狭窄处。声门裂的前端称前连合。

3. 声门下区(infraglottic portion)　位于声带下缘和环状软骨下缘之间,和气管相连,该腔上小下大。幼儿期该区黏膜下组织疏松,炎症时水肿严重易引起喉阻塞。

(四)喉的血管、淋巴和神经

1. 喉的血管　主要有甲状腺上动脉的分支喉上动脉和环甲动脉(又称喉中动脉)、甲状腺下动脉的分支喉下动脉。喉的静脉与动脉伴行,汇入甲状腺上、中、下静脉。

2. 喉的淋巴　以声门区为界分为声门上区组和声门下区组。声门上区的组织中有丰富的淋巴管,汇集于杓会厌皱襞后形成较粗大的淋巴管,主要进入颈深上淋巴结。声门下区组织中的淋巴管较少,汇集进入颈深下淋巴结。声门区的声带组织内淋巴管甚少。通常喉部的淋巴引流按区分开,左右不交叉。

3. 喉的神经　主要有喉上神经和喉返神经,均为迷走神经的分支。喉上神经分为内支和外支,外支为支配环甲肌的运动神经,维持声带张力;内支分布于声门上区黏膜,为感觉神经。喉返神经是喉的主要运动神经,左侧喉返神经绕主动脉弓上行,右侧喉返神经绕锁骨下动脉上行,支配除环甲肌外的喉内各肌的运动;同时也有一些感觉支支配声门下区黏膜的感觉。左侧喉返神经的径路较右侧长,故易发生声带麻痹。

二、喉的生理

喉是发声器官,又是呼吸道的门户,有以下四大生理功能:

1. 呼吸功能　喉是呼吸的通道,喉的声门裂又是呼吸通道最狭窄处。声带的内收或外展,可调节声门裂大小,声门裂大小的改变又可调节呼吸。当人们运动时声带外展,声门裂变大,以便吸入更多的空气;反之,安静时所需吸入的空气减少,声门裂就变小。声带运动受中枢神经系统反射作用调节进而维持正常的呼吸功能。

2. 发声功能　喉是发声器官,人发声的主要部位在声带。其音调的高低与声带振动频率有关,其频率又受声带的长度、张力、质量和呼出气体的强弱有关。声音的强度与肺部呼出气体和声门下气压成正比。发出的基频,受咽、口、鼻、鼻窦的共鸣作用影响而发生变化,又由舌、唇、齿、颊及软腭协调配合而完成语言构成。

3. 保护功能　喉的杓会厌皱襞、室带、声带具有括约肌作用,分别形成三道防线,防止误吸。吞咽时,喉被上提,会厌向后下盖住喉入口,形成保护下呼吸道的第一道防线;此时两侧室带内收向中线靠拢,形成第二道防线;同时声带也内收,声门闭合,形成第三道防线。此外,喉黏膜非常敏感,稍受刺激即可引起反射性咳嗽,将异物或痰咳出。喉黏膜还有加温和湿润吸入空气的作用。

4. 屏气功能　当机体在完成咳嗽、排便、分娩、举重物等生理功能时,需增加胸腔和腹腔内的压力,此时声带内收、声门紧闭,这就是屏气。声门紧闭时间随需要而定。

第五节　气管、支气管和食管

一、气管、支气管的应用解剖及生理

(一)气管、支气管的应用解剖

气管、支气管由软骨环、平滑肌、黏膜及结缔组织构成，始于喉的环状软骨下缘，通过胸腔入口进入上纵隔，下达平第5胸椎上缘水平分为左、右主支气管。成年人气管的长度为10~12 cm。气管黏膜为假复层纤毛柱状上皮，含有杯状细胞，与黏膜的腺体共同分泌浆液及黏液。气管由12~20个马蹄形透明软骨环构成支架，软骨环位于前壁和侧壁，缺口向后，由平滑肌及横行和纵行纤维组织封闭形成膜性后壁，并与食管前壁紧密附着。左、右主支气管的分界处有一纵行尖锐的嵴，称为气管隆嵴，又名隆突，是支气管镜检查时的重要标志，依此嵴为标志区分左、右侧主支气管。左、右侧主支气管分别进入两侧肺门后，继续分支如树枝状，其顺序如下。①主支气管：入左肺、右肺，称一级支气管。②肺叶支气管：右侧分3支，左侧分2支，分别入各肺叶，称二级支气管。③肺段支气管：入各肺段，称三级支气管。再继续分支最终以呼吸性细支气管通入肺泡管和肺泡。右侧主支气管较粗短，约2.5 cm，与气管纵轴的延长线约成20°~25°。左主支气管细而长，约5 cm，与气管纵轴的延长线约呈45°。因此气管异物易进入右侧支气管。

(二)气管、支气管的生理功能

1. 通气及呼吸调节功能　吸气时肺及支气管扩张，气体通过气管、支气管进入肺内，当气量到达一定容积时，引起位于气管、支气管内平滑肌中感受器的兴奋，冲动由迷走神经传入纤维传至延髓呼吸中枢，抑制吸气中枢，使吸气止，转为呼气。

2. 清洁功能　气管、支气管黏膜上皮中每个纤毛细胞顶部伸出约200根长约5 μm的纤毛，与杯状细胞和黏膜下腺体分泌的黏液及浆液在黏膜表面形成黏液纤毛传输系统。随空气被吸入的尘埃、细菌及其他微粒沉积在黏液层上，通过纤毛节律性击拍式摆动，黏液层由下而上的波浪式运动，推向喉部而被咳出。

正常的纤毛运动有赖于黏膜表面的黏液层，气道每天分泌约100~200 mL黏液，以维持纤毛正常运动。此外，吸入气体主要在鼻及咽部加温加湿，但气管、支气管亦有对吸入气体继续加温、加湿的作用，使气体进入肺泡时湿度可达84%左右，温度与体温相当。

3. 免疫功能　非特异性免疫除黏液纤毛传输系统的清洁功能、黏膜内的巨噬细胞吞噬和消化入侵的微生物外，还有一些非特异性可溶性因子，包括溶菌酶、补体、转铁蛋白、α_1-抗胰蛋白酶等。呼吸道细胞免疫主要是产生各种淋巴因子，如巨噬细胞移动抑制因子、巨噬细胞活化因子、淋巴毒素、转移因子、趋化因子等。

4. 防御性咳嗽和屏气反射　气管、支气管黏膜下富含感觉传入神经末梢，主要来自迷走神经，机械性或化学性刺激沿此神经传入延髓，再经传出神经支配声门及呼吸肌，引起咳嗽反射。当突然吸入冷空气及刺激性化学气体时，可反射性引起呼吸暂停，声门关闭和支气管平滑肌收缩的屏气反射使有害气体不易进入，保持下呼吸道不受伤害。

二、食管的应用解剖及生理

(一)食管的应用解剖

食管为一肌性管道,在环状软骨下缘,相当于第6颈椎水平,起于喉咽下端。食管分为颈段和胸段食管。食管有4个生理性狭窄:第1个狭窄即食管入口,在距上切牙16 cm处,是食管最狭窄处,异物最易嵌顿于此。食管镜检查时,不易通过入口,可待吞咽时进入。第2个狭窄相当于第4胸椎平面,由主动脉弓压迫食管左侧壁而成,食管镜检查时局部可见搏动,位于距上切牙23 cm处。第3个狭窄相当于第5胸椎平面,为左侧主支气管压迫食管前壁所形成,位于第2个狭窄下4 cm处。第4个狭窄相当于第10胸椎平面,是食管通过横膈裂孔处,位于距上切牙40 cm处。

食管壁厚约3～4 mm,从内到外由黏膜层、黏膜下层、肌层和外膜层组成。黏膜层内衬的上皮为鳞状上皮。黏膜下层主要由致密胶原结缔组织构成,肌层在食管上1/3段主要为横纹肌,中1/3段为横纹肌和平滑肌混合组成,而在下1/3段主要为平滑肌。最外面的外膜层为薄层结缔组织,含有神经和血管结构。

食管受交感神经和副交感神经的支配。交感神经纤维主要来自颈交感和胸交感链;副交感神经纤维主要来自迷走神经。

(二)食管的生理功能

食管的主要生理功能是将咽下的食团和液体运送到胃,并能阻止反流(有必要呕吐时除外)。食管具有分泌功能,但无吸收功能。食管壁黏膜下层有黏液腺分泌黏液,起润滑保护作用。食管下段黏液腺、混合腺更丰富,分泌更多黏液以保护食管黏膜免受反流胃液的刺激和损害。

本章小结

本章介绍了耳、鼻、咽喉、气管、食管的应用解剖及生理。耳部解剖中中耳对耳的声音传导起重要作用,平衡功能主要由内耳完成。鼻腔内丰富的血管和黏膜重在维持鼻腔的呼吸功能,温度、湿度调节功能,嗅觉功能。咽是呼吸道和消化道上端的共同通道,具有呼吸、吞咽、调节中耳气压、免疫及防御保护功能。喉既是发声器官,又是呼吸道的门户。气管对通气及呼吸调节、防御性咳嗽和屏气反射等功能起到重要作用。

思考题

1. 简述筛窦各壁解剖结构。
2. 简述咽鼓管的生理功能。

第十六章　耳鼻咽喉科患者护理概述

学习目标

知识目标：掌握耳鼻咽喉科患者护理评估的主要内容及评估方法；熟悉耳鼻咽喉科手术患者手术前后的常规护理要点及常见护理操作；了解耳鼻咽喉科常见检查方法。

能力目标：能正确运用护理程序对耳鼻咽喉科患者进行整体护理；能正确操作耳鼻咽喉科常用的护理技术操作，如外耳道滴药法、外耳道冲洗法、滴鼻法等。

素质目标：在护理工作中体现护士的人文关怀，以高度的同情心和责任感服务患者，培养良好的职业道德和价值观。

第一节　耳鼻咽喉科护理程序

护理程序（nursing process）是护士在为护理对象提供护理服务的活动过程中，通过一系列有目的、有计划、有步骤的行动，为服务对象提供生理、心理、社会、文化及发展的整体护理的基本工具。护理程序由5个步骤组成，即护理评估、护理诊断、护理计划、护理实施和护理评价。护理程序是一种有计划、系统而科学的确认问题和解决问题的护理工作方法，是一个周而复始的循环过程，直至患者完全康复。

护士应熟悉耳鼻咽喉科患者的症状和体征，了解耳鼻咽喉科患者的特点，对患者进行整体的、系统的、动态的评估，是开展整体护理的基础。只有全面掌握患者信息，才能解决护理过程中出现的各种问题，使其尽快恢复健康。

一、护理评估

护理评估是护理程序的第一步，是有目的、有计划、有系统地收集与护理对象健康有关的资料，随即对资料进行分析和判断，发现护理对象现存的或潜在的健康问题。资料根据来源的不同可分为主观资料和客观资料。主观资料是指患者自身经历的、感觉到的、想到的，只有本人能描述出来的自身的症状感知、感受、价值观、信仰、对健康状态的认知、心理感受、生活态度等，如喉部异物感、灼热、疼痛、吞咽梗阻感、濒死感等；客观资料是指通过观察或测量得出来的资料，可通过视、触、叩、听、嗅获得，也可通过各种医疗仪器检查获得，如声嘶、血氧饱和度、喉镜检查、听力、CT、MRI的检查结果等。

护理评估的基本内容可以从以下4个方面着手。

(一)评估健康史

1. 了解患者此次患病的经历 主要症状,何时起病,严重程度如何,有无明显诱因,患病后的诊断和治疗过程。以急性会厌炎患者为例,应评估患者有无上呼吸道感染,有无邻近器官感染如咽炎、扁桃体炎等,有无过度疲劳、吸入有害气体、外伤、误吸异物、接触变应原等。发病的时间,起病缓急,有无呼吸困难、声嘶,目前治疗情况等。

2. 了解患者的生活方式 包括饮食习惯、睡眠习惯、休息和活动方式、锻炼习惯、个人清洁卫生习惯,有无吸烟、饮酒、饮浓茶、饮咖啡、滥用药物等。如喉癌患者重点评估其有无烟酒嗜好。

3. 了解患者过去的健康状况 有无高血压、血液病、营养不良等相关性疾病,有无家族史、外伤史、手术史、过敏史等。女性患者还应了解月经史和生育史。如喉癌患者应评估是否有喉乳头状瘤、声带白斑等病史。

如果患者就诊或入院时,有严重的呼吸困难或疼痛等不适,护士应缩短询问病史的时间,只需采集最关键的问题,避免增加患者的不适和痛苦。

(二)评估身体状况

身体状况的评估侧重于耳、鼻、咽、喉、头颈部位结构和功能的异常表现,包括主观症状和客观体征,同时也要重视全身健康状况的评估。

1. 耳部常见症状和体征

(1)耳郭形状异常:多见于先天性耳郭畸形、外伤,或耳郭疾病如耳郭化脓性软骨膜炎等。患者因形象有异常可能会产生自卑心理。

(2)耳痛:是指耳内或耳周疼痛,约95%为耳病所致,5%为牵涉性痛。耳痛的性质有钝痛、刺痛、抽痛等。根据发生机制可分为原发性耳痛和继发性耳痛。原发性耳痛多为耳部疾病所致,常见的原因有耳的各部分发生炎症、耳部外伤、耳部肿瘤等。继发性耳痛主要是因为邻近器官的疾病引起的神经反射性痛,如一些牙源性疾病、颞颌关节病变、急性扁桃体炎、茎突综合征等。耳痛会引起患者烦躁不安,无法正常学习和生活。小儿会哭吵不安、摇头、用手扯耳等。

(3)耳漏:指经外耳道流出或在外耳道积聚异常分泌物。黏液性或脓性耳漏多见于急慢性化脓性中耳炎,水样耳漏且有耳及颅脑外伤史或手术史要警惕脑脊液耳漏。耳道长期流脓且伴有臭味的患者可能不愿与人接触,自尊心降低。

(4)耳聋:临床上将不同程度的听力下降称为耳聋,根据病变部位分为传导性聋、感音神经性聋和混合性聋。传导性聋的病变位置大多在外耳和中耳,也有部分内耳疾病可导致传导性聋;感音神经性聋即病变发生在内耳、听神经及听觉传导通路。混合性聋为兼有传导性聋和感音神经性聋。听觉是人们语言正常发展和交往的重要基础,失去听觉会导致小儿言语功能发育障碍,社交困难,日常工作和生活严重受影响,患者易产生焦虑、孤独、恐惧、自卑等各种心理问题。

(5)耳鸣:是听觉功能紊乱所致的常见症状。可分为主观性耳鸣和客观性耳鸣。前者多见,为患者主观感到耳内或颅内有鸣声,而周围环境并无相应的声源。传导性聋患者的耳鸣为低音调,如机器轰鸣;感音神经性聋的耳鸣多为高音调,如蝉鸣,原因尚不清楚,患者的精神心理状态可能对其有较大影响。客观性耳鸣少见,指患者和他人都能听到耳鸣的声音,主要有血管的搏动声、咽鼓管异常开放的呼吸音或颞下颌关节紊乱发出的声音等。耳鸣常会使患者感到烦躁、失眠、头晕、情绪易激动等,而心理障碍又可加重耳鸣,形成恶性循环。临床上还应注意有些耳鸣可能是某种疾病的先兆,如注射链霉素后发生耳鸣,提示可能已发生药物耳毒性反应;高血压患者出现耳鸣,提示血压可能上升。

(6)眩晕:是自身与周围物体的位置关系发生改变的主观上的错觉,大多由外周前庭病变引起,表现为睁眼时周围物体旋转,闭眼时自身旋转,多伴有恶心、呕吐、出冷汗等自主神经功能紊乱现象。出现眩晕时,患者易发生跌倒,应注意安全防护。

(7)耳科常见的体征如下:

1)鼓膜充血:多见于大疱性鼓膜炎、急性化脓性中耳炎早期、急性乳突炎等。

2)鼓膜穿孔:常见于鼓膜外伤、急性化脓性中耳炎未及时控制、慢性化脓性中耳炎等。

3)鼓室积液:多见于分泌性中耳炎。

作为耳鼻咽喉科护士应注意,在对患者进行护理身体状况评估时,除仔细评估上述耳鼻咽喉部的异常表现外,还应注意评估患者目前的不适主诉是否引起饮食、营养、排泄、睡眠、自理、活动等方面的改变,改变的程度如何等。

2. 鼻部常见症状和体征

(1)鼻塞:指鼻通气不畅,常见于鼻及鼻窦疾病,如鼻炎、鼻窦炎、肿瘤、鼻中隔偏曲等。由于引起鼻塞的原因和病变程度不同,可表现为单侧或双侧鼻塞,持续性、间歇性、交替性鼻塞或进行性加重。鼻塞根据其严重程度可分为:轻度鼻塞,仅在有意识吸气时感到呼吸不畅;中度鼻塞,感觉通气不畅明显,有时需张口呼吸;重度鼻塞,完全需张口呼吸。长期鼻塞会引起患者许多不适或不良后果,如口唇易干裂、口臭、慢性咽峡炎、小儿颌面发育畸形等,严重者会导致鼾症,影响心肺功能。

(2)鼻溢液:是指鼻内分泌物过多,从前鼻孔或后鼻孔流出。由于原因不同,分泌物性状各异,水样鼻溢液多见于急性鼻炎早期和变应性鼻炎发作期;脑脊液鼻漏多发生于外伤或手术后,可疑者测定其葡萄糖含量及蛋白定量可确诊;黏液性鼻溢液见于慢性单纯性鼻炎;黏脓性鼻溢液见于急性鼻炎恢复期、慢性鼻炎和鼻窦炎等;脓性鼻漏见于较重的鼻窦炎,有时伴有臭味;血性鼻溢液即鼻分泌物中带有血液,见于鼻腔、鼻窦或鼻咽部肿瘤,鼻腔异物等。对鼻溢液患者应仔细询问发生时间和诱因、鼻溢液量、持续时间,观察鼻溢液的性状及伴随症状等,以便准确评估患者。

(3)鼻出血:是指血液经鼻流出,是临床常见症状之一。鼻出血可以是鼻腔局部疾病引起的症状,如外伤,鼻黏膜的炎症、溃疡,还有一些肿瘤;也可以是全身疾病在鼻部的临床表现,如高血压、血液病。

(4)打喷嚏:是鼻内三叉神经末梢受到粉尘、异味、冷气等刺激时,通过神经反射,先发生明显的吸气相,然后产生强大的突发气流将刺激物喷出。一般情况下打喷嚏是人体正常的鼻内保护性反射,但如果每日打喷嚏次数过多,每次连续3~5个甚至更多,连续4d以上,则可视为异常。多见于变态反应性鼻炎、急性鼻炎、血管运动性鼻炎等。此外,临床上也可见因焦虑、抑郁等精神因素引起的顽固性喷嚏。因此,应注意评估患者喷嚏发作的时间、诱因、频率、程度、有无伴随症状等,以作出正确判断。

(5)嗅觉障碍:按原因可分为3种类型:①呼吸性嗅觉减退和失嗅,如鼻腔阻塞、全喉或气管切开术后,呼吸气流不经鼻腔;②感觉性嗅觉减退和失嗅,因嗅黏膜、嗅神经病变而不能感到嗅觉存在;③嗅觉官能症,因嗅中枢及嗅球受刺激或变性所致,患者可能会产生嗅觉过敏、嗅觉倒错、幻嗅等,多见于癔症、神经衰弱、精神病等患者。嗅觉障碍会引起患者食欲下降、精神不振等心理症状。

(6)鼻部常见体征:

1)鼻黏膜充血、肿胀,鼻甲充血、肿大,见于急慢性鼻炎、鼻窦炎、变应性鼻炎。

2)鼻黏膜干燥,鼻甲缩小,见于萎缩性鼻炎。

3）鼻窦面部投射点红肿和压痛：见于炎症较重的急性鼻窦炎患者。

3．咽部常见症状和体征

（1）咽痛：为最常见的咽部症状。由咽部急慢性炎症、溃疡、异物或咽部邻近器官疾病引起，也可以是全身疾病的伴随症状。患者常因咽痛而不愿进食。

（2）咽部感觉异常：患者自觉咽部异物感、堵塞、贴附、瘙痒、干燥等异常感觉，常用力"吭"以清除。常见的原因有咽部及其周围组织的器质性病变，如慢性咽炎、咽角化症、扁桃体肥大等，也可为神经官能症的一种表现，多与恐惧、焦虑等精神因素有关。

（3）声音嘶哑：声带非周期性的振动产生声音嘶哑，是喉部疾病最常见的症状，表示病变累及声带。常见原因主要是声带病变如炎症、息肉、肿瘤，以及支配声带运动的神经受损、癔症等。

（4）喉痛：为喉部常见的症状。常见原因主要有喉部急慢性炎症、恶性肿瘤、喉结核、外伤等。

（5）吸气性呼吸困难：主要表现为吸气费力，吸气时间延长，吸气时空气不易进入肺内，此时胸腔内负压增加，出现胸骨上窝、锁骨上窝、剑突下及肋间隙软组织凹陷，临床上称之为"四凹征"。常见于喉部阻塞性病变者，如先天性喉畸形、喉部炎症、喉水肿、喉肿瘤等。

（6）喉喘鸣：是由于喉或气管发生阻塞，患者用力呼吸，气流通过喉或气管狭窄处发出的特殊声音，是喉部特有的症状之一。引起喉喘鸣的常见原因包括先天性喉喘鸣、喉部急性炎症、喉肌痉挛等。

（7）吞咽困难：是指吞咽费力，食物通过口、咽和食管时有梗阻感，吞咽时间延长，甚至不能咽下食物。大致可分为3种：功能障碍性，凡导致咽痛的疾病均可引起吞咽困难；梗阻性，因咽部肿瘤、食管狭窄、肿瘤、扁桃体过度肥大，妨碍食物下行；麻痹性，因中枢性病变或周围性神经炎引起咽肌麻痹。吞咽困难严重的患者常处于营养不良、饥饿消瘦状态。

（8）打鼾：睡眠时因软腭、悬雍垂、舌根等处软组织随呼吸气流颤动而产生节律性声音。各种病变造成的上呼吸道狭窄如肥胖等均可引起打鼾。鼾症患者常注意力不集中，记忆力减退，工作效率低，鼾声影响他人，影响人际交往。

（9）咽部常见体征：

1）咽部黏膜充血肿胀，咽后壁淋巴滤泡增生：见于急慢性咽炎、急慢性扁桃体炎、扁桃体周围脓肿、咽后脓肿等。

2）腭扁桃体肥大：见于急慢性扁桃体炎、扁桃体生理性肥大、扁桃体肿瘤等。临床上常将腭扁桃体肥大分为三度：Ⅰ度肥大扁桃体仅限于扁桃体窝内；Ⅱ度肥大扁桃体超出扁桃体窝，但距中线尚有一定距离；Ⅲ度肥大扁桃体达到或接近中线，甚至两侧扁桃体能相互触碰。

3）腺样体肿大：见于急性腺样体炎、腺样体肥大等。

4）鼻咽部隆起或新生物：见于鼻咽纤维血管瘤、鼻咽癌等。

（三）辅助检查结果

护士应了解患者的阳性体征、病变范围、病变性质和疾病诊断等。耳鼻咽喉科患者常用的辅助检查有听力检查、前庭功能检查、鼻内镜检查，以及喉窥镜检查、耳鼻咽喉颅底各部X射线、CT检查等。

（四）心理-社会状况

患者的一般社会资料主要包括姓名、性别、年龄、民族、职业、婚姻状况、文化程度、家庭住址、居住环境、有无不良生活习惯等。

耳鼻咽喉均为人体的重要器官，其发生病变会严重影响患者的生活质量和社会心理健康，且耳鼻喉科疾病本身及治疗过程会导致患者头面部结构和功能的改变,患者可能产生自我形象紊乱、自卑、抑郁、焦虑等严重的心理问题,有些患者甚至会产生自杀倾向。护士应重视对患者心理-社会状况的评估,护士应了解患者恐惧、焦虑、悲观的原因及程度,得知患者的内心需要,通过对患者心理-社会状况的评估,可发现及确定患者目前或可能发生的心理和社会问题。护士应针对患者的心理和社会问题并结合其个体特征制订相应的护理方案并合理实施,给予患者适当的心理支持、心理疏导、行为矫正,解决患者提出的问题,使患者能理性地对待目前的心理障碍,帮助患者树立战胜疾病的信心。

耳鼻咽喉科疾病的发生和发展与环境因素有密切关系,长期接触环境中的有害因素,可以直接或间接导致耳鼻咽喉等器官的病变。环境中的有害因素大致分三类,即物理因素,如高温、低温、高气压、低气压、噪声等;化学因素,如有毒粉尘或气体;生物因素,如病毒、真菌、细菌等。职业用嗓者如教师、演员等如发声方法不当,用声过度,会引起职业性声带疾病。患者的生活习惯如长期吸烟、喝酒等与喉部疾病的发生和发展有密切关系。所以,护士评估患者时要注意评估患者的职业、工作和生活环境、生活习惯、特殊嗜好以及自我保健知识水平等,以提供相关的预防疾病发生和发展的知识和技能。

二、护理诊断

耳鼻喉科护士通过对耳鼻喉科患者的健康史、身体状况、各项检查结果的了解及心理-社会状况的全面评估,掌握患者的主观资料和客观资料,然后对这些资料的逻辑分析判断,得出每个患者相应的个性化护理诊断。耳鼻咽喉科患者常见的护理诊断如下:

1. 急性疼痛　与耳鼻咽喉各器官的急慢性炎症、外伤、手术等因素有关。
2. 感知改变:嗅觉减退或听力下降　与嗅觉、听力功能异常有关。
3. 语言沟通障碍　与听力下降导致不能理解他人,气管切开、喉部病变或喉切除术后发音功能受损有关。
4. 体温过高　与耳鼻喉科各种炎症有关,如急性化脓性扁桃体炎、急性会厌炎、急性中耳炎、急性鼻窦炎、耳部病变引起的各种颅内外并发症等。
5. 有窒息的危险　与存在喉部或气管异物、喉部急性炎症、外伤或气管切开后痰液积聚阻塞呼吸道等因素有关。
6. 有感染的危险　与鼻腔通气障碍、耳鼻咽喉部异物存在、外伤、各种手术后切口易被污染等因素有关。
7. 清理呼吸道无效　与鼻腔、咽喉、气管的炎症引起分泌物增多且黏稠,不易排出,或气管切开或喉部手术后气道分泌物增多且黏稠,患者咳嗽排痰能力下降有关。
8. 有受伤害的危险　与平衡功能失调、嗅觉障碍或听力障碍所致察觉环境危害能力降低有关。
9. 体液不足的危险　与鼻出血、手术后出血、摄入液体不足等因素有关。
10. 营养失调:低于机体需要量　与咽喉部炎症引起吞咽疼痛、喉部肿瘤引起进食梗阻等因素有关。
11. 口腔黏膜受损　与喉切除术后不能经口进食、鼻腔填塞后张口呼吸等因素有关。
12. 活动无耐力　与手术后或疾病因素引起的疲劳和疼痛有关。
13. 知识缺乏　缺乏疾病的治疗和预防、用药、并发症的控制和监测或自我护理的知识和技能等。

14. **焦虑** 与担心疾病的治疗和预后结果,对环境不熟悉,担心疾病会影响自己的家庭、工作和生活,增加经济负担等因素有关。

15. **自我形象紊乱** 与鼻部手术、喉部手术后面部结构和功能改变,鼻部、耳部先天畸形,或长期炎症引起分泌物过多、有异味等因素有关。

16. **社会交往障碍** 与听力障碍或喉部手术后语言交流能力受损,面部手术或先天畸形引起的自尊降低等因素有关。

17. **舒适受损:鼻塞、鼻痒、流涕、喷嚏、咽干、咽痒等** 与相关部位炎症反应或变态反应有关。

三、护理计划

护理计划的制订包括三方面的内容:护理诊断排序、确定预期目标、制订护理措施。

1. **护理诊断排序** 首先,将护理诊断根据患者的具体情况按照轻重缓急排出优先次序。排列护理诊断时参考以下原则:

(1)危及患者生命安全的健康问题应放在首位,不直接危及生命但可能对患者身心健康造成威胁的次之。

(2)患者最基本的需要放在首位,然后再考虑高层次的需要。以急性会厌炎患者为例,护理诊断可能有数种,但最重要的护理诊断是"有窒息的危险",故列在首位。

2. **确定预期目标** 护理诊断完成之后随即应确定预期的护理目标。护理目标是护理人员期望在拟定的护理措施实施后,服务对象的行为改变或问题改善达到何种程度的描述,其目的是为制订护理措施提供方向以及为护理效果评价提供标准。护理目标制订时应注意:

(1)应针对服务对象要达到的结果制订而非护理人员的行为结果。

(2)陈述应与护理诊断相对应,一个护理诊断可有多个护理目标。

(3)应切实可行,护理人员可以控制,服务对象通过努力也能够实现,切忌制订无法控制和预测、服务对象也无法达到的目标。例如"患者术后无任何并发症发生",这一目标护理人员无法预测和控制,也易引起不必要的矛盾和误解。

(4)应与医疗方案一致,避免相互矛盾或抵触。

3. **制订护理措施** 根据预期的护理目标制订护理措施。护理措施是围绕已明确的护理诊断和拟定的护理目标所设计的即将采取的护理活动。

例如,针对"有窒息的危险"的护理诊断,预期目标应为"呼吸道通畅,不发生窒息"。那么如何来达成这一目标呢?护士需制订以下护理措施:及时准确为患者用药并观察用药效果,密切观察患者的呼吸形态,及时发现呼吸困难症状;监测血氧饱和度;床旁备置气管切开包,做好气管切开术前准备;等等。

四、护理实施

护理实施是护理程序的第4个步骤,即将已制订好的护理计划付诸行动。

如急性会厌炎患者的护理措施,以"及时准确为患者用药,密切观察患者的呼吸形态,及时发现呼吸困难症状"为例,实施前需思考:如何做、什么时候做、完成这项护理措施所需的知识和技能有哪些、是否需要其他人员协助,随后将所计划护理活动加以组织,任务落实。

五、护理评价

护理评价是护理程序的最后一步,也可以是新一轮护理程序的第一步。即通过评判所制订的护理目标是否实现或实现的程度,以决定相应的护理措施是终止还是继续,或者是否需要修改。

第二节 耳鼻咽喉科检查和护理配合

一、基本器械和设备

耳鼻咽喉各器官均为管腔状结构,位置深,腔道小而弯曲,不易直视,必须借助合适的光源和许多专为耳鼻咽喉科疾病诊疗设计的专用器械,才能看清其深部结构和病变位置。耳鼻咽喉科诊疗室应具备充足的自然光线或日光灯照明,配备光源以使用额镜,诊疗台上备好检查用的器械盘。耳鼻咽喉科常用的检查器械有窥鼻器(前鼻镜)枪状镊、膝状镊(俗称角镊)、直角压舌板、普通压舌板、耳镜(窥耳器)、鼓气耳镜、电耳镜、音叉、后鼻镜(鼻咽镜)间接喉镜、装有丁卡因的喷雾器、卷棉子、叮聍钩等。护士应从患者近期的各种辅助检查结果报告中了解患者的阳性体征、病变范围、病变的性质和疾病的诊断等。耳鼻喉科患者常用的辅助检查包括听力检查、前庭功能检查、鼻内镜检查、喉镜检查,以及耳鼻咽喉颅底各部 X 射线、CT 等。护士应向患者解释检查的目的和配合要点。

二、检查者和患者的位置

患者坐在专用诊查椅上,光源定位在被检患者耳后上方约 15 cm 处。检查鼻腔、咽部与喉部时,检查者应面对患者,距离 25～40 cm 为宜。进行耳部检查时,检查者和患者的头位应在同一平面上,检查过程中根据需要调整患者的头位。对于检查不合作的小儿,应尽量避免使患儿受到惊吓,抱患儿坐在大腿上,将患儿双腿夹紧,一手固定患儿的上肢和身体,另一手固定患儿的头部。

三、专科检查与护理配合

(一)耳部检查与护理配合

1. 耳郭及耳周检查 以视诊和触诊为主。观察耳郭有无畸形(如缺损、副耳郭即副耳、瘘管等),有无局限性隆起、增厚及皮肤有无红肿或皲裂,耳周有无红肿、瘘口、瘢痕、赘生物及皮肤损害等。遇有瘘口,应以探针探查其深度及瘘管走向。如耳郭向前外方推移,应注意耳后有无脓肿,脓肿是否有波动感。进一步检查耳郭有无牵拉痛、耳屏有无压痛、乳突有无压痛、耳周淋巴结是否肿大。耳后局部淋巴结压痛者应检查头皮有无毛囊炎等感染。

2. 外耳道及鼓膜检查 成人将耳郭向后、上、外方轻轻牵拉,小儿将耳郭向下牵拉,使外耳道变直。通过额镜观察外耳道有无叮聍、异物,皮肤是否红肿、有无疖肿,骨性外耳道后上壁有无塌陷,外耳道内有无分泌物及其性状与气味。清除外耳道内的叮聍、异物或分泌物,观察鼓膜的正常解剖标志是否存在,鼓膜的色泽、活动度,以及有无穿孔及其部位、大小。病理情况下,鼓膜可出现充血、肿胀、积液,以及颜色、性状改变等不同程度的变化。有时,还可见液面或气泡。鼓膜穿孔者还应注意鼓室内有无肉芽、胆脂瘤及鼓膜钙化斑等。检查方法包括徒手双手检查法、徒手单手检查法、窥耳器检查法、电耳镜检查法、鼓气耳镜检查法等。

3. 咽鼓管功能检查　咽鼓管功能障碍与许多中耳疾病的发生、发展及预后有关。检查咽鼓管的主要目的是查明咽鼓管的通气功能。检查方法很多,且因鼓膜是否穿孔而异。鼓膜完整者的常用方法包括吞咽试验、咽鼓管吹张、声导抗仪检查法等。鼓膜穿孔者的常用方法有鼓室滴药法、荧光素试验法、咽鼓管造影、声导抗仪检查、咽鼓管纤维内镜检查法等。

(二)鼻部检查与护理配合

1. 外鼻　观察外鼻的形态、颜色、活动是否正常,有无鼻小柱过宽、鼻翼塌陷、前鼻孔狭窄等。有时需触诊有无压痛点、乒乓球样弹性感、增厚、变硬,鼻骨有无骨折、移位及骨擦音。检查者在检查的同时可问其病史,听其发声,了解有无"闭塞性鼻音"或"开放性鼻音",同时还要注意是否嗅到特殊的腥臭味。

2. 鼻腔　可以拇指将鼻尖抬起并左右活动,利用反射的光线观察鼻前庭皮肤有无红肿、糜烂、结痂、鼻毛脱落、赘生物等,有时可借助前鼻镜检查。

(1)前鼻镜检查法

1)目的:观察鼻前庭及鼻腔的情况。

2)用物准备:前鼻镜、卷棉子、1%麻黄碱生理盐水或其他鼻用减充血剂。

3)操作步骤:左手持前鼻镜,两页合拢,与鼻腔底平行,伸入鼻前庭。右手扶持受检者头部,随检查需要变动头位。缓缓张开镜叶,依次检查鼻腔各部。第一头位:先使受检者头位稍低,观察鼻底、下鼻甲、下鼻道、鼻中隔前下部。第二头位:患者头抬高,略后仰,与鼻底呈30°,观察中鼻甲、中鼻道及嗅裂和鼻中隔中部。第三头位:头部继续后仰30°,观察鼻中隔上部、中鼻甲前端、鼻丘和中鼻道前下部等。注意鼻甲有无充血、水肿、肥大、干燥及萎缩,中鼻甲有无息肉样变,各鼻道及鼻底是否积聚分泌物及分泌物的性状,鼻中隔有无偏曲、穿孔、出血、血管曲张、溃疡糜烂或黏膜肥厚。鼻腔内有无息肉、肿瘤、异物等。检查完毕,取出前鼻镜。

4)注意事项:①前鼻镜伸入鼻前庭时,不可超越鼻阈,以免引起疼痛或损伤鼻中隔黏膜而出血;②如下鼻甲肥大,可用1%麻黄碱生理盐水收缩鼻腔黏膜后再进行检查;③检查完毕,取出前鼻镜时勿将镜页闭拢,以免错夹鼻毛引起疼痛;④操作时注意动作轻柔,鼻腔各部依次检查,避免遗漏;⑤如果患者鼻腔分泌物较多,可嘱患者先擤出或用吸引器吸出。

(2)后鼻镜(间接鼻咽镜)检查法

1)目的:可弥补前鼻镜检查的不足。检查后鼻孔及鼻甲和鼻道的形态、颜色、分泌物等,观察软腭背面、鼻中隔后缘。同时可检查鼻咽部,包括咽鼓管咽口及咽鼓管圆枕、咽隐窝、鼻咽顶部及腺样体。

2)用物准备:间接鼻咽镜(后鼻镜)、压舌板、1%～2%丁卡因喷雾剂。

3)操作步骤:受检者端坐,用鼻呼吸以使软腭松弛。右手持后鼻镜,左手持压舌板将舌前2/3下压。右手以握笔姿势将加温而不烫的后鼻镜从左侧口角送到软腭与咽后壁之间,适当转动和倾斜镜面分别观察各部分,注意观察后鼻孔有无畸形、下鼻甲及下鼻道有无脓液;鼻咽黏膜有无新生物、溃疡、出血点、痂皮等,有无腺样体残余;咽隐窝有无肿瘤以及软腭背面有无脓液流出。

4)注意事项:①压舌时应轻轻加压,不可突然用力;②不要把压舌板伸入太深,并尽量不触及周围组织,防止引起恶心;③检查时也可用1%～2%丁卡因咽部喷雾作表面麻醉。

3. 鼻窦　鼻窦位置较隐蔽,病变时在面部相应的投射点有表现。因此,可先观察面颊部、内眦及眉根附近皮肤有无红肿,局部有无硬性或弹性隆起,眼球有无移位或运动障碍,面颊部或眶内上角处有无压痛,额窦前壁有无叩痛等。

前鼻镜和后鼻镜检查可观察鼻道中分泌物的色、质、量、引流方向等,以判断鼻窦炎的位置。上颌窦穿刺冲洗可协助判断病变的性质和程度。鼻内镜检查是目前临床上常用的鼻腔和鼻窦检查法,在鼻部疾病的诊断和治疗过程中有重要作用。

(三)咽部检查与护理配合

1. **观察面容与表情** 患者取坐位,摆正头位,放松。检查者观察患者面部有无痛苦表情、颈项强直、头侧倾、张口流涎等;在与患者交流过程中注意患者有无说话或哭声含糊不清等,这些情况提示患者可能患有扁桃体周围脓肿或咽后脓肿。儿童如果张口呼吸,缺乏表情,应注意观察其有无特征性的腺样体面容。

2. **口咽检查** 包括口唇、口腔内及咽部的检查。受检者取坐位,检查者首先观察口唇颜色,有无唇裂畸形、疱疹、口角溃烂。然后观察口腔黏膜有无出血、溃疡等。用压舌板轻压患者舌前2/3处,自前向后依次观察双侧腭舌弓、腭咽弓、咽侧壁及咽后壁。注意咽黏膜有无充血、溃疡、假膜、脓痂、干燥、肿胀和隆起。同时检查两侧腭扁桃体,注意其大小形态,隐窝口处有无分泌物,有无异物或新生物。检查时嘱患者发"啊"音,观察软腭运动情况。同时还应注意牙、牙龈及舌有无异常。

3. **鼻咽部检查** 主要通过间接鼻咽镜与后鼻孔同时检查。鼻咽触诊主要用于儿童。助手固定患儿,检查者立于患儿的右后方,左手示指紧压患儿颊部,防止患儿咬伤手指,用戴好手套的右手示指经口腔伸入鼻咽,触诊鼻咽各壁,注意后鼻孔有无闭锁及腺样体大小。若发现肿块,应注意其大小、质地及与周围组织的关系。撤出手指后,观察指端有无脓液或血迹。此项检查有一定痛苦,应向患者或患儿家长说明。检查者操作应迅速、准确而轻柔。

4. **喉咽部检查** 参见喉部检查相关内容。

(四)喉部检查与护理配合

1. **喉的外部检查** 主要是视诊和触诊,先观察喉部外形大小、位置及甲状软骨是否居中,是否对称等。然后进行触诊,主要是甲状软骨、环状软骨、环甲间隙,注意局部有无肿胀、触痛、畸形、颈部有无肿大的淋巴结或皮下气肿等。最后用手指捏住甲状软骨两侧左右摆动,并稍加压力使之与颈椎发生摩擦,正常时应有摩擦音,某些病理情况下(如喉癌向后侵犯)摩擦音消失。

2. **间接喉镜检查** 为检查喉咽及喉腔目前最常用、最简便的方法。

(1)目的:检查喉咽及喉腔有无病变。

(2)用物准备:间接喉镜、额镜、光源、热源、1%丁卡因溶液、纱布。

(3)操作步骤:检查时患者端坐,张口、伸舌,检查者坐在患者对面,先将额镜反射光的焦点调节到患者悬雍垂处,然后用纱布裹住舌前1/3,用左手拇指和中指捏住舌前部,并将其向前下方拉,示指抵住上唇以固定。右手持间接喉镜,将镜面稍加热,将间接喉镜放入患者口咽部,镜面朝前下方,镜背将悬雍垂和软腭推向后上方,先检查舌根、会厌谷、会厌舌面、喉咽后壁及侧壁,然后再嘱患者发"咿"声,使会厌抬起,此时可检查会厌喉面、杓区、杓间区、杓状会厌襞、室带、声带、声门下等。检查时应注意喉咽及喉腔黏膜色泽,有无充血、增厚、溃疡、增生或结节、新生物或异物等,同时应观察声带及杓状软骨活动情况。

(4)注意事项

1)检查时嘱患者安静呼吸,自然将舌伸出。

2)放入时将镜面稍加热,防止检查时起雾。先在检查者手背上试温,确认不烫时,才可将间接喉镜放入患者口咽部。

3)有的患者咽反射敏感,需要行口咽黏膜表面麻醉后才能完成检查,常用的口咽黏膜表面麻醉药物是1%丁卡因溶液。如经口咽黏膜表面麻醉后仍不能顺利完成间接喉镜检查,则可选用纤维喉镜或电子喉镜检查。

3. 直接喉镜检查

(1)目的:进一步看清喉部病变。

(2)适应证:适用于儿童支气管镜检查时导入支气管镜;间接喉镜检查不能查清的喉部病变;需要喉部活检者;气管内插管;气管内吸引等。

(3)禁忌证:严重的颈椎病变,如脱位、外伤、结核等禁用直接喉镜检查;危重体弱、高血压、心脏病患者应慎用。

(4)操作方法:表面麻醉,不能配合者予以全身麻醉。患者取仰卧抬头位,检查者立于患者头前,以纱布保护患者的上唇及上列牙齿,持喉镜沿舌背正中或右侧导入咽部,用力向前举起,看清会厌上缘后,向下深入1 cm,将会厌软骨及前面的软组织向上挑起,观察喉腔各部及喉咽后壁、环后隙、声门下腔、气管上段,发"咿"音时观察声带运动情况。

(5)护理配合

1)告知患者检查的目的、过程,使患者有思想准备。

2)嘱患者检查时尽可能放松全身,平静呼吸,配合医生,如觉得恶心可深呼吸以缓解症状。

3)检查前禁食、禁水6 h。按医嘱给予术前用药,减少唾液的分泌。

4)表面麻醉者术后2 h可进温凉软食,全身麻醉者清醒后进温凉软食,一般半流质饮食3 d。

5)嘱患者口中分泌物不能咽下,以利于观察分泌物的色、质、量。注意声休,减轻声带充血。

6)告知患者保护嗓音的正确发声方法,不高声或长时间叫喊。

4. 纤维喉镜检查 纤维喉镜是用导光纤维制成的软性内镜,其外径为3.2~6.0 mm,长度在300 mm以上,远端可向上下弯曲,患者易耐受。

(1)目的:进一步对喉部及喉咽部病变进行检查,还可进行活检、息肉摘除、异物取出等。

(2)适应证:间接喉镜检查不满意,可采用此项检查;颈部有畸形、张口困难及年老体弱者;不能耐受直接喉镜检查的患者。

(3)操作方法:患者取坐位,口咽及喉咽黏膜表面麻醉后,检查者左手握镜柄,右手持镜干远端,轻轻将纤维喉镜从鼻腔或口腔导入,通过鼻咽、口咽到达喉咽,可对喉部及喉咽部进行检查及手术治疗。

(4)护理配合:同直接喉镜检查法。

(五)耳鼻咽喉科影像学检查

耳、鼻、咽、喉、颈部、气管及食管的病变在临床上均需影像学检查,以确定诊断及鉴别诊断,同时了解病变性质和范围,为进一步制订针对性的治疗方案提供依据。影像学检查包括X射线摄片、CT、MRI、B超等。作为耳鼻咽喉科护士,应了解每种检查的主要目的和大致过程,以便协助患者更好地配合完成检查。同时还应关注检查结果,及时准确了解患者病变的性质和范围,预测患者可能的护理诊断,及时采取个性化的护理措施。

第三节 耳鼻咽喉科手术患者常规护理

耳科常见手术包括耳前瘘管摘除术、乳突根治术、鼓膜修补术、鼓室成形术、人工听骨植入术、电子耳蜗植入术、面神经手术、侧颅底手术等;鼻科常见手术包括鼻内镜手术、上颌窦根治术、额窦根治术、鼻中隔矫正术、鼻腔鼻窦肿瘤切除术等;咽喉科常见手术包括腺样体刮除术、扁桃体切除术、声带手术、气管切开术、喉全切除术、部分喉切除术、食管镜和支气管镜检查及异物取出术、颈部淋巴结清扫术等。其手术前后护理措施具有一些共性,归纳如下。

一、耳鼻咽喉科手术前

1. 心理护理　向患者介绍手术的目的和意义,说明术中可能出现的情况、如何配合、术后的注意事项,使患者有充分的思想准备,减轻焦虑。对于肿瘤患者及术后语言交流功能受影响的患者,要特别加强术前解释工作,使患者在充分理解和愿意接受手术的心理状态下进行手术。

2. 一般准备
(1)检查各项检验报告是否齐全,检验结果是否正常,包括血尿常规、出凝血试验、肝肾功能、胸片、心电图等,了解患者有无血糖、血压的异常,有无心脏病或其他全身疾病,有无手术禁忌证。检查各项必要的辅助检查资料是否齐全,如CT、MRI、听力检查、前庭功能检查等。
(2)手术部位器官有左右侧之分的,确认医生已按相关规定做好手术标记。
(3)全麻术前禁食常规:禁清饮料2 h,禁母乳4 h,禁食其他清淡普食(包括牛奶等含奶粉类饮料)6 h,禁高脂类及油炸食物(如鸡蛋、肉包)等8 h。最后一餐进食以半流质、流质及易消化和适度(不过饱)为原则。若患者因其他系统疾病,术前有常规口服药物的,应视具体药物作用等评估是否需要继续服用;如确需口服的,可用少量(成人50 mL以内)清水送服。局麻患者术晨少量进食。
(4)术前1 d沐浴、剪指(趾)甲,做好个人卫生工作。术前晚可根据医嘱服镇静剂,以便安静休息。
(5)术晨更衣,局部麻醉者不穿高领内衣,全身麻醉者病服贴身穿。取下所有首饰交给家属保管。不涂口红和指(趾)甲油,不化妆,不戴角膜接触镜。活动性义齿要取下。假睫毛术前充分卸除。
(6)按医嘱予术前用药,并做好宣教工作。预计术中可能输血者,应做好定血型和交叉配血试验。
(7)术前如有上呼吸道感染,女患者月经来潮,暂缓手术。咽喉部、口腔或鼻腔有炎症者,应先控制炎症,再行手术。

3. 其他准备
(1)鼻科手术术前剪去患侧鼻毛,男患者需理发,剃净胡须。如果鼻息肉或肿块过大,已长至鼻前庭,则不宜再剪鼻毛。
(2)备皮:耳科手术术前剃除患侧耳郭周围头发,一般为距发际5~6 cm。若行侧颅底或前颅底手术,则备皮范围更大;如果患者行耳前瘘管切除术,则备皮范围可适当减小。清洁耳郭及周围皮肤,将女患者头发梳理整齐,术侧头发结成贴发三股辫;如为短发,可用凡士林将其粘于旁边,或用皮筋扎起，以免污染术野。需植皮取脂肪者，应根据医嘱备皮，备皮部位多为腹部或大腿。喉切除或颈淋巴结清扫的患者根据手术范围备皮。

二、耳鼻咽喉科手术后

1. 患者全麻清醒后，若无特殊禁忌，可选择半卧位或自由卧位。如无恶心、呕吐，全麻清醒后可尽早给患者进食，进食从少量流质开始，术后第一次进食时护士应加强观察，判断有无异常，以后视患者情况逐渐过渡到半流质或普食。
2. 观察伤口出血情况，如出血较多，及时通知医生处理。
3. 评估患者术后疼痛程度，解释疼痛原因和持续时间，中度以上疼痛及时处理。
4. 做好各种导管包括负压引流管、鼻饲管、水囊管、输液管等的护理，保持其功能状态。
5. 根据医嘱使用抗生素，预防感染，促进伤口愈合。
6. 教会患者正确擤鼻方法，即单侧轻轻擤，擤尽一侧后再擤另一侧。叮嘱患者不要用力咳嗽或打喷嚏，以免鼻腔内纱条松动或脱出而引起出血。
7. 耳科手术术后注意观察有无面瘫、恶心、呕吐、眩晕、平衡失调等，进颅手术注意患者有无高热、嗜睡、神志不清、瞳孔异常变化、脑脊液耳漏等并发症发生。嘱患者洗头、洗澡时污水勿进入外耳道。
8. 咽喉部手术后注意观察呼吸情况，有无剧烈咳嗽、频繁吞咽或呼吸困难。嘱患者及时将咽喉部分泌物吐出，必要时应予经鼻或经口吸出，保持呼吸道通畅。

第四节　耳鼻咽喉科常用护理技术操作

一、额镜使用法

额镜为耳鼻咽喉科医护人员必备之检查辅助设备之一，由镜体和额带两部分组成。镜面是一个能聚光的凹面反光镜，直径一般为 8 cm，焦距约 25 cm，中央有一窥视小孔直径约 1.4 cm。额带可通过调节旋钮调节适当的松紧。镜体借一转动灵活的双球关节连接于额带上。

（一）目的

将光线反射聚焦到检查或治疗部位，利于检查者观察或治疗。

（二）用物准备

额镜、光源。

（三）操作步骤

1. 评估额镜的完好状态、光源情况及周围环境。
2. 患者取坐位，检查部位朝向检查者。
3. 检查者戴镜前先调节双球关节的松紧，使镜面能向各个方向灵活转动又不松滑，将额带调整至适合头围松紧戴于头上。
4. 将双球关节拉直，使镜面与额面平行，镜孔正对检查者平视时的左眼或右眼，远近适宜，取舒适坐姿。

5. 调整光源和额镜方向,也可调整受检者的头位,使光源投射到额镜镜面,经过光反射聚焦到检查部位。检查者通过额镜镜孔看到反射光束焦点正好投射在检查部位。

(四)注意事项

1. 保持检查者瞳孔、镜孔、反光焦点和检查部位呈一直线。
2. 检查时,检查者单眼视线向正前方,通过镜孔看到反光焦点落在检查部位,但另一眼保持自然睁开,不能挤眼、眯眼或闭眼。
3. 检查者姿势要保持端正,不可弯腰、扭颈或歪头迁就光源。

二、外耳道冲洗法

(一)目的

1. 冲出阻塞外耳道的耵聍和表皮栓,保持外耳道清洁。
2. 冲出外耳道小异物,如小珠、小虫等。

(二)用物准备

弯盘、治疗碗、洗耳器1个、温生理盐水、纱布、额镜、棉球、耳签。

(三)操作步骤

1. 核对患者身份、冲洗耳别。
2. 患者取坐位,解释操作目的、方法,取得配合。
3. 评估患者外耳道及鼓膜情况,有无皮肤破损,有无鼓膜穿孔。
4. 嘱患者将弯盘置于患侧耳垂下方,紧贴皮肤,头稍向患侧倾斜。
5. 左手向后上方牵拉耳郭(小儿向后下方),右手将装有温生理盐水的洗耳器对准外耳道后上壁方向冲洗,使水沿外耳道后上壁进入耳道深部,借回流力量冲出耵聍或异物。
6. 用棉球擦干耳郭,用耳签擦净耳道内残留的水,额镜检查外耳道内是否清洁,如有残留耵聍或异物,可再次冲洗至彻底冲净为止。

(四)注意事项

1. 坚硬而大的耵聍、耳内有尖锐的异物、中耳炎鼓膜穿孔、急性中耳炎、急性外耳道炎,不宜行外耳道冲洗。
2. 冲洗液应接近体温,不应过热或过冷,以免引起迷路刺激症状。
3. 动作轻柔,冲洗方向必须斜对外耳道后上壁,切勿直射鼓膜,避免造成鼓膜损伤。
4. 冲洗方向不宜直接对准耵聍或异物,以免将其冲向外耳道深部,不利取出。
5. 若冲洗过程中,患者出现头晕、恶心、呕吐或突然耳部疼痛,应立即停止冲洗并检查外耳道,必要时请医生共同处理。

三、外耳道滴药法

(一)目的

1. 软化耵聍以利于取出。
2. 治疗耳道及中耳疾病。

(二)用物准备

滴耳液、消毒干棉球。

(三)操作步骤

1. 核对患者身份、滴药耳别、药名及用法。
2. 评估患者外耳道及鼓膜情况,有无皮肤破损,有无鼓膜穿孔。
3. 患者侧卧或坐位,头侧向健侧,患耳向上。
4. 成人耳郭向后上方牵拉,小儿向后下方,将外耳道拉直。
5. 将滴耳液顺耳道后壁滴入2~3滴。
6. 用手指反复轻按耳屏几下,使药液流入耳道四壁及中耳腔内。保持体位3~4 min。
7. 外耳道口塞入干棉球,以免药液流出。

(四)注意事项

1. 滴药前,必须将外耳道脓液洗净。
2. 双耳滴药者,两耳应间隔20 min以上。
3. 药液温度以接近体温为宜,以免刺激迷路,引起眩晕、恶心呕吐等不适感。
4. 滴耵聍软化液,应事先告知患者滴药后会有耳塞、闷胀感。

四、耳部手术备皮法

(一)目的

1. 使手术野清洁,有利于手术进行。
2. 预防切口感染。

(二)用物准备

梳子、皮筋、发夹、凡士林、剪刀。

(三)操作步骤

1. 核对患者身份、手术名称、手术耳别。
2. 评估患者患耳周围皮肤有无破损、感染、硬结等。
3. 患者取坐位。
4. 男患者请理发师根据手术名称剃除耳郭周围头发:耳部手术剃除耳周5~6 cm(相当于成人四横指);侧颅底手术剃去9~10 cm;前颅底手术应将头发剃光。余头发均剃短,洗净头部或沐浴全身。
5. 女患者首先与男患者一样根据手术名称剃除耳郭周围头发,洗净头部或沐浴全身。将患者头发梳理整齐,沿患侧头发2~3 cm处将头发分成两部分,健侧头发用发夹或皮筋固定好,将患侧头发均匀涂凡士林,从前部头发开始,将所有患侧头发梳成贴发三股辫,最后用皮筋扎紧。将露出的短小头发用凡士林粘在辫子上或用剪刀剪掉。将健侧头发梳理整齐,长发可用皮筋与辫子一起固定。

(四)注意事项

1. 发辫尽量编紧,防止松脱。
2. 最后应将发夹取下,切忌将金属发夹留于头部。

3. 编完发辫后，嘱患者朝向健侧卧位，以免弄乱发辫。

五、滴鼻法

(一)目的

1. 保持鼻腔引流通畅，达到治疗目的。
2. 保持鼻腔润滑，防止干燥结痂。
3. 保持鼻腔内纱条润滑，以便抽取。

(二)用物准备

滴鼻药、清洁棉球。

(三)操作步骤

1. 核对患者身份，滴鼻药名称、剂量。
2. 评估患者鼻腔有无出血，分泌物情况。
3. 患者取仰卧位，肩下垫枕头或头悬于床沿，头尽量后仰，使头部与身体成直角，头低肩高。嘱患者轻轻擤出鼻涕(鼻腔内有填塞物不擤)。
4. 每侧鼻腔滴 3~4 滴药水，轻轻按压鼻翼，使药液均匀分布在鼻黏膜上。
5. 保持原位 2~3 min 后坐起。
6. 用棉球或纸巾擦去外流的药液。
7. 对于鼻侧切开患者，为防止鼻腔或术腔干燥，滴鼻后，嘱患者向患侧卧，使药液进入术腔。

(四)注意事项

1. 滴药时，滴管口或瓶口勿触及鼻孔，以免污染药液。
2. 体位要正确，滴药时勿吞咽，以免药液进入咽部引起不适。

六、剪鼻毛法

(一)目的

鼻部手术前常规准备，清洁术野，预防感染。

(二)用物准备

消毒弯盘、弯头小剪刀、棉签、金霉素油膏、纱布、额镜。

(三)操作步骤

1. 核对患者身份、手术名称、手术左右侧。
2. 向患者解释操作目的和方法，取得配合。
3. 评估鼻腔情况，有无破溃、出血，有无息肉或肿瘤生长至鼻前庭。
4. 患者取坐位，擤净鼻涕，清洁鼻腔，头稍后仰，固定。
5. 戴额镜检查鼻前庭及鼻腔情况，进一步清洁鼻腔。
6. 将金霉素油膏用棉签均匀涂在剪刀两叶上。
7. 右手持剪刀，左手拇指抬起鼻尖。
8. 剪刀弯头朝向鼻腔，剪刀贴住鼻毛根部，将鼻前庭四周鼻毛剪下。
9. 检查鼻毛有无残留。用棉签或纱布清洁落在鼻前庭的鼻毛。

(四)注意事项

1. 剪鼻毛时,动作要轻,勿伤及鼻黏膜引起出血。
2. 小儿或不能配合者、剪鼻毛可能会伤及鼻内肿物者,不剪鼻毛。

七、鼻腔冲洗法

(一)目的

清洁鼻腔,湿润黏膜,减轻臭味,促进黏膜功能恢复。

(二)用物准备

鼻腔冲洗器、橄榄式接头1个、温生理盐水500～1000 mL、纱布少许。

(三)操作步骤

1. 核对患者身份,冲洗液名称、量。
2. 评估患者有无活动性鼻腔出血,鼻腔是否有填塞物未去除。
3. 取坐位,头向前倾。
4. 将温生理盐水倒入受水器。
5. 橄榄头与橡胶管连接,嘱患者一手将橄榄头固定于一侧前鼻孔,张口呼吸,头侧向另一侧。打开冲洗器开关,使温盐水缓缓流入鼻腔,盐水经前鼻孔流向后鼻孔,再经另一侧鼻腔和口腔流出,即可将鼻腔内分泌物、痂皮冲出。
6. 一侧鼻腔冲洗后,将接头换到对侧鼻孔按同样方法进行冲洗,然后用纱布擦干面部。

(四)注意事项

1. 鼻腔有急性炎症及出血时禁止冲洗,以免炎症扩散。
2. 水温以接近体温为宜,不能过冷或过热。
3. 冲洗时勿与患者谈话,以免发生呛咳。
4. 冲洗时发生鼻腔出血,应立即停止冲洗。

八、喉部雾化吸入法

(一)目的

治疗喉部炎症。

(二)用物准备

氧气筒或空气压缩泵、长橡胶管、喷雾器、雾化药液、清洁纱布或一次性棉片、剪刀、5 mL注射器。

(三)操作步骤

1. 核对患者身份、治疗名称及喉部雾化用药。
2. 评估患者呼吸情况,有无恶心呕吐,是否处于饱食状态。
3. 抽吸药液注入玻璃喷雾器内。
4. 用清洁纱布或一次性棉片包住喷雾器开口的上端。
5. 打开氧气或空气压缩泵开关,调节好压力,将橡胶管与喷雾器连接。
6. 患者取坐位,嘱患者将喷雾器开口处放入口腔深部,用示指堵住雾化器排气孔,使气体与药液混合成极细小的气雾从喷口处喷出。嘱患者慢慢呼吸,吸气时间长些,使带药的气雾进入喉及气管内。

7. 吸入完毕,关闭开关,消毒处理。

(四)注意事项

1. 治疗前,先检查玻璃喷雾器是否完好。
2. 空气压力不可过高或过低。
3. 声带充血或水肿患者喷雾后,嘱患者禁食刺激性食物及禁烟、禁酒,并休声,以提高治疗效果。

◀ 本章小结 ▶

在人体感觉器官中,耳鼻咽喉的作用是举足轻重的。本章详细阐述护理程序在耳鼻咽喉护理中的应用,耳鼻咽喉护理常用的护理诊断,以及耳鼻咽喉科疾病常见症状、常用检查方法、常用的护理技术操作等,系统概述了耳鼻咽喉科手术患者的护理常规。护理人员应熟练掌握耳鼻咽喉科基本技能,为耳鼻咽喉科患者的个性化护理打下坚实的基础。

思考题

1. 耳部常见症状有哪些?
2. 耳科手术后应注意观察哪些?
3. 外耳道滴药法注意事项有哪些?

第十七章 耳部疾病患者的护理

学习目标

知识目标:掌握先天性耳前瘘管、先天性外耳及中耳畸形、分泌性中耳炎、慢性化脓性中耳炎、耳源性眩晕、突发性聋、传导性聋、感音神经性聋、耳鸣、周围性面瘫、听神经瘤、胆脂瘤的治疗要点和护理措施,熟悉急性化脓性中耳炎患者的临床表现。

能力目标:运用所学知识为分泌性中耳炎、慢性化脓性中耳炎、耳源性眩晕、突发性聋、传导性聋、感音神经性聋、耳鸣、周围性面瘫、听神经瘤、胆脂瘤、人工耳蜗植入等患者制订护理计划,并根据不同类型实施护理措施和健康教育。

素质目标:在护理工作中要体现人文关怀,懂得尊重和爱护患者。

案例与思考

患儿女性,7岁,以"耳部反复感染1年余"为主诉就诊。可见耳轮脚前有一瘘管口,按压有少量黏稠分泌物自瘘口溢出。诊断:先天性耳前瘘管。

请思考:①如何为该患儿制订合理的治疗方案?②该患儿的护理诊断有哪些?应采取哪些护理措施?

第一节 先天性耳前瘘管

先天性耳前瘘管(congenital preauricular fistula)是一种临床上最常见的先天性外耳畸形疾病。

【病因与发病机制】

因胚胎时期形成耳郭的第1、2鳃弓的6个小丘样结节融合不良或第1鳃沟封闭不全所致,是一种常染色体显性遗传病。

【护理评估】

1.健康史 评估患者是否有其他先天性疾病,是否有瘘管反复感染史,近期是否有急性感染等情况。

2. 身体状况　一般无症状,继发感染时出现局部红肿、疼痛或化脓。挤压会溢出少量白色黏稠样或干酪样分泌物。反复感染可形成囊肿或脓肿,破溃后则形成脓瘘或瘢痕。

3. 心理-社会状况　因担心感染破溃及手术留下瘢痕产生焦虑心理。

【治疗要点/原则】

无感染或无任何症状者,暂不治疗。有感染史的患者,以急性感染控制后手术切除为主。

【护理诊断/问题】

1. 有感染的危险　与敷料潮湿或污染会影响伤口的愈合,导致感染有关。
2. 知识缺乏　缺乏先天性耳前瘘管相关知识。

【护理措施】

1. 参考耳鼻咽喉科手术患者常规护理。
2. 术后观察患者耳前瘘管口周围皮肤有无红、肿、热、痛,有无分泌物排出及分泌物的颜色、性质和量。
3. 避免污水进入瘘管,亦不可用手挤压瘘管,以免引起感染。

第二节　先天性外耳及中耳畸形

先天性外耳及中耳畸形常同时发生,临床上习惯统称为"先天性小耳畸形"。

【病因与发病机制】

前者系第1、2鳃弓发育不良及第1鳃沟发育障碍所致。后者伴有第1咽囊发育不全,可导致鼓室内结构、咽鼓管甚至乳突发育畸形等。

【护理评估】

1. 健康史　了解患者是否出生时就出现外耳及中耳畸形。
2. 身体状况　一般按畸形发生的部位和程度分为三级。

(1) 第一级:耳郭小而畸形,各部尚可分辨;外耳道狭窄或部分闭锁,鼓膜存在,听力基本正常。

(2) 第二级:耳郭呈条索状突起。外耳道闭锁,鼓膜及锤骨柄未发育,呈传导性聋。此型为临床常见类型,约为第1级的2倍。

(3) 第三级:耳郭残缺,仅有零星而不规则的突起;外耳道闭锁,听骨链畸形,伴有内耳功能障碍,表现为混合性聋或感音神经性聋。发病率较低,约占2%。

第二、三级畸形伴有颌面发育不全者,称下颌面骨发育不全,表现为小耳、外耳道闭锁及听骨畸形,同时可伴有眼、颧、上颌、下颌、口、鼻等畸形。

3. 心理-社会状况　评估患者的年龄和听力状况,了解患者、家属对本病的认知程度。
4. 辅助检查　①听功能检查:音叉试验和电测听。②影像学检查:X射线片和CT检查。

【治疗要点/原则】

根据出生后即有的耳畸形可作出初步诊断。需做听力检查了解耳聋性质,若为传导性聋,属手术适应证。

【护理诊断/问题】

1. 急性疼痛　与手术有关。
2. 有感染的危险　与术腔渗血有关。
3. 有发生气胸或血胸的危险　与一期手术需要取肋骨塑型,有可能会损伤血管或胸膜有关。
4. 低效性呼吸形态　与患者术后佩戴胸带导致呼吸不畅,肺部通气不佳有关。
5. 自我形象紊乱　与外耳及中耳畸形有关。
6. 知识缺乏　缺乏先天性外耳及中耳畸形疾病相关知识。

【护理措施】

1. 参考耳鼻咽喉科手术患者常规护理。
2. 同期行听力重建者,避免头部加速运动,必要时头部制动3 d,防止植入的听小骨移位。
3. 因一期手术需要取肋骨塑形,严密观察患者呼吸;观察耳郭修复后的颜色、温度、血运情况,引流是否通畅,引流液颜色、性质和量;观察患者有无面瘫、恶心、呕吐、眩晕、平衡失调等症状。
4. 健康教育

(1)告知患者术后半年内睡眠时不宜压迫术耳。防止皮肤破损和受伤,预防冻伤和暴晒等。创面完全愈合后方可洗澡,预防耳郭受伤和感染。

(2)对先天性双耳畸形中度伴中度以上传导性聋患儿,一般在2岁以后尽早手术,以提高听力,以免影响患儿的语言、智力的发育。

(3)避免外力撞击耳郭;冬季外出时,注意耳部保暖,防止耳郭冻伤。

第三节　分泌性中耳炎

分泌性中耳炎(secretory otitis media)是以传导性聋及鼓室积液为主要特征的中耳非化脓性炎性疾病。本病多发于冬春季,是成人和儿童常见的听力下降原因之一,可分为急性(病程延续6~8周未愈者)和慢性(病程在8周以上)2种。

【病因与发病机制】

多为上呼吸道感染所致,亦可由头颈部肿瘤放疗后产生。目前认为咽鼓管功能障碍、中耳局部感染和变态反应等为其主要病因。

【护理评估】

1. 健康史　评估患者发病前有无上呼吸道感染史,是否过度劳累,有无腺样体肥大、鼻炎、鼻窦炎等病史。
2. 身体状况

(1)听力减退:听力渐下降伴自听增强。

(2)耳痛:急性者可有隐隐耳痛;慢性者耳痛不明显。

(3)耳鸣:多为低调间歇性,如"嗡嗡"声。

(4)耳闷:耳内闭塞感或闷胀感是成人常见的主诉之一。

(5)耳内溢液:见于少数患者。

3. 心理-社会状况 患者因耳鸣、听力减退、耳闷胀感等产生焦虑心理。

4. 辅助检查

(1) 耳镜检查:①充血。急性者鼓膜松弛部或全鼓膜呈轻度弥漫性充血。②鼓膜内陷。表现为光锥缩短、变形或消失。③鼓室积液。鼓膜失去正常光泽,呈琥珀色、淡黄色或橙红油亮,慢性者可呈灰蓝或乳白色,紧张部有扩张的微血管。④鼓膜活动受限。鼓室积液很多时,鼓膜向外隆凸,鼓气耳镜检查显示活动受限。

(2) 听力检查:纯音听阈测试及音叉试验显示不同程度传导性听力丧失,声导抗图对诊断有重要价值。

(3) 影像学检查:颞骨CT扫描;小儿可拍摄头部X射线侧位片,了解腺样体是否增生。

(4) 成人应进行鼻咽部检查,注意排除鼻咽癌。

【治疗要点/原则】

病因治疗、控制感染、改善咽鼓管通气、引流及清除中耳积液,同时治疗相关疾病。

【护理诊断/问题】

1. 感知觉紊乱 与听觉下降及耳鸣有关。

2. 知识缺乏 缺乏分泌性中耳炎相关知识。

【护理措施】

1. 术前护理

(1) 完善术前检查。

(2) 耳部准备:术前剃除患侧耳郭周围头发,一般范围为距耳郭5~6 cm,清洁耳郭及周围皮肤,将女患者头发梳理整齐。

(3) 讲解术前、术后注意事项,做好沟通。

(4) 全麻术前禁清饮料2 h,禁食其他清淡普食6 h,禁高脂类及油炸食物等8 h。最后一餐进食以半流质、流质及易消化和适度(不过饱)为原则。局麻患者术晨可进少量清淡易消化饮食。

(5) 遵医嘱做药物过敏试验,按医嘱执行术前用药。

2. 手术日护理 术日晨测量体温、脉搏、呼吸、血压,若有体温、血压升高,术前有上呼吸道感染或女性患者月经来潮时,及时通知医师。准备手术需要物品,与手术室人员核对患者手术部位并交接患者和病历。

3. 术后护理

(1) 体位护理:患者全麻清醒后,若无特殊禁忌,可选择半卧位或自由卧位,注意术耳朝上。局麻患者术后给予半卧位,有利于患者呼吸,减少渗血,促进渗出物引流。

(2) 饮食护理:如无恶心、呕吐,全麻清醒后可尽早给患者进食。进食从少量流质开始,术后第一次进食时应加强观察,判断有无异常,以后视患者情况逐渐过渡到半流质或普食。以高热量、高蛋白、高维生素易消化的清淡饮食为宜。避免食用过硬及刺激性食物。

(3) 监测生命体征:术后严密监测患者生命体征。

(4) 术后观察患者患耳周围皮肤的温度和颜色,观察伤口敷料有无渗血、渗液及脱落,如渗血较多,及时报告医生,给予更换敷料并加压包扎。注意出血情况,常规应用止血药物,如出血量过多应及时通知医生处理。

(5) 耳外敷料每日更换1次,必要时随时更换。嘱患者尽量避免剧烈活动,以免伤口出血或敷料松脱。分泌性中耳炎如系儿童患者,应注意防止患儿用手抓敷料。

(6)指导患者配合医生进行咽鼓管吹张,正确指导患者进行捏鼻鼓气,以保持咽鼓管通畅,减轻中耳的负压状态。

(7)在与单侧听力下降患者沟通时尽量靠近健侧,与双侧聋患者沟通时适当提高音量,以患者能够听清为宜,保证与患者有效沟通。

(8)注意预防感冒,特别是鼓膜切开未愈或置管期间,禁止挖耳、游泳、甩头或剧烈运动,以防中耳进水或置管滑脱。

(9)遵医嘱正确使用滴鼻剂、喷鼻剂、抗生素、促进纤毛运动的药物、糖皮质激素类药物等,以便更好地控制感染、减轻渗出、促进纤毛运动;保持鼻腔和咽鼓管通畅,耳内禁用粉剂,以免引流不畅,并积极观察用药后反应,发现不良反应及时处理。

4. 健康教育

(1)指导患者高空飞行升降期间做张口或吞咽动作,如咀嚼口香糖,幼儿可饮水,以使咽鼓管两端压力平衡。

(2)儿童患本病易被忽视,对10岁以下儿童,告知其家长定期听力筛查,行声导抗检测。

第四节　急性化脓性中耳炎

急性化脓性中耳炎(acute suppurative otitis media)是中耳黏膜的急性化脓性炎症,好发于儿童,常继发于上呼吸道感染,冬春季多见。

【病因与发病机制】

主要致病菌为肺炎球菌、流感嗜血杆菌、乙型溶血性链球菌等。致病菌以咽鼓管途径侵袭中耳最为常见。

【护理评估】

1. 健康史　评估患者是否有上呼吸道感染、传染病等病史,近期是否进行过鼓膜穿刺、鼓膜置管、咽鼓管吹张等治疗。

2. 身体状况

(1)耳痛:多数患者鼓膜穿孔前疼痛剧烈。鼓膜穿孔流脓后症状减轻。

(2)听力减退、耳鸣及耳流脓。

(3)全身症状:可有畏寒、发热、倦怠、食欲减退。

3. 心理-社会状况　患儿常因剧烈耳痛、听力下降而烦躁不安、哭闹不止。

4. 辅助检查

(1)耳镜检查:起病早期,鼓膜松弛部充血。随着病情发展,继之整个鼓膜弥漫性充血、肿胀、向外膨出,正常标志不易辨识,膨隆局部可见小黄点。如炎症不能得到及时控制可发展为鼓膜穿孔。

(2)听力检查:多为传导性聋,少数患者可因耳蜗受累而出现混合性聋或感音神经性聋。

(3)血常规:白细胞总数增多,中性粒细胞比率增加,鼓膜穿孔后渐趋正常。

(4)X射线检查:乳突部呈云雾状模糊,但无骨质破坏。

【治疗要点/原则】

及早应用足量的广谱抗生素控制感染。鼓膜膨出明显,经一般治疗无效者可行鼓膜切开术。

【护理诊断/问题】

1. 急性疼痛　与中耳炎症有关。
2. 体温过高　与中耳病原体入侵有关。
3. 潜在并发症　急性乳突炎、耳源性脑脓肿。
4. 知识缺乏　缺乏急性化脓性中耳炎相关知识。

【护理措施】

1. 参考耳鼻咽喉科手术患者常规护理。
2. 及时评估疼痛程度,疼痛严重者遵医嘱给予止痛药物,缓解局部疼痛。
3. 健康教育:①鼓膜穿孔未愈者不宜游泳,防止污水进入患耳,导致感染。②及时彻底治疗急性化脓性中耳炎,防止迁延为慢性化脓性中耳炎。

第五节　慢性化脓性中耳炎

慢性化脓性中耳炎(chronic suppurative otitis media)是中耳黏膜、骨膜或深达骨质的慢性化脓性炎症。

【病因与发病机制】

急性化脓性中耳炎未及时治疗、治疗不彻底,以致病程迁延6~8周转为慢性,此为较常见的原因。

【护理评估】

1. 健康史　评估患者是否抵抗力低下,既往是否有急性化脓性中耳炎病史,是否有鼻咽部慢性疾患等。
2. 身体状况　分为单纯型、骨疡型或胆脂瘤型,骨疡型和胆脂瘤型可合并存在。
(1)单纯型:间歇性耳流脓,量多少不一。鼓膜多呈中央性穿孔。听力减退多为轻度传导性聋。
(2)骨疡型:持续性耳流脓,且脓液黏稠,常有臭味,鼓膜呈边缘性穿孔,患者传导性聋较为严重。
(3)胆脂瘤型:长期耳流脓,量多少不一,且有恶臭。可有不同程度的传导性聋。
(4)耳源性并发症:可引起颅内和颅外并发症,以颅内并发症最危险。常见颅内并发症为化脓性脑膜炎、脑脓肿等,患者可出现头痛、发热、表情淡漠、恶心、呕吐等表现。
3. 心理-社会状况　患者因耳流脓、听力下降或担心手术并发症等,产生焦虑、恐惧心理。
4. 辅助检查　耳镜检查、听力检查、颞骨CT等。

【治疗要点/原则】

治疗原则为去除病因、控制感染、清除病灶、通畅引流和改善听力。积极治疗急性化脓性中耳炎和可能引发和加重中耳病变的邻近器官感染性病灶,如腺样体肥大、慢性扁桃体炎、慢性化脓性鼻窦炎等。对于引流通畅的中耳炎,以局部用药为主。彻底清除中耳病灶为手术治疗的原则,保留或改善中耳功能。

【护理诊断/问题】

1. 舒适受损:耳鸣、耳流脓 与中耳黏膜、骨膜或深达骨质的慢性化脓性炎症有关。
2. 感知觉紊乱:听觉下降 与病变深达骨膜或骨质导致听力损害有关。
3. 有受伤的危险 与眩晕症状有关。
4. 有出血、感染的危险 与耳部伤口有关。
5. 知识缺乏 缺乏慢性化脓性中耳炎相关知识。
6. 潜在并发症 面瘫、硬脑膜外脓肿、耳源性脑脓肿、耳后骨膜下脓肿等。

【护理措施】

1. 参考耳鼻咽喉科手术患者常规护理。
2. 观察患者有无面瘫、恶心、呕吐、眩晕、平衡失调等症状,防止颅内、外并发症的发生,如有应及时向医生反映。
3. 因手术时牵拉或损伤面神经,术后让患者做抬眉、闭眼、鼓腮、龇牙等动作,观察有无异常。
4. 因面瘫会引起患侧眼睛不能闭合,应给予眼部保护,如使用滴眼液、涂抗生素眼药膏等;有颅内压增高者,遵医嘱使用降颅内压药物,预防颅内并发症的发生。
5. 健康教育。

(1) 告知植入听小骨的患者,头部避免加速活动,勿用力擤鼻、打喷嚏,必要时张口呼吸,防止听骨移位,影响术后听力改善效果。

(2) 若需卧床者,指导患者翻身,避免发生压疮,起床当日循序渐进活动,防止跌倒。

(3) 预防上呼吸道感染,保持外耳道清洁干燥,保持咽鼓管通畅,半年内禁止游泳,洗头时可用干棉球堵塞外耳道,防止感染。

第六节 耳源性眩晕

眩晕(vertigo)是临床常见的症状,其临床发病率较高,是因机体对空间定位障碍而产生的一种运动性或位置性错觉。最常表现为自身或者周围事物的旋转感,或者摇晃浮沉感。

一、良性阵发性位置性眩晕

良性阵发性位置性眩晕(benign paroxysmal positional vertigo,BPPV),又名"耳石症"。

【病因与发病机制】

病因仍不明确。

【护理评估】

1. 健康史 询问患者眩晕及耳鸣发作的特点、持续时间,以及发作时有无听力下降。
2. 身体状况 头位变化时(如起床、躺下、仰卧位翻身,以及抬头、低头等动作)突然出现短暂的(通常不超过1 min,但嵴帽结石症可以达到数分钟)强烈的眩晕发作伴眼球震颤。整个发病过程可为数天至数月,少数达数年,多自然缓解,但可复发,间歇期长短不一。
3. 心理-社会状况 患者可因眩晕反复发作、恶心、呕吐而焦虑。

4. 辅助检查

(1) 变位试验:Dix-Hallpike 变位性眼震试验和滚转试验。

(2) 听力检查:听力一般正常。

(3) 前庭功能检查和影像学检查:可用于本病的病因诊断或鉴别诊断。

【治疗要点/原则】

1. 耳石复位治疗　为最有效的方法。

2. 药物治疗　改善内耳微循环的药物,如倍他司汀、银杏叶提取物等。

3. 手术治疗　适用于极少数手法复位后仍迁延不愈,且严重影响日常生活工作质量。

4. 前庭康复训练　作为辅助治疗。

【护理诊断/问题】

1. 有受伤的危险　与眩晕有关。

2. 舒适受损　与疾病发作有关。

3. 知识缺乏　缺乏耳源性眩晕相关知识。

4. 焦虑　与担心疾病预后有关。

【护理措施】

1. 室内温湿度适宜,室内宜暗,光线柔和。发作期应卧床休息,对发作频繁的患者,告知其尽量不要单独外出、骑车或登高等。不可从事驾驶、高空作业等职业。

2. 向患者讲解疾病相关知识,特别强调本病为良性,不至于引发严重后果,消除疑虑和恐惧心理,使其能够积极配合治疗,帮助其树立战胜疾病的信心。

3. 在进行手法复位的过程中,观察患者有无恶心、呕吐等,必要时遵医嘱给予镇静剂及抗眩晕的药物。用镇静药期间,活动时注意看护,防止患者发生意外。

4. 鼓励患者复位治疗后加强运动,尽快回归正常工作和生活。

5. 告知患者在日常生活中需保证充足睡眠,积极治疗高血压、高脂血症等基础疾病;中老年女性患者必要时可适当补充维生素 D,降低耳石症复发概率。

二、梅尼埃病

梅尼埃病(Ménière's disease,MD)是一种原因不明,多数以特发性膜迷路积水为主要病理改变的内耳病。

【病因与发病机制】

病因迄今不明。基本病理改变是膜迷路积水。

【护理评估】

1. 健康史　询问患者眩晕及耳鸣发作的特点、持续时间,以及眩晕发作时有无听力下降或听力下降的程度。了解患者既往有无耳疾病,有无家族史。

2. 身体状况

(1) 眩晕:多呈突发旋转性眩晕,同时常伴有恶心、呕吐、面色苍白、出冷汗、脉搏迟缓、血压下降等自主神经反射症状。

(2) 听力下降:反复发作时可呈波动性听力下降,是本病的一个重要特征。

(3) 耳鸣:多出现在眩晕发作之前。

(4)耳胀满感:发作期患侧耳内或头部有胀满、沉重或压迫感,有时感耳周灼痛。

3. 心理-社会状况　患者可因眩晕反复发作、恶心、呕吐而焦虑,或因影响正常的生活和工作而产生悲观情绪。

4. 辅助检查

(1)耳镜检查:鼓膜正常。

(2)声导抗测试:鼓室导抗图正常。

(3)前庭功能检查:发作期可观察到自发性眼震和位置性眼震。

(4)听力检查:呈感音神经性聋。

(5)甘油试验:按(2.4~3.0) mL/kg将50%甘油空腹饮下,服用前、服用后3 h内,每小时纯音测听1次,若服用甘油后患耳的平均听阈>15 dB,则试验阳性,表明膜迷路积水。

(6)颞骨CT:偶显前庭导水管周围气化差,导水管短而直。

(7)膜迷路MRI:部分患者可显示前庭导水管变直变细。

【治疗要点/原则】

1. 一般药物治疗　急性发作期的治疗目的在于控制眩晕发作及相关症状。

2. 中耳给药治疗　鼓室注射的药物可通过渗透作用进入内耳达到治疗目的。目前常用的两类鼓室注射药物是糖皮质激素和庆大霉素(化学迷路切除)。

3. 中耳压力治疗　可减少眩晕发作频率,对听力无明显影响。常用的方法有Meniet低压脉冲治疗,可短期及长期内控制眩晕症状。

4. 手术治疗　凡眩晕发作频繁、剧烈,长期保守(6个月非手术)治疗无效,耳鸣且耳聋下降加剧者可考虑手术治疗。

5. 前庭和听力康复治疗

(1)前庭康复训练。

(2)听力康复:对于病情稳定的三期及四期梅尼埃病患者,酌情考虑验配助听器或植入人工耳蜗。

【护理诊断/问题】

1. 有受伤的危险　与眩晕有关。

2. 舒适受损　与疾病发作有关。

3. 知识缺乏　缺乏耳源性眩晕相关知识。

4. 焦虑　与担心疾病预后有关。

【护理措施】

1. 手术护理　参考耳鼻咽喉科手术患者常规护理。

2. 一般护理　眩晕症状未消退时一定有专人陪伴,卧床时加床挡,预防跌倒、坠床。

3. 健康教育

(1)指导患者低盐饮食,减轻内耳膜迷路积水。

(2)发作期卧床休息,避免引起眩晕发作的诱因。

(3)发作间歇根据患者饮食爱好进食高热量、高蛋白质、富含维生素的流质或半流质食物,以补充机体营养的需要。

(4)对长期应用排钾利尿剂者,注意适当补钾,避免水电解质紊乱。

(5)对发作频繁的患者,告知其尽量不要单独外出、骑车或登高等。不可从事驾驶、高空作业等职业,防止意外发生。

(6)指导患者平时注意保持良好的心态,适当锻炼身体,有规律地生活和工作,尽量缓解心理压力,避免或减少疾病复发。

(7)起卧时动作宜缓,勿突然站立或坐起,防止跌伤。注意动静结合,避免过度劳累。

(8)遵医嘱继续规范用药,坚持术后定期复查,不适随诊。

第七节　突发性聋

突发性聋(sudden deafness)简称突聋,指突然发生的(72 h 内)、原因不明的感音神经性听力损失,并非一种独立的疾病,又称突发性感音神经性聋,多在 3 d 内听力急剧下降。

【病因与发病机制】

本病的病因尚不清楚,局部因素和全身因素均可能引起突发性聋。

【护理评估】

1. 健康史　了解用药史、家族史及工作和居住环境等,并评估耳聋的程度、持续时间等。

2. 身体状况　突然发生的听力下降为首发症状,听力一般可在数分钟、数小时或 1 d 内下降到最低点,常为中或重度,少数患者听力下降较为缓慢,在 3 d 内达到最低点。

3. 心理-社会状况　患者可因突发性聋而痛苦、焦虑,产生悲观情绪。

4. 辅助检查

(1)纯音测听、声导抗检查;伴有眩晕时,应进行自发性眼震检查。

(2)其他听力学检查:如耳声发射、听性脑干反应(ABR)、耳蜗电图、言语测听等。

【治疗要点/原则】

突发性聋应作为耳科急症对待,力求在耳聋的早期,根据不同的原因采取不同的药物治疗。对合并有高血压、高脂血症等患者,应辅以内科治疗控制原发病。

【护理诊断/问题】

1. 感知觉紊乱:听力下降　与突然发生的、原因不明的感音神经性听力损失有关。

2. 焦虑　与突发性聋有关。

3. 知识缺乏　缺乏突发性聋相关知识。

【护理措施】

1. 遵医嘱正确用药,观察用药效果。

2. 根据患者听力损失的程度,协助选配适宜的助听器。

3. 给患者创造安静的环境,避免强光或噪声刺激。

4. 指导患者保持平和的心态,避免情绪过度激动。

5. 指导患者掌握使用和保管助听器的方法,保证助听器的正常功能。

第八节　传导性聋

传导性聋(conductive deafness)是指外界声波在传入内耳的途径中,受到外耳道或中耳病变的阻碍,使到达内耳的声能减弱,导致不同程度的听力减退。

【病因与发病机制】

1. 耳郭畸形　降低了耳郭的集声功能。
2. 外耳道疾患　可致外耳道狭窄甚至闭塞,以致影响鼓膜运动。
3. 鼓膜病变　受声波刺激后,其振动面积减少、振幅降低,造成声能损失。
4. 中耳疾患　听骨链中断可使声能传导障碍;咽鼓管阻塞、感染等引起的急、慢性中耳炎使鼓膜内陷、鼓室渗液,致听力下降,在临床较为多见。

【护理评估】

1. 健康史　询问患者既往是否患过耳病;了解其用药史、家族史及工作和居住环境等。
2. 身体状况　患者多表现为低音调耳鸣,听力不同程度减退。
3. 心理-社会状况　患者可因长期耳鸣、耳聋而感到痛苦、焦虑,甚至产生悲观情绪。
4. 辅助检查

(1)音叉试验:Rinne 试验阴性;Weber 试验偏向患侧;Schwabach 试验受试耳骨导延长。以上为传导性聋的重要特征。

(2)纯音测听:气导听阈提高 25~60 dB,骨导听阈基本正常。有气-骨导差。

(3)声导抗检查:判断鼓室气压功能和听骨链的完整性。

(2)根据听功能情况选定 X 射线、CT 或 MRI 检查,协助确定病变部位、范围及程度等。

【治疗要点/原则】

应根据病因和病变的部位、性质及范围确定不同的治疗方法。

1. 手术治疗　耳外伤、畸形,各种压迫咽鼓管疾病等。
2. 保守治疗　对于各种炎症所致,可使用抗生素使炎症消退,也可应用激素和抗组胺药物。
3. 使用助听器　治疗效果不佳者或因各种原因不能手术者,可选配适宜的助听器。

【护理诊断/问题】

1. 感知觉紊乱:听力下降　与声波在传入内耳的途径中,受到外耳道、中耳病变的阻碍,到达内耳的声能减弱有关。
2. 焦虑　与耳鸣、耳聋有关。
3. 知识缺乏　缺乏传导性聋相关知识。

【护理措施】

1. 根据患者听力损失的程度,协助选择适配的助听器。
2. 参考耳鼻咽喉科手术患者常规护理。

第九节　感音神经性聋

感音神经性聋(sensorineural hearing loss)是指耳蜗、听神经或听觉中枢器质性病变或代谢障碍,致声音的感受与神经冲动传递障碍,由此引起的听力减退或听力丧失。

【病因与发病机制】

1. 先天性聋　系出生时或出生后不久就已存在的听力障碍。
2. 非遗传性获得性感音神经性聋　发病率为90%以上。常见有老年性聋、传染病源性聋、全身系统性疾病引起的耳聋、耳毒性聋、创伤性聋等。

【护理评估】

1. 健康史　评估患者的出生史、疾病史、用药史和家族史等。
2. 身体状况　患者表现为听力下降或耳聋,耳鸣多为高调音。
3. 心理-社会状况　患者因耳鸣、耳聋而痛苦,对正常生活和工作失去热情,产生悲观和焦虑心理。
4. 辅助检查

(1) 音叉试验:Rinner试验(±);Weber试验偏向健侧;Schwabach试验受试耳骨导缩短。

(2) 纯音测听:气、骨导曲线下降,无气骨导差。一般高频听力损失较重,少数以低频听力损失为主。

(3) X射线、CT或MRI检查:协助确定病变部位、范围及程度等。

【治疗要点/原则】

1. 药物治疗　自身免疫性聋可应用类固醇激素或免疫抑制剂等;细菌或病毒感染所致耳聋给予抗生素或抗病毒药物治疗;还可应用扩血管药物、降低血液黏稠度药物和神经营养药物等。
2. 高压氧疗法　对早期药物性聋、噪声性聋、突发性聋、创伤性聋等有一定辅助治疗作用。
3. 选配助听器　药物治疗无效可配助听器。
4. 手术治疗和人工耳蜗植入　对双耳重度或极重度聋的患者可行手术治疗。

【护理诊断/问题】

1. 感知觉紊乱:听力下降　与声音的感受与神经冲动传递障碍有关。
2. 焦虑　与耳鸣、耳聋有关。
3. 知识缺乏　缺乏感音神经性聋相关知识。

【护理措施】

护理措施参考传导性聋。

第十节 耳鸣

耳鸣(tinnitus)是耳科临床最常见的症状之一,分为主观性耳鸣和客观性耳鸣,其中主观性耳鸣多见,是指主观上感觉耳内或颅内有声音,而外界并无相应的声源存在。

【病因与发病机制】

1. 听觉系统内病变

(1)外耳病变:各种原因引起外耳道被阻塞,体内产生的生理性杂音因失去外界噪声的掩蔽而相对增强,造成耳鸣。

(2)中耳病变:可削弱环境噪声对体内生理性杂音的掩蔽作用而导致耳鸣。

(3)耳蜗病变:发病机制尚不明确。

(4)蜗后病变:病变压迫听神经可刺激产生异常的神经冲动而出现耳鸣。

(5)中枢听觉径路病变:病变对听觉传导路径反射弧造成干扰而产生耳鸣。

2. 听觉系统外病变

(1)血管源性病变:颈动脉或椎动脉系统的血管病变均可引起耳鸣。

(2)肌源性病变:腭肌阵挛可听到与软腭痉挛性收缩节律同步的不规则的咯咯声,是客观性耳鸣的常见原因。中耳肌的痉挛性收缩也可产生典型节律的咔嗒声。

(3)咽鼓管病变:如咽鼓管异常开放,可听到与呼吸节律同步的耳鸣声。

(4)颞颌关节病变:如牙齿咬合错乱、颞颌关节炎等,可在张口闭口时听到外耳道附近有咔嗒声。

(5)其他疾病:如甲状腺功能异常、颈椎病等也可引起耳鸣;精神心理疾病患者可出现幻听或者出现听像,即耳鸣声由于心理学原因,被想象转换成愉快的歌声、乐声等。

【护理评估】

1. 健康史 评估患者耳鸣出现的时间、持续时间、耳鸣的性质、伴随症状、严重程度等,了解耳鸣发生的影响因素,如失眠、疲劳、心理状态等。

2. 身体状况

(1)局部症状:以主观性耳鸣多见,可表现为单侧或双侧耳鸣。

(2)全身症状:可伴有听力下降或眩晕等症状。

3. 心理-社会状况 长期耳鸣可导致患者出现烦躁、焦虑、抑郁等心理情绪变化,同时,精神心理疾病亦可加重耳鸣。

4. 辅助检查

(1)颈部检查(包括甲状腺查体)及颞颌关节功能检查。

(2)听功能检查:对单侧耳鸣,或持续性耳鸣(≥6个月),或伴听力障碍的耳鸣患者进行全面听力学检查。包括纯音测听、声导抗等。

(3)前庭功能检查:如平衡功能、协调试验及眼动检查等。

(4)耳鸣的测试。

(5)影像学检查:MRI排查肿瘤等器质性病变,搏动性耳鸣者可行颈动脉彩色多普勒超声检查,必要时行数字减影血管造影检查查找病因。

【治疗要点/原则】

1. 病因治疗　对于原发病变明确且可有效治疗的患者,通过对因治疗或手术治疗,耳鸣大多可减轻或消失。

2. 药物治疗　应用血管扩张剂等改善内耳血液循环。

3. 其他　耳鸣习服疗法、电刺激、声治疗、生物反馈疗法等。

【护理诊断/问题】

1. 舒适受损:耳鸣　与听觉系统病变有关。

2. 感知觉紊乱:听力下降　与耳鸣导致听觉受损有关。

3. 焦虑　与担心疾病预后有关。

4. 知识缺乏　缺乏耳鸣相关知识。

【护理措施】

1. 避免接触强烈的噪声,如遇噪声环境可佩戴防护耳罩、耳塞等。

2. 避免使用耳毒性药物,避免耳部神经损伤,保护听力。

3. 积极治疗全身性疾病,如高血压、糖尿病等。

4. 注意休息和放松心情,缓解压力,预防压力过大引起或加重耳鸣。

第十一节　周围性面瘫

病变在面神经核或面神经核以下者导致的面瘫称为周围性面瘫(peripheral facial paralysis)。

【病因与发病机制】

1. 先天性　少见,如面神经先天畸形、面神经或神经核发育不全等。

2. 原发性　常见,约占周围性面瘫的80%。

3. 感染性　较常见,多因相邻部位的病毒或细菌感染累及面神经引起,如急、慢性化脓性中耳炎。

4. 医源性　较常见,如中耳乳突手术。

5. 其他　如外伤性、压迫性、代谢性、中毒性等,较少见。

【护理评估】

1. 健康史　评估患者近期有无上呼吸道感染、带状疱疹等病毒感染史,有无手术史,是否有身体疲劳感或有受凉情况,有无家族史等。评估发病时间及病情进展情况。

2. 身体状况

(1)局部症状:患侧面部表情运动丧失,额纹消失,不能皱眉与闭目,鼻唇沟变浅,口角下垂并向健侧歪斜,讲话、哭笑或做露齿动作时更加明显,鼓腮漏气,发爆破音(如"波""坡")困难。进食可有口角漏液现象。双侧完全瘫痪者面部呆板无表情。

(2)其他症状:因病变累及部位不同,还可出现味觉异常、外耳道疱疹、耳鸣、眩晕等症状。

3. 心理-社会状况　周围性面瘫多为无征兆突然发病,很多患者因面部形象改变而羞于见人。

4. 辅助检查

(1) 面神经电图和肌电图检查。

(2) 影像学检查：CT、MRI 检查排除面神经及内耳道肿瘤、中耳炎或者中耳乳突胆脂瘤。

(3) 病原学检查。

【治疗要点/原则】

非手术治疗包括药物治疗，如使用糖皮质激素、抗病毒药物；高压氧治疗；物理疗法，如按摩、面肌功能锻炼等。对于完全面瘫、面神经不可逆病变的患者，可采用面神经减压术。

【护理诊断/问题】

1. 有感染的危险　与眼睑不能闭合、结膜外露有关。

2. 自我形象紊乱　与面神经损伤有关。

3. 焦虑　与担心疾病预后有关。

4. 知识缺乏　缺乏周围性面瘫相关知识。

【护理措施】

1. 注意面部持续保暖，不能用冷水洗脸，避免直吹冷风，在急性期应当适当休息。

2. 指导患者进行患侧面肌锻炼，进行局部按摩等。

3. 对于眼睑闭合不全或不能闭合的患者，减少用眼。在睡觉或外出时应佩戴眼罩或有色眼镜，并用抗生素滴眼，眼膏涂眼，以保护角膜及预防眼部感染。

4. 由于面瘫会影响咀嚼，食物易滞留在患侧齿颊之间，因此需保持口腔清洁。

第十二节　听神经瘤

听神经瘤(acoustic neuroma,AN)是起源于第Ⅷ对脑神经的良性肿瘤，因肿瘤大多来自前庭神经鞘膜施万细胞，又称前庭神经鞘瘤。该肿瘤多发于成年人，发病年龄高峰为 30~50 岁，多数为单侧发病，偶见双侧。

【病因与发病机制】

尚不明确。

【护理评估】

1. 健康史　评估患者年龄、性别、疾病史、用药史等。

2. 身体状况　早期无明显症状，伴随着瘤体的生长，可出现听力下降、耳鸣和平衡失调、同侧面部麻木或神经痛等。到中晚期，可出现患侧面部麻木、进食呛咳、肢体麻木、颅内高压等症状，严重者可因脑疝而死亡。

3. 心理-社会状况　护士应注意评估疾病对患者工作、生活和心理状况的影响程度，使其对疾病有正确的理解和认识，能够积极配合治疗。

4. 辅助检查

(1) 听力学检查：早期仅有轻度听力损害。

(2) 声导抗测试：镫骨肌声反射衰减阳性。

(3) 前庭功能试验:70%~90%的听神经瘤患者可有异常眼震电图,典型表现为冷热试验时患侧反应变弱或完全消失,提示瘤体压迫小脑和脑干。

(4) 影像学检查:CT、MRI是诊断听神经瘤的主要依据。

(5) 三叉神经试验:患侧角膜反射消失,皮肤触觉、痛觉下降或消失。

【治疗要点/原则】

尽早手术,通过不同的手术入路完全切除肿瘤是本病的治疗原则。

【护理诊断/问题】

1. 感知觉紊乱:听力下降　与听神经瘤导致的听力损失有关。
2. 有窒息的危险　与术后呛咳误吸有关。
3. 有跌倒的危险　与眩晕有关。
4. 有急性意识障碍的危险　与颅内压增高有关。
5. 有角膜溃疡的危险　与眼睑闭合不全有关。
6. 潜在并发症　脑水肿、脑出血、感染等。
7. 焦虑　与担心疾病预后有关。
8. 知识缺乏　缺乏听神经瘤相关知识。

【护理措施】

1. 参考耳鼻咽喉科手术患者常规护理。
2. 警惕术后颅内出血而导致脑疝发生。对于咳痰无力者应按时翻身、叩背并及时吸痰,保持呼吸道通畅,给予氧气吸入。
3. 保持引流管通畅,避免受压、打折或反流。
4. 眼睑闭合不全的患者,每日按时滴眼药水,睡眠时涂眼药膏并覆盖纱布;术后可并发周围性面瘫,导致眼睑闭合不全,应保护角膜,防止角膜溃疡。

第十三节　胆脂瘤

外耳道胆脂瘤是阻塞于外耳道骨部的含有胆固醇结晶的脱落上皮团块,又称外耳道阻塞性角化病。

中耳胆脂瘤为非真性肿瘤,是角化的鳞状上皮在中耳内形成的囊性结构,中间常堆积白色脱落上皮组织。

【病因与发病机制】

1. 外耳道胆脂瘤　病因不明。
2. 中耳胆脂瘤　①先天性胆脂瘤来源于胚胎期外胚层组织;②后天性胆脂瘤发生机制尚不清楚。

【护理评估】

1. 健康史　评估患者有无慢性化脓性中耳炎病史或其他耳源性疾病史。

2.身体状况

(1)外耳道胆脂瘤:初期可无明显症状。较大时,可出现耳内堵塞感、耳鸣。

(2)中耳胆脂瘤:有自觉症状时与慢性化脓性中耳炎相似,均有耳流脓和听力下降,但常伴头不舒服、头痛、耳痛等症状。随着疾病的进展,可出现眩晕、面神经麻痹及其他颅内外并发症症状。

3.心理-社会状况 患者因听力下降、外耳道血性分泌物、面神经麻痹等产生焦虑、抑郁等心理变化。

4.辅助检查

(1)耳镜检查:鼓膜松弛部或紧张部后上边缘性穿孔,从穿孔处可见鼓室内有灰白色鳞屑状或豆渣样物质,奇臭。若穿孔被痂皮覆盖,常致漏诊。

(2)纯音测听检查:听力损失可轻可重,呈传导性聋,但当合并迷路炎时可以出现混合性或感音神经性聋。

(3)颞骨 CT 扫描:为手术提供参考。

【治疗要点/原则】

手术治疗彻底清除胆脂瘤及其他肉芽和炎性病变;努力保存和改善听觉功能;尽量保持外耳道的生理结构和功能。

【护理诊断/问题】

1.感知觉紊乱:听力下降 与胆脂瘤导致听力损失有关。

2.焦虑 与担心疾病预后有关。

3.潜在并发症 出血、感染等。

4.知识缺乏 缺乏胆脂瘤相关知识。

【护理措施】

1.手术护理 参考耳鼻咽喉科手术患者常规护理。

2.健康教育

(1)外耳道阻塞合并外耳道炎症时禁止游泳。

(2)当胆脂瘤较大且与外耳道粘连很紧时,不宜用浸泡耵聍的滴耳液浸泡,会增加取出的难度。

(3)发现有上皮堆积应及时清理,在去除胆脂瘤的过程中有可能损伤外耳道,要预防外耳道狭窄。

(4)外耳道胆脂瘤可复发,应定期复查。

第十四节 人工耳蜗植入

人工耳蜗植入(cochlear implant,CI)是目前帮助极重度聋人获得听力、获得或保持言语功能的良好方法。人工耳蜗包括植入体及言语处理器两部分。

【人工耳蜗工作原理】

人工耳蜗的工作原理是通过模拟耳蜗的功能将声信号转换成电信号,并将该电信号传入患者耳蜗,刺激患者病耳残存的听神经,使患者产生某种程度的听觉。

【人工耳蜗植入适应证】

1. 双耳重度或极重度感音神经性聋。
2. 年龄1岁及以上,语前聋患者最好小于6岁,语后聋年龄不限。
3. 借助助听器或其他助听装置,听力和言语理解能力仍无法得到改善者。
4. 植入者本人和(或)监护人对人工耳蜗植入有正确的认识和适当的期望值。
5. 术后有条件进行言语康复者。
6. 植入对象应无其他智力障碍、无严重的全身疾病等手术禁忌证。

【护理诊断/问题】

1. 急性疼痛:耳痛 与耳部创伤有关。
2. 焦虑 与担心疾病预后有关。
3. 潜在并发症 出血、感染等。
4. 知识缺乏 缺乏人工耳蜗植入相关知识。

【护理措施】

1. 手术护理 参考耳鼻咽喉科手术患者常规护理。
2. 术后观察 患者(儿)头部有无血肿;有无口角歪斜、眼睑闭合不全等情况。
3. 健康教育

(1) 定期复查并进行设备的调试。

(2) 勤剪指甲,勤洗手,不要用力抓挠手术区域,防止感染;防止对手术局部的剧烈撞击或挤压,以防内植部件移位。

(3) 对外置部件应注意保持清洁,避免潮湿和淋雨,防止粗暴操作致其损坏。

(4) 防静电:风大时头发与耳蜗摩擦可产生静电,应暂时去掉;防水:下雨天要注意维护,避免汗液浸透;防化学制剂:不可向局部喷洒香水、发胶等;防磁:应避免接触强磁场,不可做磁共振检查等。

本章小结

通过本章学习,应该掌握耳科常见疾病、多发疾病的临床表现和治疗要点。重点了解和掌握部分疾病的更新知识,如耳部先天性疾病患者的护理评估,中耳炎的分类和鉴别,突发性聋、梅尼埃病的治疗原则。同时还应了解中耳炎的预防、人工助听技术。对于可能危及生命的危急症,如化脓性中耳炎的颅内、外并发症等,应从临床表现、治疗原则及护理等各方面掌握。针对不同部位的耳部外伤及不同类型的外耳道异物,能配合医生给予正确的处理。

思考题

1. 简述耳郭血肿的治疗要点。
2. 简述化脓性中耳炎的术后常见的护理诊断/问题。
3. 简述听神经瘤患者术后防止窒息的护理措施。

第十八章 鼻部疾病患者的护理

学习目标

知识目标：掌握鼻骨骨折，鼻出血，慢性鼻窦炎，真菌性鼻窦炎，鼻中隔偏曲，脑脊液鼻漏，鼻腔、鼻窦肿瘤患者的临床表现和护理；了解变应性鼻炎、鼻窦囊肿及鼻息肉的发病机制。

能力目标：运用所学知识为鼻部疾病患者制订护理计划，并根据具体情况实施护理措施和健康教育。

素质目标：以高度的同情心和责任感服务患者，培养良好的职业道德和价值观。

案例与思考

李先生，45岁，以"鼻塞半年伴流脓涕1月余"为主诉就诊。测体温36.3℃，心率88次/min，呼吸22次/min，血压118/78 mmHg。鼻内镜检查显示：双侧鼻窦黏膜充血、水肿，鼻道可见脓性分泌物。诊断：慢性鼻窦炎。

请思考：①为了明确诊断，李先生还应完善哪些检查？②如何为该患者制订合理的治疗方案？③该患者的护理诊断有哪些？应采取哪些护理措施？

第一节 鼻骨骨折

鼻骨骨折(fracture of nasal bone)是耳鼻咽喉科常见的外伤之一，外鼻突出于面部中央，易遭受撞击或跌碰发生骨折。鼻骨骨折多累及鼻骨下部，并向下方塌陷，左右鼻骨多同时受累。

【病因与发病机制】

鼻骨骨折主要是因鼻部受到外力撞击所致，常见原因有鼻部受到拳击、运动外伤、交通事故、意外撞击等。好发于运动员、工人、儿童等人群。

【护理评估】

1. 健康史　评估患者外伤史、既往疾病史及精神状况。

2. 身体状况

(1)症状:鼻出血、局部疼痛肿胀、鼻周畸形、眼睑及颊部皮下气肿、鼻塞等。儿童鼻骨骨折可无鼻部畸形。

(2)体征:鼻部触诊可触及鼻骨塌陷和骨擦感,皮下气肿触之可有捻发感。

3. 心理-社会状况　患者易产生焦虑、恐惧心理,护士应注意评估患者的心理状态及对疾病的认知程度。

4. 辅助检查　X射线鼻骨侧位片可显示鼻骨横行骨折线、上下有无移位;CT能准确判断骨折的部位、类型及有无合并邻近组织的损伤;鼻内镜检查能看到有无鼻黏膜破损、有无血肿及脑脊液鼻漏等。

【治疗要点/原则】

鼻骨骨折治疗原则是在组织尚未肿胀之前,尽早处理,一般不宜超过2周,避免发生畸形愈合。主要进行手术治疗,如鼻骨骨折复位术、开放鼻骨复位术等。

【护理诊断/问题】

1. 急性疼痛　与外伤、骨折有关。
2. 有出血的风险　与鼻部外伤有关。
3. 焦虑　与担心疾病预后有关。
4. 自我形象紊乱　与骨折引起鼻面部畸形有关。
5. 潜在并发症　感染、脑脊液鼻漏、颅内感染等。

【护理措施】

1. 病情观察。观察患者鼻腔出血情况,准确记录出血量,评估患者疼痛性质和程度,指导患者及家属学会减轻疼痛的方法,如冰袋冷敷、转移注意力等。
2. 参考耳鼻咽喉科手术患者常规护理。
3. 保持鼻面部清洁,避免碰触患处。
4. 健康教育。

(1)指导患者进食清淡的软食,多食水果及高纤维食物,保持排便通畅。

(2)日常工作生活中避免碰触患处。

(3)勿用力擤鼻、挖鼻,避免剧烈咳嗽、打喷嚏。

第二节　鼻出血

鼻出血(epistaxis)又称鼻衄,为耳鼻咽喉科最常见的急症之一。表现为单侧或双侧鼻腔反复间断性或持续性出血,出血较轻者仅涕中带血或倒吸血涕,严重者出血可达数百毫升以上,甚至出现失血性休克。

【病因与发病机制】

导致鼻腔出血的病因分为局部因素和全身因素。

1. 局部因素　包括创伤、手术、鼻腔鼻窦炎症、鼻中隔病变、鼻部肿瘤及血管畸形等。

2. 全身因素 包括凝血功能障碍(血液系统疾病、肝肾功能障碍、非甾体抗炎药的使用)、心血管疾病、急性传染病、内分泌疾病、遗传性毛细血管扩张症等。

【护理评估】

1. 健康史 评估患者有无引起鼻出血的局部及全身因素。

2. 身体状况

(1) 多为单侧鼻腔出血,双侧出血一般由全身因素引起;出血量大或鼻腔后部出血时常为口鼻同时出血或双侧出血。

(2) 儿童和青少年出血部位多位于鼻中隔前下方的易出血区(利特尔区);中老年人鼻出血多发生于鼻腔后段吴氏鼻-鼻咽静脉丛和鼻中隔后部的动脉。

(3) 出现头昏、口渴等症状时,提示出血量可能达 500 mL;有血压下降、心率加快等休克前期症状时,通常出血量已达 1000 mL。

3. 心理-社会状况 由于本病会出现出血量大及反复、持续性出血,患者和家属常表现出紧张、焦虑及恐惧心理,护士应评估患者及家属的心理状态及对疾病的认知程度。

4. 辅助检查 前鼻镜检查可发现鼻腔前部的出血点;鼻内镜检查可明确鼻腔后部或隐匿部位的出血点;其他检查,如凝血功能检测、鼻部 CT 或 MRI 等。

【治疗要点/原则】

针对出血原因进行治疗及维护生命体征。主要有以下治疗方法。

1. 局部治疗 根据出血部位或出血状况选择合适的止血方法。指压法适用于鼻腔前部的出血,尤其是儿童和青少年,必要时可进行鼻腔填塞止血,包括前鼻孔填塞术和后鼻孔填塞术;电凝止血法应用于出血点明确的患者;经鼻内镜检查出血部位不明或经鼻腔填塞后出血仍不能控制时,可考虑血管凝固术;以上方法均不能控制时,采用血管栓塞术。

2. 全身治疗 主要包括维持生命体征、止血药物应用及针对病因治疗。

【护理诊断/问题】

1. 恐惧 与出血量大、反复出血有关。

2. 舒适受损 与鼻腔纱条填塞有关。

3. 疼痛 与鼻腔纱条填塞有关。

4. 潜在并发症 感染、贫血、失血性休克、低氧血症等。

5. 知识缺乏 缺乏疾病相关知识。

【护理措施】

1. 对于持续性出血患者指导其取坐位或半卧位,疑有休克者取中凹卧位。指导患者紧捏双侧鼻翼,鼻额部冷敷进行初步止血,密切观察患者生命体征,遵医嘱给予补液或止血药物应用。

2. 观察鼻腔有无活动性出血,鼻腔填塞后有少许渗血,一般量较少且颜色逐渐变淡;若出血量较大且颜色鲜艳,提示鼻腔仍有出血。

3. 围手术期常规护理。

4. 健康教育。

(1) 养成良好的生活习惯,忌烟酒、坚硬及辛辣刺激性食物,保持稳定的情绪,避免剧烈运动,预防再次出血。

(2) 指导患者正确的擤鼻方式,保持鼻腔清洁。鼻腔干燥时,可在医生指导下使用滴鼻或喷鼻药物。

(3)鼻腔反复出血或出血量增多,应及时到医院就诊。

第三节 变应性鼻炎

变应性鼻炎(allergic rhinitis,AR)又称过敏性鼻炎,是鼻腔接触变应原后产生的一种鼻黏膜慢性炎症性疾病,属IgE介导的Ⅰ型变态反应,根据本病发病时间特点可分为间歇性鼻炎和持续性鼻炎。间歇性鼻炎常在花粉散播时期发病,持续性鼻炎多由动物毛屑、尘螨、霉菌等诱发,全年均可发病。

【病因与发病机制】

变应原首次进入鼻腔后刺激机体处于致敏阶段,变应原再次进入鼻腔后诱发肥大细胞及嗜碱性粒细胞释放以组胺为主的介质,引起鼻黏膜组织反应。

常见变应原主要为吸入性变应原及食物性变应原。吸入性变应原以尘螨、动物、毛屑、花粉等多见;食物性变应原以鸡蛋、牛奶、虾蟹等多见,过冷、过热等环境刺激也可诱发变应性鼻炎。

【护理评估】

1. 健康史　评估患者有无变应性鼻炎家族史,有无接触过敏原病史,有无过冷、过热环境接触史。
2. 身体状况　以反复发作的鼻痒、鼻塞、阵发性打喷嚏、流水样鼻涕等为主,偶可伴有嗅觉减退。
3. 心理-社会状况　患者因反复鼻痒、鼻塞、打喷嚏、流鼻涕,影响正常的生活,易产生焦虑心理。护士应注意评估患者的心理状态,了解患者对疾病的认知和期望。
4. 辅助检查

(1)鼻内镜检查可见鼻黏膜充血、苍白或呈浅蓝色,鼻黏膜水肿,鼻道内大量清水样鼻涕。
(2)鼻分泌物涂片可见嗜酸性粒细胞比例增高。
(3)过敏原皮肤点刺试验阳性。
(4)体外特异性IgE检测阳性。

【治疗要点/原则】

1. 减少接触　改善周围环境,减少接触变应原。
2. 非特异性治疗　根据患者病情可选择应用抗组胺类、鼻用减充血剂、鼻用糖皮质激素、色甘酸钠、抗胆碱类药物、白三烯调节剂等药物治疗。
3. 特异性治疗　对于变应原明确者可行变应原免疫治疗或舌下免疫治疗。
4. 手术治疗　对规范治疗仍效果不理想者,选择性神经切断术可有效改善变应性鼻炎。

【护理诊断/问题】

1. 舒适受损　与鼻塞、鼻痒、打喷嚏、流涕有关。
2. 潜在并发症　变应性鼻窦炎、支气管哮喘和分泌性中耳炎等。
3. 焦虑　与疾病反复发作有关。
4. 知识缺乏　缺乏疾病相关知识。

【护理措施】

1. 一般护理　评估患者体质及变应原性质,对于明确变应原者,指导患者减少接触变应原。

2.用药护理 指导患者正确使用抗组胺剂、鼻用减充血剂及鼻用糖皮质激素等药物,观察用药效果及有无不良反应,及时告知医生。

3.免疫治疗护理 对明确变应原者可行皮肤特异性免疫治疗或舌下免疫治疗,通过皮下注射或舌下含服反复递增的变应原剂量,以提高患者对变应原的耐受能力,从而达到再次接触变应原时症状减轻或消失的目的。这种治疗方案周期长、效果缓慢,应及时关注患者心理状态,提高患者治疗依从性。

4.健康教育

(1)合理安排日常生活,劳逸结合,加强日常锻炼,增强机体抵抗力。

(2)改善周围环境,避免接触变应原,对尘螨过敏者日常勤晒衣服被褥,保持通风,必要时使用除螨仪;对动物毛屑过敏者应尽量避免饲养动物或增加给动物洗澡频率;对花粉过敏者,减少花粉散播时期外出频率或佩戴口罩。

(3)指导患者遵医嘱规范用药,减少药物不良反应,如抗组胺药物常致嗜睡,指导患者睡前用药;鼻用减充血剂长期使用可能导致药物性鼻炎,指导患者连续使用时不要超过 7 d。

(4)指导行免疫治疗者,遵医嘱定期规范治疗。

第四节 慢性鼻窦炎

慢性鼻窦炎(chronic rhinosinusitis,CRS)是发生于鼻窦黏膜的慢性炎症性疾病,是呼吸系统的常见疾病,多由环境因素、遗传因素及自身免疫系统等多种因素共同作用所致。病程持续至少 12 周,病情常反复发作、迁延不愈,影响患者日常生活和工作。

【病因与发病机制】

本病发病初始因素尚不明确,可能是环境因素、遗传因素及自身免疫系统等多种因素共同作用的结果。

1.环境因素 细菌、病毒及真菌进入机体后引起鼻腔及鼻窦黏膜炎症反应。

2.鼻部因素 与鼻部解剖结构异常、鼻腔鼻窦纤毛功能障碍、细菌微生物膜形成等因素有关。

3.自身免疫系统因素 免疫缺陷及过敏反应等易伴发本病,如艾滋病、变应性鼻炎、支气管哮喘等。

病菌进入机体后引起鼻窦黏膜炎症细胞浸润,组织水肿,黏性腺体增生,导致窦口阻塞及通气、引流障碍,从而引起黏液潴留和感染,诱发慢性鼻窦炎。

【护理评估】

1.健康史 评估患者有无糖尿病、艾滋病、变应性鼻炎、支气管哮喘病史,有无家族遗传史。

2.身体状况 以鼻塞、流涕、嗅觉障碍、头面部胀痛及压迫感为主。

3.心理-社会状况 因鼻塞、头痛反复发作,影响正常的生活,患者易产生焦虑心理,护士注意评估患者的心理状态,了解其对疾病的认知。

4.辅助检查

(1)鼻内镜检查:可见鼻黏膜充血、水肿,鼻道内黏脓性分泌物。

(2)影像学检查:鼻窦 CT 可见鼻窦黏膜及窦口复合体的炎性病变。

【治疗要点/原则】

1. 全身治疗　积极治疗上呼吸道感染及变应性鼻炎、支气管哮喘等疾病,及时控制基础病,明确致病菌者选用足量敏感抗生素治疗。

2. 局部治疗

(1) 药物治疗:①鼻用糖皮质激素是临床治疗鼻窦炎的首选用药。②黏液溶解促排剂可有效促进鼻腔、鼻窦分泌物排出。③抗过敏药物可有效控制支气管哮喘及变应性鼻炎症状。

(2) 鼻腔冲洗是鼻内镜术后常用的辅助治疗方法。

3. 手术治疗　经药物治疗和鼻腔冲洗无效、具有明显的解剖学异常,可考虑行鼻内镜下鼻窦手术治疗。

4. 其他治疗　根据患者病情可选用中医治疗、生物治疗等方式。

【护理诊断/问题】

1. 舒适受损　与鼻塞、流涕、头痛有关。
2. 急性头痛　与鼻部手术切口及鼻腔填塞有关。
3. 潜在并发症　出血、眶蜂窝织炎、脑脊液鼻漏。
4. 知识缺乏　缺乏疾病相关知识。

【护理措施】

1. 围手术期常规护理。

2. 鼻腔填塞物取出后应及时评估患者鼻腔出血颜色、性质及量的变化,出血量大时及时通知医生给予处理,取出填塞物后遵医嘱正确指导患者进行鼻腔冲洗。

3. 若患者出现头痛、恶心、意识变化、眼球突出、眶周淤紫、视力减退等症状,应及时通知医生给予处理。

4. 健康教育。

(1) 加强日常锻炼,增强机体抵抗力,避免到人员密集的场所,外出时尽量佩戴口罩,预防感冒及上呼吸道感染。

(2) 指导患者规范用药,指导患者掌握鼻用喷雾剂的正确用法及正确擤鼻方式。

(3) 定期复查。

第五节　真菌性鼻窦炎

真菌性鼻窦炎(fungal rhinosinusitis, FRS)是鼻科临床常见的一种特异性感染性疾病。主要致病菌为曲霉菌,当机体抵抗力下降或某一部位防御力低下时侵袭致病。

【病因与发病机制】

气候湿热,长期动植物及粉尘接触史,长期使用抗生素、糖皮质激素等,糖尿病,不良生活习惯均为致病因素。

【护理评估】

1. 健康史　评估患者有无长期粉尘、动植物接触史,药物使用史。

2.身体状况　单侧鼻塞、流脓涕、涕中带血或鼻腔及分泌物恶臭,眶侧、颌面部隆起。急性侵袭型FRS则表现为鼻腔组织坏死、脓性分泌物、面颊部肿胀及发热等全身症状。

3.心理-社会状况　护士需评估患者的心理状态,以了解其对疾病的认知程度。

4.辅助检查　鼻内镜检查可探明鼻腔。影像学检查如CT或MRI,鼻窦CT可见鼻窦腔内软组织密度团块影。

【治疗要点/原则】

手术治疗是首选,侵袭型FRS需配合抗真菌药物治疗。

【护理诊断/问题】

1.舒适受损　与鼻腔填塞有关。

2.疼痛　与手术切口有关。

3.体温过高　与感染有关。

4.知识缺乏　缺乏与疾病相关的知识。

5.焦虑　与担心手术预后有关。

【护理措施】

1.围手术期常规护理。

2.健康指导。

(1)积极治疗基础疾病。

(2)养成良好的卫生习惯,正确擤鼻,避免剧烈咳嗽、打喷嚏等。适当运动,增强免疫力,避免再次长期接触粉尘、动植物。

(3)患者出院后定期复查鼻内镜,正确使用鼻腔喷雾剂,坚持鼻腔冲洗半年以上,遵医嘱规范使用抗真菌药物。

(4)不适随诊。

第六节　鼻中隔偏曲

鼻中隔偏曲(deviation of nasal septum)是指鼻中隔偏离中线或者呈不规则的改变并引起鼻腔功能障碍,多为先天性发育异常,后天继发者较少见。

【病因与发病机制】

1.发育异常　鼻中隔软骨等骨骼发育不完善、骨间连接异常。

2.鼻外伤　多为发生在儿童时期的鼻外伤。

3.鼻腔占位性病变　病变挤压鼻中隔。

【护理评估】

1.健康史　评估患者有无鼻外伤及鼻腔占位性疾病史,有无腺样体肥大病史。

2.身体状况　以鼻塞、鼻出血、反射性头痛为主,可诱发变应性鼻炎、鼻窦炎、上呼吸道感染。

3.心理-社会状况　患者鼻塞、头痛症状频繁,影响睡眠和日常运动,易产生焦虑心理,注意评估患者心理状况以及对疾病的认知程度。

4.辅助检查

(1)鼻内镜检查可清晰看到鼻中隔偏曲的形状及曲线。

(2)影像学检查(X射线、CT、MRI)有助于明确诊断。

【治疗要点/原则】

有明显症状者需行手术治疗,如鼻内镜下鼻中隔偏曲矫正术。

【护理诊断/问题】

1.舒适受损　与鼻塞、头痛有关。

2.潜在并发症　鼻出血、鼻窦炎、中耳炎。

3.体温过高　与细菌感染有关。

4.疼痛　与手术切口有关。

5.知识缺乏　缺乏疾病的相关知识。

【护理措施】

1.围手术期常规护理。

2.健康教育。

(1)避免剧烈运动,防止碰撞鼻部,戒烟戒酒。

(2)教会患者正确使用鼻腔喷雾剂,正确擤鼻,勿挖鼻。

(3)定期复查。

第七节　鼻窦囊肿

鼻窦囊肿(nasal sinus cyst)是指原发于鼻窦内或来源于牙或牙根并向上颌窦内发展的囊性肿物。

【病因与发病机制】

鼻窦囊肿分为鼻窦黏膜囊肿和上颌窦牙源性囊肿两类。鼻窦黏膜囊肿分为黏液囊肿和浆液囊肿。

1.鼻窦黏膜囊肿

(1)鼻窦黏液囊肿:发生为多因素综合所致,多认为是鼻窦自然开口完全堵塞,各种炎性因子作用下,使鼻窦内压不断升高,压迫骨壁,致骨质吸收变薄甚至缺损。多发于筛窦。

(2)鼻窦浆液囊肿:黏膜炎症或变态反应使毛细血管渗出的浆液潴留于黏膜下层结缔组织内,导致鼻窦逐渐膨大形成囊肿。

2.上颌窦牙源性囊肿　停留在牙槽骨中的未萌出牙,可刺激成釉细胞,使之增殖,并产生分泌物形成囊肿。

【护理评估】

1.健康史　评估患者有无鼻面部、眼部等相关症状。

2. 身体状况

(1) 鼻部表现:鼻塞、流涕、嗅觉减退等。

(2) 眼部表现:眼眶部隆起、眼球移位、流泪、复视、视物模糊、眶尖综合征等。

(3) 头面部表现:偏头痛、面颊部隆起或压迫感。

(4) 其他症状

1) 内分泌系统症状:压迫脑垂体会出现闭经、性欲减退、尿崩等。

2) 全身症状:可出现发热、恶心、呕吐、头闷等全身不适症状。

3. 心理-社会状况 患者因鼻面部及眼部表现,易产生恐惧及焦虑心理,应注意评估患者心理状态,了解其对疾病的认知。

4. 辅助检查 ①影像学检查(X射线、CT、MRI)有助于明确诊断,了解病变范围。②穿刺检查:囊肿穿刺液镜下检查含胆固醇结晶。

【治疗要点/原则】

根据囊肿的部位、大小选择治疗方案。无临床症状的鼻窦囊肿,一般无须处理。囊肿增大或有局部压迫症状者需考虑手术治疗。

【护理诊断/问题】

1. 舒适受损 与鼻塞、头痛有关。

2. 体温过高 与细菌感染有关。

3. 急性疼痛 与疾病所致的头痛和手术有关。

4. 焦虑 与担心疾病预后有关。

5. 知识缺乏 缺乏疾病的相关知识。

【护理措施】

1. 耳鼻咽喉科手术患者常规护理。

2. 健康教育。

(1) 合理安排日常活动,戒烟戒酒,正确擤鼻,勿挖鼻,养成良好生活习惯。

(2) 勿剧烈活动,避免接触危险物品,防止外伤的发生。

(3) 定期复查。

第八节 鼻息肉

鼻息肉(nasal polyp)是鼻部的常见慢性疾病,以极度水肿的鼻黏膜在中鼻道形成单发或多发鼻息肉为临床特征。

【病因与发病机制】

鼻息肉的病因和发病机制尚不明确,可能存在以下原因。

1. 感染因素 病原微生物引发上表皮脱落或黏膜损伤引发感染性炎症。

2. 变态反应 IgE介导诱发变态反应,导致局部组织水肿、炎性渗出,从而导致鼻息肉。

3. 结构异常 纤毛形态或黏液的质与量异常引起鼻窦长期反复感染。

4.遗传因素　人类白细胞抗原(HLA)等位基因与鼻息肉的发生密切相关。

【护理评估】

1.健康史　评估患者有无慢性鼻炎、鼻窦炎病史,有无支气管哮喘、变应性鼻炎病史,有无家族遗传史。

2.身体状况　以鼻塞、流涕、嗅觉障碍、耳鸣和听力下降为主。

3.心理-社会状况　评估患者的心理状况,了解患者对疾病的认知程度。

4.辅助检查　鼻内镜检查可见鼻腔内一个或多个表面光滑、灰白色或淡红色的荔枝肉样半透明肿物,鼻腔内可见稀薄浆液性或黏脓性分泌物。巨大鼻息肉可形成"蛙鼻"。影像学检查如X射线片、CT有助于明确诊断。

【治疗要点/原则】

采取药物治疗与手术切除相结合的综合治疗。

1.药物治疗　对初发较小息肉和鼻息肉围手术期可选用激素治疗。

2.手术治疗　对多发和复发性鼻息肉者需行手术治疗。

【护理诊断/问题】

1.舒适受损　与鼻塞、头痛有关。

2.潜在并发症　鼻出血。

3.体温过高　与细菌感染有关。

4.知识缺乏　缺乏疾病的相关知识。

【护理措施】

1.围手术期常规护理。

2.需特别注意,若有清水样鼻涕不断从鼻腔流出,可能发生了脑脊液鼻漏和颅内感染等并发症,应及时通知医生。

3.健康教育。

(1)提高机体免疫力,避免上呼吸道感染。

(2)改正不良习惯,勿挖鼻,正确擤鼻。

(3)按医嘱规范用药,正确使用鼻腔喷雾剂。

(4)定期复查。

第九节　脑脊液鼻漏

脑脊液鼻漏(cerebrospinal rhinorrhea)是脑脊液从颅底或者其他部位的骨质缺损、破裂或薄弱处流出,后经过鼻腔流出体外。

【病因】

脑脊液鼻漏根据病因可分为外伤性、医源性、自发性和肿瘤性4类。其中,外伤性脑脊液鼻漏最为常见,通常发生在外伤后48 h内。自发性脑脊液鼻漏与肥胖、阻塞性睡眠呼吸暂停综合征相关,起病隐匿,临床上较为少见。

【护理评估】

1.健康史 评估患者有无外伤及肿瘤病史,有无鼻内镜手术或颅底手术史。

2.身体状况

(1)单侧或双侧鼻孔持续或间歇性流出清亮水样液体,干燥后不呈痂状,颅内压增高时漏液量增加。

(2)外伤性脑脊液鼻漏可同时有血性液体,其痕迹的中心呈红色而周边清澈。

3.心理-社会状况 评估患者及其家属对疾病认知程度及心理状况。

4.辅助检查

(1)根据患者的临床表现大概判断出瘘口的位置。脑脊液漏液少量或间断流出时,可以配合使用鞘内注射荧光素,以便发现瘘口。

(2)脑脊液葡萄糖定量分析:漏出液葡萄糖浓度大于 1.7 mmol/L,可明确诊断。

(3)CT检查可以显示骨质缺损和骨折位置。

【治疗要点/原则】

1.非手术治疗 外伤性脑脊液鼻漏可通过保守治疗自愈,主要是降低颅内压和预防颅内感染,如床头抬高 30°、限制水钠摄入、保持大便通畅、避免用力咳嗽和擤鼻。

2.手术治疗 保守治疗无效者需行手术修补瘘口,内镜下鼻内入路脑脊液鼻漏修补术是治疗脑脊液鼻漏的首选式式。

【护理诊断/问题】

1.有感染的危险 与脑脊液鼻漏有关。

2.活动受限 与术后体位要求有关。

3.焦虑 与担心预后有关。

4.潜在并发症 细菌性脑膜炎等。

【护理措施】

1.围手术期常规护理。

2.密切观察患者瞳孔大小、对光反射,球结膜有无水肿。有无嗜睡、昏迷症状,有无剧烈头痛、喷射性呕吐、颈项强直及四肢感觉运动障碍等情况。观察是否有脑脊液外流,若有异常立即报告医生,对症处理。

3.术后以卧床休息为主,如患者脑脊液漏出过多、术中修复部位较大或有特殊病情变化,遵医嘱绝对卧床 3~7 d。

4.做好口腔护理,嘱患者进食高热量、高蛋白、高维生素食物,保持大便通畅。禁止擤鼻、挖鼻等行为。尽量避免咳嗽、打喷嚏等行为。

5.健康教育。

(1)术后半年内避免重体力劳动和激烈的体育活动。

(2)养成良好的生活习惯,增强机体抵抗力,预防感冒。

(3)避免情绪激动、剧烈咳嗽,保持大便通畅。

(4)指导患者规范用药,定期复查。如再次出现脑脊液鼻漏立即就医。

第十节　鼻腔、鼻窦肿瘤

鼻腔、鼻窦肿瘤(nasal sinus tumor)可分为良性肿瘤及恶性肿瘤两类。

1. 鼻腔、鼻窦良性肿瘤　主要好发于鼻腔内,鼻窦次之,外鼻较少。分为骨瘤、软骨瘤、脑膜瘤、神经纤维瘤、血管瘤及内翻性乳头状瘤等,其中血管瘤和骨瘤最为常见。

2. 鼻腔、鼻窦恶性肿瘤　鼻腔恶性肿瘤大多继发于鼻窦、外鼻、眼眶、鼻咽等处的恶性肿瘤。以鳞状细胞癌最常见,好发于上颌窦。肿瘤早期症状少,不易确诊,常以鼻腔、鼻窦恶性肿瘤合并出现。

【病因】

病因至今未明。

1. 良性肿瘤　可能与外伤、炎症刺激、人乳头状瘤病毒感染、内分泌功能紊乱、变态反应、吸入毒性气体有关。

2. 恶性肿瘤　可由良性肿瘤恶变而来,也与长期慢性炎症刺激及经常接触致癌物质等有关。

【护理评估】

1. 健康史　评估患者家族史、外伤史,评估患者生活工作环境,有无鼻部慢性疾病、鼻部良性肿瘤等及疾病治疗情况。

2. 身体状况

(1) 良性肿瘤

1) 骨瘤:肿瘤局限于鼻窦内时可无症状,增大后会出现阻塞和压迫症状,如鼻塞、眼球移位及复视、头痛、头闷、恶心、呕吐等;阻塞额鼻管时引起黏液囊肿、额部神经痛、感觉过敏等。

2) 软骨瘤:肿瘤生长压迫可致患处突起变形,可引起眼球移位、进行性鼻塞加重、头痛、嗅觉减退、鼻出血等。

3) 脑膜瘤:病程较缓慢,后期可有进行性鼻塞、继发鼻息肉、眼球移位等。

4) 神经鞘膜瘤与神经纤维瘤:早期多无症状,长于外鼻可有象皮肿样外观;长于鼻腔或鼻窦可出现局部畸形、鼻塞、鼻出血、头痛;若肿瘤侵入颅内时可出现脑组织受压迫症状。

5) 血管瘤:主要症状为进行性鼻塞、反复鼻出血。肿瘤侵及邻近器官,可引起面部畸形、眼球移位、复视、头痛等症状。继发感染者鼻腔有臭味。

6) 乳头状瘤:多为单侧发病,一侧鼻腔持续性鼻塞,渐进性加重;伴脓涕,偶有血性涕,或反复鼻出血;偶有头痛和嗅觉异常。

(2) 恶性肿瘤:患者可有单侧间歇性或进行性鼻塞,后期为持续性鼻塞;单侧鼻腔出血,可伴有臭味;可伴有疼痛,多为神经痛,如剧烈头痛、牙痛、眶下及面颊部胀痛等;眶下神经受累时可出现面颊部、上唇及上列牙齿麻木感。其他症状如流泪、复视、张口困难、恶病质等。

3. 心理-社会状况　因出现各种不适症状及担心疾病的转归,患者及家属易产生焦虑及恐惧心理。护士应注意评估患者及家属的心理状态和对疾病的认知程度。

4. 辅助检查　鼻内镜检查可探明肿瘤的性状,影像学检查如 X 射线、CT 或 MRI 扫描可协助诊断,组织病理学检查可明确诊断。

【治疗要点/原则】

1. 良性肿瘤 应尽早手术切除。
2. 恶性肿瘤 根据肿瘤病理类型、原发部位、侵犯范围及患者全身情况,采取手术治疗、放疗、化疗和生物治疗等综合治疗措施。

【护理诊断/问题】

1. 舒适受损 与鼻塞、头痛有关。
2. 疼痛 与手术切口有关。
3. 潜在并发症 出血、颅内并发症。
4. 有感染的危险 与伤口感染有关。
5. 焦虑、恐惧 与担心疾病复发有关。

【护理措施】

1. 围手术期常规护理。
2. 术后密切观察患者瞳孔、神志、生命体征、伤口出血及尿量的变化,观察鼻腔渗血情况,观察鼻腔填塞物有无松脱。若患者出现瞳孔不等大、对光反射消失,颅内压增高(剧烈头痛、喷射性呕吐、视神经盘水肿),伤口持续渗血,立即通知医生。
3. 健康教育。
(1)指导患者避免去人员密集的场合,预防上呼吸道感染。
(2)做到"三勿",勿挖鼻、勿用力排便、勿用力打喷嚏。
(3)若出现头痛、头晕、鼻腔持续出血、流大量清水样涕,立即就诊。
(4)定期复查。

本章小结

通过本章学习,应该掌握鼻科常见疾病、多发疾病的临床表现和治疗要点。重点了解和掌握部分疾病的更新知识,如变应性鼻炎患者的护理评估、治疗原则。掌握可能危及生命的危急症,如脑脊液鼻漏的临床表现、治疗原则及护理。

思考题

1. 简述变应性鼻炎的诊疗要点。
2. 简述鼻出血的健康教育内容。
3. 简述慢性鼻窦炎的术后常见护理诊断/问题。

第十九章　咽部疾病患者的护理

学习目标

知识目标:掌握慢性咽炎、慢性扁桃体炎、腺样体肥大、阻塞性睡眠呼吸暂停低通气综合征及咽部肿瘤患者的临床表现和护理措施;熟悉慢性咽炎、扁桃体周围脓肿及鼻咽纤维血管瘤的治疗原则;了解慢性咽炎、慢性扁桃体炎及鼻咽癌的病因及发病机制。

能力目标:运用所学知识为咽部疾病患者制订护理计划,并根据具体情况实施护理措施和健康教育。

素质目标:在护理工作中具有爱岗敬业精神、人文关怀能力和责任心。

案例与思考

董先生,50 岁,以"睡觉打鼾近 10 年,加重 1 年"为主诉入院。自述经常会在睡梦中被突然憋醒,白天精神萎靡、嗜睡。专科检查:鼻中隔轻度偏曲,口咽腔咽峡较窄,软腭及悬雍垂均较肥厚,双侧扁桃体Ⅱ度肥大。多导睡眠监测描记:呼吸暂停低通气指数 34 次/h,最低动脉血氧饱和度 76%。

请思考:①患者的初步诊断是什么?有何依据?②患者入院行悬雍垂腭咽成形术,护士该如何进行健康指导?

第一节　慢性咽炎

慢性咽炎(chronic pharyngitis)为咽黏膜、黏膜下及淋巴组织的慢性炎症,为上呼吸道慢性炎症的一部分,是临床的常见病、多发病。各年龄段均可患病,成年人更多见,且无明显地域性,病程长,症状顽固,较难彻底治愈。临床上常分为慢性单纯性咽炎、慢性肥厚性咽炎和萎缩性及干燥性咽炎三种类型。

【病因与发病机制】

1.局部因素　急性咽炎反复发作或延误治疗是最主要的原因。各种鼻病和呼吸道慢性炎症,长期张口呼吸及炎性分泌物的反复刺激,用嗓过度,或慢性扁桃体炎、口腔疾病等的影响。

2. 全身因素　下呼吸道慢性炎症、贫血、心血管系统疾病、维生素缺乏、消化不良、风湿病及内分泌紊乱、免疫功能紊乱、自主神经功能失调等全身多系统的病变可导致慢性咽炎的发生。

3. 其他外界刺激因素　有害气体、粉尘、雾霾,以及烟酒、辛辣刺激性食物、胃食管反流物等长期刺激咽部。

【护理评估】

1. 健康史　询问患者发病前是否有急性咽炎反复发作、牙病、上呼吸道疾病及全身性慢性疾病等;询问有无受凉、用嗓过度、烟酒及辛辣食物的过度刺激等导致本病复发加重的诱因;了解患者生活工作环境及有无烟酒嗜好等。

2. 身体状况

(1)症状:一般无明显全身症状。咽部可有异物感、痒感、灼热感、干燥感或刺激感,还可有微痛感。常有较黏稠的分泌物黏附在咽后壁,晨起时常出现刺激性咳嗽伴恶心等。咽部异物感导致患者常出现频繁的吞咽、清嗓等动作。用嗓过度、受凉或疲劳时症状加重。

(2)体征

1)慢性单纯性咽炎:咽黏膜弥漫性充血、扩张,呈暗红色,表面常有少量黏稠分泌物附着,咽后壁有散在淋巴滤泡。

2)慢性肥厚性咽炎:咽黏膜充血肥厚,咽后壁淋巴滤泡显著增生,散在突起或融合成片,双侧咽侧索淋巴组织充血增厚呈条索状。

3)萎缩性及干燥性咽炎:咽黏膜干燥、萎缩变薄,重者呈鳞状、发亮,可覆盖浓稠分泌物或带臭味的黄褐色干痂。

3. 心理-社会状况　因咽部异物感、干燥或刺激感等症状导致患者烦躁、焦虑,甚至产生恐癌心理。护士应评估患者的工作、生活环境及饮食习惯、心理状况等,了解其对疾病的认知程度等情况。

4. 辅助检查　仔细检查咽部情况,必要时行全身检查。排除鼻、咽、喉、颈部等隐性病变如肿瘤等的发生。在未完全排除前,要持续追踪观察。

【治疗要点/原则】

1. 病因治疗　查找病因,积极治疗呼吸道慢性炎症及其他全身性疾病等。改善不良的生活、工作环境,戒烟酒及辛辣刺激食物等。

2. 局部治疗

(1)慢性单纯性咽炎:含服薄荷喉片、银黄含片等;或含漱复方硼砂溶液、复方氯己定含漱液、呋喃西林溶液等漱口液。

(2)慢性肥厚性咽炎:除上述治疗外,还可在咽黏膜处涂抹10%硝酸银消炎;也可用激光、等离子等治疗,但治疗范围不宜过广、过深。

(3)萎缩性及干燥性咽炎:可服用维生素A、维生素B_2、维生素C、维生素E,促进咽部黏膜上皮增长。超声雾化治疗也可减轻干燥症状。

3. 中医中药　中成药含片及中药饮片在临床应用较广。

【护理诊断/问题】

1. 舒适受损:咽干、咽痛、咽痒及咽部灼热等　与咽黏膜充血、肥厚、干燥有关。

2. 焦虑　与慢性咽炎久治不愈有关。

3. 知识缺乏　缺乏慢性咽炎相关知识。

【护理措施】

1. 用药护理

(1) 局部用药:保持口腔卫生,遵医嘱含服含片或用含漱液漱口。使用含漱液时,先将头后仰,张口发"啊"音,可以起到清洁咽后壁的作用。

(2) 中医中药:临床常用的中成药如西瓜霜含片、咽喉片等,效果较好。

(3) 遵医嘱给予抗生素治疗,注意观察药物的疗效及不良反应。

2. 心理护理　积极向患者介绍疾病的发生、发展及转归,使患者树立战胜疾病的信心,加强与患者的沟通交流,减轻患者焦虑、恐惧的心理,使其坚持治疗,提高患者的依从性。

3. 健康教育

(1) 指导患者戒烟酒,少食辛辣刺激的食物,保证充足睡眠,养成良好的生活习惯。

(2) 改善生活和工作环境,保持室内空气清洁,避免接触有害刺激的气体。

(3) 积极治疗全身及局部疾病,坚持锻炼身体,提高机体免疫力,防止急性咽炎反复发作。

第二节　慢性扁桃体炎

慢性扁桃体炎(chronic tonsillitis)是扁桃体的持续性感染性炎症,多由急性扁桃体炎反复发作或因腭扁桃体隐窝引流不畅,导致窝内细菌、病毒滋生,感染转为慢性,常见于大龄儿童及青年。窝内积存的细菌分泌的毒素经扁桃体周围血管网传播到全身,使扁桃体成为全身性疾病如风湿热、肾炎等的感染病灶。

【病因与发病机制】

本病发病机制尚不明确,可能和以下因素有关。

1. 感染因素　链球菌和葡萄球菌为主要致病菌。

2. 急性传染病和邻近器官的慢性炎症　常继发于某些急性传染病(如猩红热、麻疹、流感、白喉等),也可继发于鼻腔及鼻窦等邻近组织感染。

3. 局部因素　急性扁桃体炎反复发作使扁桃体隐窝上皮坏死,细菌和炎性渗出物积存其中,隐窝引流不畅从而导致本病。

4. 免疫因素　身体受凉、内分泌紊乱、自主神经功能失调时,易形成病灶,发生变态反应,产生各种并发症。

【护理评估】

1. 健康史　评估患者有无反复咽部不适、急性扁桃体炎反复发作及相关并发症(如肾炎、心脏病等)的病史。了解有无受凉、劳累、内分泌及自主神经系统失调、生活与工作环境不良等诱因。

2. 身体状况

(1) 症状:急性扁桃体炎反复发作时,可有咽干、发痒、异物感、微痛及刺激性咳嗽等。若扁桃体隐窝内有大量干酪样腐败物或有大量厌氧菌感染时,患者可出现口臭。隐窝内细菌、毒素等被吸收或者随吞咽进入消化道,从而出现消化不良、头痛、乏力、易疲劳或低热等全身表现。小儿扁桃体过度肥大可出现睡眠打鼾、呼吸不畅、吞咽困难或言语含糊不清等。

（2）体征：扁桃体与腭舌弓呈暗红色慢性充血，隐窝口常有碎屑或脓栓，压舌板挤压腭舌弓时，隐窝口可见黄白色干酪样点状物溢出。成人扁桃体多已缩小，表面可见瘢痕，凹凸不平，常与周围组织粘连。儿童及青年扁桃体多肥大。患者常有下颌角淋巴结肿大。

3. 心理-社会状况　慢性扁桃体炎患者平时无明显症状，当疾病反复发作或有并发症时，患者易表现出焦虑或恐惧心理。因此，护士应及时评估患者及家属对疾病的认知程度和心理状况，了解患者的饮食习惯、生活和工作环境及有无理化因素的长期刺激等情况。

4. 辅助检查　细胞学检查、血常规、血沉、抗链球菌溶血素"O"、血清黏蛋白、尿常规、粪常规、心电图检查等有助于慢性扁桃体炎及并发症的诊断。

【治疗要点/原则】

1. 非手术治疗

（1）保守治疗：合理使用抗生素，预防上呼吸道感染。

（2）免疫治疗或抗变应性治疗：使用有脱敏作用的细菌制品及各种增强免疫力的药物（注射胎盘球蛋白、转移因子等）。

（3）局部治疗：含漱液漱口、隐窝灌洗、冷冻及激光疗法等。

（4）加强体育锻炼，提高自身免疫力及抗病能力。

2. 手术治疗　慢性扁桃体炎反复急性发作、引发全身并发症并排除手术禁忌者，则可行扁桃体切除术。

【护理诊断/问题】

1. 急性疼痛：咽痛　与炎症、手术等有关。

2. 焦虑与恐惧　与担心慢性扁桃体炎手术及预后等有关。

3. 潜在并发症　术后感染、再出血等。

4. 知识缺乏　缺乏慢性扁桃体炎相关知识。

【护理措施】

1. 围手术期常规护理。

2. 饮食护理。全麻清醒后可进食无渣的、冷或冰的流质食物，再过渡到半流质、软食，2周后可过渡到普食。温度从温冷逐步过渡到温热，避免辛辣刺激性食物，避免坚硬带刺的食物。

3. 观察伤口有无活动性出血，有无频繁吞咽动作，嘱患者将口腔分泌物及血液轻轻吐出，观察其颜色、性质与量。

4. 术后当天不漱口，术后次日开始漱口，漱口力度不宜过大，以免损伤创面；做好口腔护理，防止口腔感染，影响术后伤口愈合。

5. 健康教育。

（1）患者术后2周内禁食坚硬、辛辣刺激食物，避免伤口继发出血。

（2）坚持进食前后漱口，保持口腔卫生。用软毛刷刷牙。

（3）适当休息，坚持锻炼，提高机体免疫力。

（4）告知患者如有白膜从口腔脱出属于正常现象，不必惊慌。

（5）患者有发热、咽痛加重或口吐鲜血等现象，及时就诊。

第三节 扁桃体周围脓肿

扁桃体周围脓肿(peritonsillar abscess)是指发生在扁桃体周围间隙内的化脓性炎症。初起为蜂窝织炎(称为扁桃体周围炎),继之形成脓肿。炎症可扩散至咽旁间隙,发生咽旁脓肿,可向下蔓延,发生喉炎及喉水肿。多见于青、中年患者。发病季节多在夏秋季。中医称之为喉痈。

【病因与发病机制】

1. 常继发于急性扁桃体炎尤其是慢性扁桃体炎反复急性发作者。
2. 扁桃体隐窝引流不畅,尤其是上隐窝口阻塞导致引流不畅,细菌或炎性产物破坏上皮组织,向隐窝深部侵犯,穿透扁桃体被膜进入周围间隙。
3. 常见致病菌为金黄色葡萄球菌、乙型溶血性链球菌、甲型草绿色链球菌和厌氧菌等。

【护理评估】

1. 健康史　了解是否有咽部异物及外伤史,有无糖尿病等影响机体免疫力的疾病。评估患者发病前是否有急性扁桃体炎或慢性扁桃体炎急性发作病史等。
2. 身体状况
(1)症状:初起如急性扁桃体炎症状,发病3～4d后,发热仍持续或加重,一侧咽痛加剧,吞咽时尤甚,并向患侧耳部或牙齿放射。患者可出现全身乏力、食欲缺乏、肌肉酸痛、便秘等。
(2)体征:患者呈急性病容,表情痛苦。头偏向患侧,颈项呈假性僵直,口微张,吞咽困难,言语含糊不清,有唾液自口角不自觉外溢,饮水自鼻腔反流。早期可见一侧腭舌弓显著充血。脓肿形成时局部隆起明显,甚至出现张口困难。同侧下颌角淋巴结肿大。
3. 心理-社会状况　由于患者会出现咽痛、吞咽困难等症状,甚至需行脓肿切开术,患者常出现焦虑、恐惧等情绪。护士应及时评估患者及家属的心理状态及文化层次等,了解其对疾病的认知程度等。
4. 辅助检查
(1)血常规检查:白细胞及中性粒细胞数升高。
(2)口咽检查:可见患侧腭舌弓及软腭红肿、悬雍垂水肿、扁桃体偏移。
(3)B超检查:有助于鉴别扁桃体周围炎和扁桃体周围脓肿。
(4)穿刺检查:扁桃体周围隆起处穿刺有脓可明确诊断。

【治疗要点/原则】

1. 脓肿形成前,按急性扁桃体炎处理,给予足量抗生素及适量的糖皮质激素控制炎症。
2. 脓肿形成后需要穿刺抽脓或切开排脓。
3. 行扁桃体切除术。对于脓肿多次发作的患者,应在炎症消退2～3周后行扁桃体切除。

【护理诊断/问题】

1. 急性疼痛　与咽部脓肿形成、穿刺抽脓及手术切开排脓有关。
2. 焦虑与恐惧　与疼痛、吞咽困难及担心手术及预后等有关。
3. 有窒息的危险　与脓肿压迫喉腔或脓肿破裂导致误吸等有关。

4. 体温过高　与化脓性感染导致脓肿形成有关。

5. 知识缺乏　缺乏扁桃体周围脓肿的相关知识。

【护理措施】

1. 体位护理　必要时采取头低脚高位,利于脓液的排除。

2. 心理护理　询问患者病情,向患者讲解疾病相关知识。向患者讲解疼痛的原因,以减轻其紧张、焦虑情绪。

3. 疼痛护理　指导患者少说话、少做吞咽动作,尽量分散患者注意力。疼痛较重者可采取颈部冷敷或用自己的手掐合谷穴,或局部封闭消炎止痛,必要时遵医嘱应用镇痛剂,并注意观察药物疗效及不良反应。

4. 病情监测　严密监测患者生命体征,每日测量患者体温,及早发现感染征象。观察患者呼吸情况,加强夜间巡视,防止脓肿破裂。脓肿破裂脓液流入呼吸道时,尽快用吸引器吸出。

5. 饮食护理　可进食温凉的流质或半流质饮食。注意补充维生素,避免辛辣刺激性食物,避免坚硬带刺的食物。

6. 口腔护理　保持口腔卫生,餐前、餐后坚持漱口。

7. 健康教育

(1)避免进食辛辣刺激性食物,多吃新鲜水果和蔬菜。

(2)注意保持口腔卫生,积极治疗急性炎症,防止并发症。

(3)适当休息,坚持锻炼,提高机体免疫力。

(4)告知患者炎症消退2周后尽早行扁桃体切除术。

第四节　腺样体肥大

腺样体肥大(adenoid hypertrophy)是腺样体由于反复炎症刺激而发生病理性增生、肥大,并引起相应症状者。本病常见于2~6岁儿童,成年人罕见。

【病因与发病机制】

1. 急慢性鼻炎　急慢性鼻炎的反复发作是导致本病的常见病因。

2. 邻近器官炎症　邻近器官如鼻腔、鼻窦、扁桃体的炎症波及鼻咽部,刺激腺样体组织病理性增生。

3. 诱因　生活及工作环境寒冷、潮湿等易导致本病发生。

【护理评估】

1. 健康史　评估患者有无急慢性鼻炎的反复发作史;有无邻近器官的炎症波及鼻咽部;有无生活及工作环境不良等诱因。

2. 身体状况

(1)局部症状:不同程度的肥大的腺样体可引起耳、鼻、咽、喉和下呼吸道的多种症状。

1)鼻部症状:肥大的腺样体导致鼻通气不佳,使鼻腔分泌物不易排出引发鼻炎、鼻窦炎,患者可出现鼻塞、流涕、说话时带闭塞性鼻音及睡眠时打鼾等症状。严重者可引发阻塞性睡眠呼吸暂停低通气综合征。

2)耳部症状:部分患者耳部症状是本病的首发症状。腺样体肥大可压迫咽鼓管咽口,引起咽鼓管堵塞,引发分泌性中耳炎,可出现传导性聋、耳鸣等症状,严重者可引起化脓性中耳炎。

3)咽喉及呼吸道感染等症状:分泌物下流对咽、喉和下呼吸道黏膜的刺激引起相应的炎症,表现为咽部不适、声音嘶哑、咳嗽咳痰等症状,易并发气管炎。

4)腺样体面容:长期张口呼吸,可使颌面骨发育改变,表现为上颌骨变长、腭骨高拱、牙齿外翻、牙列不齐、上切牙突出、唇厚、缺乏表情。

(2)全身症状:全身发育和营养状态较差,常伴有反应迟钝、注意力不集中、睡眠多梦、遗尿、磨牙等反射性神经症状。长期呼吸道阻塞,肺换气不足可引起肺动脉高压、右心衰竭等严重症状。

(3)体征:视诊可见腺样体面容,鼻咽部有黏液脓性分泌物,鼻咽顶可见粉红色、分叶状淋巴组织块,触诊鼻咽部可触及柔软肿块。

3. 心理-社会状况 腺样体肥大常引起耳部、鼻部、咽喉及呼吸道感染等症状,甚至出现腺样体面容,影响患者的智力发育及精神面貌,患者及家属常担心疾病的预后而出现焦虑或恐惧等心理状况。因此,护士应评估患者及家属对疾病的认知及心理状况,了解患者的生活和工作环境及有无理化因素的长期刺激等情况。

4. 辅助检查

(1)视诊:部分患者腺样体面容,硬腭高而窄。

(2)触诊:鼻咽部触诊可触及柔软肿块。

(3)前鼻镜检查:当鼻黏膜充分收敛后,观察患者是否可见鼻咽部红色块状隆起。

(4)纤维鼻咽镜检查:在鼻咽顶、后壁可见表面有纵行裂隙的分叶状淋巴组织,像半个剥皮后的小橘子。

(5)鼻咽部 X 射线侧位片和 CT 检查:观察鼻咽顶软组织是否出现增厚。

【治疗要点/原则】

1. 一般治疗 小儿腺样体处于增生状态,若未引起明显的临床症状可先观察。注意营养,加强锻炼,预防感冒,增强机体抵抗力,积极治疗原发病。随着年龄增长,腺样体可萎缩,症状可缓解或消失。

2. 手术治疗 保守治疗无效者应尽早行腺样体切除术,以控制症状,促进发育及营养改善。如伴有扁桃体肥大,常与扁桃体切除术同时进行。若扁桃体无明确的手术适应证,可单独切除腺样体。

【护理诊断/问题】

1. 低效性呼吸形态 与肥大的腺样体堵塞通气有关。
2. 急性疼痛 与手术切除腺样体有关。
3. 焦虑与恐惧 与担心腺样体肥大的手术及预后等有关。
4. 潜在并发症 窒息、术后感染、出血等。
5. 知识缺乏 缺乏腺样体肥大相关知识。

【护理措施】

1. 围手术期常规护理。

2. 注意观察患者有无频繁吞咽动作,嘱患者将口腔分泌物轻轻吐出,观察其颜色、性质与量。避免用力打喷嚏或咳嗽,不要用力擤鼻涕。

3. 健康教育。

(1)积极治疗原发病,若保守治疗无效,及早进行腺样体切除术。

(2)术后禁食辛辣刺激的食物,术后 2 周避免进食坚硬带刺的食物,以温凉软食为主。

(3) 坚持锻炼,提高机体免疫力,避免上呼吸道感染。
(4) 加强健康教育,提高患者及家属对疾病相关知识的认识。

第五节　阻塞性睡眠呼吸暂停低通气综合征

阻塞性睡眠呼吸暂停低通气综合征(obstructive sleep apnea hypopnea syndrome,OSAHS)是指上气道塌陷阻塞导致的睡眠状态下反复出现呼吸中断和(或)低通气,通常伴有打鼾、睡眠结构紊乱、白天嗜睡等症状,可引起低氧血症、高碳酸血症等,从而使机体发生一系列病理生理改变的临床综合征。任何年龄均可发病,中年男性发病率最高。

【病因与发病机制】

其病因和发病机制目前尚不完全明确,可能与鼻腔、鼻咽、口咽及喉咽部狭窄,上下颌骨发育障碍、畸形等上气道结构异常导致的上气道狭窄有关;亦与呼吸中枢调节功能异常有关;随着年龄增加和咽部脂肪堆积,上气道扩张肌肌力异常降低也与本病的发生有关;本病的发病有家族聚集性和遗传倾向,肥胖、甲状腺功能减退症、糖尿病等疾病可诱发本病;遗传因素可使本病的发病率增加2~4倍,饮酒、服用安眠药等可以加重OSAHS患者的病情。

【护理评估】

1. 健康史　询问患者睡眠时打鼾的程度、憋醒的频率和时间。有无糖尿病、甲状腺功能减退症等全身性疾病,与患者及家属沟通,了解其对疾病的认知程度及社会支持情况。

2. 身体状况

(1) 症状:白天嗜睡是患者就诊最常见的主诉之一,程度不一。注意力不集中、记忆力和判断力下降,工作效率低下,可出现性格乖戾、行为怪异,老年人可表现为痴呆等。因低氧血症,患者夜间睡眠常有多动不安、频繁翻身、多汗、遗尿、呓语、夜游、幻听和做噩梦等。几乎所有的OSAHS患者睡眠中均有打鼾。鼾声不规则,高低不等,严重者可出现夜间憋醒。睡眠时憋气频繁发作,每次可持续数十秒,有反复的呼吸停止现象。患者憋醒后会感觉心慌、胸闷或心前区不适,病程较长者可并发心律失常、心肺功能衰竭及心绞痛等。

(2) 体征:患者多较肥胖,颈部短粗,部分患者有明显的上下颌骨发育不良,儿童患者还可见胸廓发育畸形。患者可出现鼻甲肥大和鼻息肉、鼻中隔偏曲、口咽部狭窄、悬雍垂过长肥厚、扁桃体肥大、舌体肥大等引起上气道狭窄的相关病变。

3. 心理-社会状况　频繁发作的睡眠憋醒、呼吸暂停使患者对疾病产生焦虑、恐惧的情绪。部分患者因个性变化、行为怪异导致人际关系紧张。护理过程中应重点评估患者的性格特征、饮食习惯、睡眠情况、运动情况、社交状况、情绪状况及对疾病的认知程度等。

4. 辅助检查

(1) 内镜检查:鼻内镜、纤维鼻咽镜等有助于评估病因、病变部位及性质。

(2) 多导睡眠监测:是确诊本病的金标准。通过多导睡眠描记仪同步记录患者整夜连续的睡眠,测试其肺功能、口鼻气流、胸腹呼吸运动、动脉血氧饱和度、脑电图等多项指标,可准确了解患者睡眠时呼吸暂停及通气的情况,并能判断其病情轻重及类型。

(3) 影像学检查:头颅X射线、CT扫描或MRI等检查可帮助查明病因,判断阻塞部位等。

(4)声学监测:用声级计、频谱仪测量鼾声,用来比较治疗效果。

【治疗要点/原则】

1. 一般治疗 减肥、养成侧卧位睡眠习惯、戒烟酒、白天避免过度劳累等。

2. 内科治疗

(1)持续正压通气治疗:采用气道内持续正压通气,保证患者睡眠时气道的通畅,可以有效地消除夜间打鼾、呼吸暂停和低通气等,也可显著改善白天嗜睡、头痛、记忆力减退等症状,是目前应用较为广泛且有效的方法之一。

(2)口腔内矫治器治疗:适用于以舌根后气道阻塞为主、病情较轻的患者。目前临床使用较多的一种是下颌前移器,将下颌向前拉伸、舌根前移,扩大舌根后气道。可使睡眠时的呼吸暂停次数或低通气有一定程度的减少,改善血氧饱和度并提高睡眠质量。

3. 手术治疗 若病因明确,可行鼻中隔偏曲矫正术,扁桃体、腺样体切除术及悬雍垂腭咽成形术及改良术等。

【护理诊断/问题】

1. 舒适受损 与持续正压通气治疗、口器治疗有关。
2. 睡眠形态紊乱 与睡眠中出现打鼾、呼吸暂停和憋醒有关。
3. 潜在并发症 术后出血、感染、肺心病、高血压、冠心病、呼吸衰竭等。
4. 焦虑与恐惧 与担心治疗效果及疾病预后有关。
5. 知识缺乏 缺乏OSAHS相关知识。

【护理措施】

1. 围手术期常规护理。
2. 术后1~3 d进温凉的流食、半流质饮食,逐渐过渡到软食,创面愈合或白膜完全脱落后过渡到普食。
3. 术后密切观察患者的面色、呼吸、血氧饱和度、血压等变化,观察患者术区有无活动性出血,有无频繁的吞咽动作,告知患者将口腔分泌物吐出,勿咽下。
4. 健康教育。
(1)加强健康教育,提高患者对该病的认识,避免并发症的发生。
(2)指导患者戒烟酒、控制饮食,肥胖患者适度减肥,加强体育锻炼。
(3)指导患者按时复诊,监测手术效果。
(4)保持口腔卫生,预防术后感染。
(5)术后尽早指导和帮助患者进行咽部功能训练,防止瘢痕挛缩。

第六节 咽部肿瘤

一、鼻咽纤维血管瘤

鼻咽纤维血管瘤(angiofibroma of nasopharynx)是鼻咽部最常见的良性肿瘤,它由致密结缔组织、大量弹性纤维和血管组成，10～25岁青年男性多发。

【病因与发病机制】

肿瘤多起源于枕骨底部、蝶骨体及翼突内侧的骨膜。镜下主要由增生的血管及纤维组织两部分组成，血管多无收缩能力，因此瘤体破溃不易止血，瘤体生长及扩张能力强，可侵及颅底、颅内、翼腭窝、眼眶、鼻腔及鼻窦等多个解剖部位。

【护理评估】

1. 健康史　了解患者性别、年龄及健康状况、鼻腔阻塞持续的时间、出血的频次、严重程度等。

2. 身体状况　患者就诊的原因常为阵发性鼻腔和（或）口腔出血，甚至出现大出血，患者常有不同程度的贫血。常出现一侧或双侧鼻塞，多伴有流涕、闭塞性鼻音、嗅觉减退等。随着瘤体不断增长可导致邻近骨质压迫吸收及相应器官的功能障碍。若侵入鼻腔可引起外鼻畸形；侵入眼眶，则出现眼球突出、视神经受压和视力下降；侵入翼腭窝、颞下窝，引起面颊部隆起；侵入颅内压迫神经，引起头痛及脑神经瘫痪；若压迫咽鼓管，可导致听力下降、耳鸣及耳闷等症状。

3. 心理-社会状况　由于该病病因不明，出现反复大出血，患者及家属都存在不同程度的紧张、恐惧心理。因此，应评估患者的情绪状态、对疾病的认知程度等。

4. 辅助检查

（1）前鼻镜检查：一侧或双侧鼻腔常有炎性改变。收缩下鼻甲后，可见鼻腔后部粉红色肿瘤。

（2）间接鼻咽镜或纤维（电子）鼻咽镜检查：鼻咽部可见圆形或分叶状红色肿瘤，表面光滑且富有血管，瘤体侵入后鼻孔和鼻腔可引起外鼻畸形或软腭塌陷。

（3）触诊：可触及肿块基底部，中等硬度，活动度较小，因触诊易引起大出血，操作应轻柔，临床应尽量少用。

（4）影像学检查：CT和MRI检查可清晰呈现瘤体的位置、大小和形态，了解肿瘤累及范围、与周围解剖结构的关系以及骨质破坏程度等。

（5）数字减影血管造影（DSA）：了解肿瘤的血供，可以进行血管栓塞，以减少术中出血。

【治疗要点/原则】

以手术治疗为主。根据肿瘤的范围、部位采取不同的手术路径。随着鼻内镜技术的发展，鼻内镜下鼻咽纤维血管瘤切除术以其视角多、视野清晰、可直视下手术、患者术后反应轻等优点已广泛开展。术前行数字减影血管造影、血管栓塞术及术中进行控制性低血压等方法可减少术中出血。

【护理诊断/问题】

1. 体液不足　与鼻腔出血过多有关。

2. 潜在并发症　术后再出血、感染、低氧血症等。

3. 焦虑与恐惧　与担心治疗效果及疾病预后有关。

4. 急性疼痛　与手术创伤有关。

5. 知识缺乏　缺乏鼻咽纤维血管瘤的相关知识。

【护理措施】

1. 密切观察患者鼻腔出血情况，记录出血次数及量。定时测量血压，若发现患者血压下降，尽快建立静脉通道，及时补充电解质及充足的液体，维持体液平衡，防止低血容量性休克。

2. 围术期常规护理。

3. 健康教育。

（1）术后1个月内禁止剧烈运动，劳逸结合，生活规律。根据气候变化做好休息与活动指导，增强体质和机体抵抗力。

（2）早晚刷牙，饭后漱口，保持口腔清洁。指导患者正确使用滴鼻剂，勿用力擤鼻、挖鼻。预防感冒，避免粉尘刺激。

（3）术后遵医嘱定期复查，若出现持续发热、鼻腔有清亮不凝固的液体流出或有活动性出血，应及时就诊。

（4）术后1个月内忌食过热、辛辣刺激、坚硬食物，忌烟酒，进食时采取半卧位或坐位，避免呛咳。

（5）坚持术后定期鼻内镜复查。

二、鼻咽癌

鼻咽癌（nasopharyngeal carcinoma，NPC）是原发于鼻咽黏膜上皮的恶性肿瘤，是我国高发肿瘤之一。我国的广东、广西、湖南、福建及江西等地为鼻咽癌高发区。男女发病率之比为（2~3）∶1，40~50岁为高发年龄段。局部的复发与转移是本病的主要死亡原因。

【病因与发病机制】

鼻咽癌的病因尚不确定，目前认为与遗传易感性、病毒感染及环境等因素有关。

1. 遗传因素　鼻咽癌患者具有种族易感性及家庭聚集现象。有研究表明，鼻咽癌的发生发展与人类白细胞抗原的某些遗传因素有关。

2. EB病毒　鼻咽癌患者体内存在高滴度抗EB病毒抗体，且抗体滴度随病情发展而升高。

3. 环境因素　食用腌制、腊味食物是鼻咽癌的高危因素，因为在食品腌制过程中会产生2A类致癌物亚硝酸盐，从而导致鼻咽癌的发生。另外，鼻咽癌高发区的大米和水中微量元素镍含量较高，镍可促进亚硝胺类化合物诱发鼻咽癌。同时，维生素缺乏和性激素失调也能改变鼻咽黏膜对致癌物的敏感性。

【护理评估】

1. 健康史　了解患者有无EB病毒感染史，是否经常食用腌制等亚硝酸盐含量高的食品，是否经常接触污染的空气及饮用水等，有无家族遗传史等。

2. 身体状况

（1）症状：鼻咽癌早期无明显临床症状，临床上容易延误诊断和治疗。

1）鼻部症状：①血涕。回吸涕中带血或擤出血性涕为较早期出现的症状之一，时有时无，多不引起患者重视。②鼻塞。肿瘤不断增大可阻塞后鼻孔，引起鼻塞，开始为单侧，后为双侧。

2）耳部症状：肿瘤发生于咽隐窝者，早期可阻塞或压迫咽鼓管咽口，引起患侧耳鸣、耳沉闷感、堵塞感及听力下降等，甚至导致分泌性中耳炎。

3）脑神经症状：肿瘤经患侧咽隐窝的破裂孔侵入颅内，侵犯第Ⅱ~Ⅵ对脑神经可产生头痛、复视、眼球外展、面部麻木、上睑下垂等脑神经受累症状；瘤体直接侵犯或由转移淋巴结压迫，可导致Ⅸ~Ⅻ对脑神经受损，引起软腭麻痹、声嘶、呛咳、伸舌偏斜等症状。

4）颈部淋巴结肿大：颈淋巴结转移者较常见，多以颈部淋巴结肿大为首发症状。转移肿大的淋巴结为颈深部上群淋巴结，触之无压痛，质硬且活动度小，多从单侧逐渐发展为双侧，呈进行性增大。

5）远处转移症状：晚期鼻咽癌可发生肺、肝、骨等远处器官转移，出现相应症状。

(2)体征:鼻咽镜检查可呈小结节状或肉芽肿样隆起,表面粗糙不平易出血,有时表现为黏膜下隆起,表面光滑。

3.心理-社会状况 鼻咽癌早期无明显症状,漏诊、误诊率高,常需反复多次活检,给患者造成恐惧心理。当出现典型症状时疾病多已到晚期,患者感到痛苦和绝望。因此,护士应注意评估患者的文化层次、饮食习惯、生活和工作环境、心理状况、对疾病的认知程度与家庭支持情况等。

4.辅助检查

(1)间接鼻咽镜、纤维(电子)鼻咽镜检查:是鼻咽癌诊断中最重要的手段之一,肿瘤常位于咽隐窝或鼻咽顶前壁,呈菜花状、结节状或溃疡状等,易出血。

(2)影像学检查:超声检查、MRI、CT、PET-CT及全身骨显像等影像学检查有助于原发肿瘤及脏器转移的诊断。

(3)实验室检查:血液EB病毒检测可作为鼻咽癌辅助诊断的指标,是鼻咽癌早期筛查、预后判断、疗效评价及随访复查的重要辅助手段。

(4)鼻咽活检:是确诊的依据。尽可能做鼻咽癌原发病灶的活检,部分患者需多次活检方能明确诊断。

【治疗要点/原则】

鼻咽癌大多属低分化鳞癌,首选放射治疗,目前临床已开始应用新的投照技术"调强适型放射治疗",放疗后残留或局部复发灶可手术治疗。在放射治疗期间可配合化学治疗、中医中药及免疫治疗,合理运用放疗、手术治疗、化疗、靶向治疗、免疫治疗等手段,有计划地制订个体化综合治疗策略,以防止癌细胞向远处转移,提高放射治疗敏感性和减轻放射治疗并发症,尽可能在提高疗效的同时保证患者的生存质量。

【护理诊断/问题】

1.慢性疼痛:头痛 与鼻咽癌侵犯脑神经有关。

2.恐惧 与对该病的治疗及预后缺乏信心有关。

3.潜在并发症 鼻出血、放射性皮炎及张口困难等。

4.知识缺乏 缺乏鼻咽癌相关知识。

【护理措施】

1.围手术期常规护理。

2.放疗护理。

(1)体位护理:一般取仰卧位,选择合适角度的头枕,使头、颈和体部中线在一条直线上以保证体位正中对称,双臂自然平行放置于身体两侧,保持左右肩高度一致,双腿并拢伸直。

(2)预防皮肤、黏膜损伤:放疗期间穿柔软棉质衣物,照射野皮肤忌摩擦、抓挠,保持皮肤清洁干燥。局部皮肤忌化学品刺激,只用温水清洗。出现红斑瘙痒时忌用酒精、碘酒等涂抹。有脱皮时忌用手撕脱,以防感染。外出时戴帽,以减少阳光对照射野皮肤的刺激。

(3)观察放疗副作用:每周复查血常规,监测有无骨髓抑制、消化道反应、皮肤反应、放射性肺炎等并发症。

(4)指导患者坚持口腔护理,饭前、饭后漱口。口腔黏膜破溃者,采用具有杀菌抑菌功效的含漱液漱口。指导患者坚持张口训练。

3.健康教育。

(1)对有鼻咽癌家族史者应定期进行筛查。如免疫学检查、鼻咽部检查。

(2)指导患者少吃腌制、腊味食物,进食高蛋白、高维生素、高热量食物,改善患者营养状态,提高机体免疫力。

(3)指导放疗患者进行张口训练,做好口腔护理。

(4)坚持定期复查,若出现骨髓抑制、消化道及皮肤等不良反应及时就医。

三、扁桃体恶性肿瘤

扁桃体恶性肿瘤(malignant tumor of the tonsil)为口咽部常见恶性肿瘤,在上呼吸道恶性肿瘤发病率中仅次于喉癌,多见于40岁以上的中年男性。扁桃体恶性肿瘤中70%为癌,26%为肉瘤,还有罕见的恶性黑色素瘤。

【病因与发病机制】

1. 烟酒过度 长期大量吸烟及嗜酒,可使咽部黏膜上皮水肿、充血、增生和鳞状上皮化生,增加扁桃体癌发生的危险性。

2. 癌前病变 过度角化症及长期炎症刺激等使黏膜上皮变性,成为扁桃体癌的前期病变。

【护理评估】

1. 健康史 了解患者有无长期大量吸烟、嗜酒等不良嗜好,是否有过度角化症、长期炎症刺激等危险因素,评估患者发病前的健康状况。

2. 身体状况

(1)早期症状:一侧咽痛,咽部异物感,吞咽时较明显。

(2)晚期症状:患者晚期明显消瘦,出现恶病质。咽痛加剧,同侧出现反射性耳痛,讲话含糊不清,吞咽困难等。若向鼻咽浸润,咽鼓管功能受到影响,导致耳鸣、听力减退等症状。约31.6%患者以颈部肿块为首发症状,颈淋巴结转移发生率为72%,多向颈上深部、颈总动脉的分叉处进行转移,少数位于颏下、颌下及锁骨上窝部。远处多向肺、肝、骨等处转移。

(3)体征:单侧扁桃体增大,表面光滑、质硬,似球形或呈结节状之光滑隆起;或中心溃烂、坏死,边缘呈肉芽状,容易出血;若癌肿向周围浸润,检查时还可见咽后侧壁或软腭隆起。一侧或双侧下颌角处或颈上深淋巴结肿大,活动度差,质地坚硬,或与周围组织粘连固定。

3. 心理-社会状况 疾病早期未引起患者足够重视,当出现颈淋巴结肿大等典型症状时,疾病已达到晚期,患者往往产生痛苦、绝望的心理。因此,护士要及时评估患者的生活习惯、居住环境、对疾病的认知程度、心理状况和家庭支持度等。

4. 辅助检查

(1)影像学检查:CT、MRI检查有助于了解瘤体的大小、咽旁隙侵入等情况。

(2)病理组织活检:是确诊扁桃体恶性肿瘤的依据。

【治疗要点/原则】

根据病变范围及病理类型采取不同的治疗措施。对早期扁桃体癌可行扁桃体切除术,伴有颈部淋巴结转移者,同时行颈清扫术,术后辅以放化疗。对放射线敏感的部分肉瘤、未分化癌等宜用放射治疗,辅以化疗和免疫治疗。

【护理诊断/问题】

1. 急性疼痛 与手术切口有关。

2. 恐惧 与对该病的治疗及预后缺乏信心有关。

3. 潜在并发症 皮瓣坏死、伤口感染、下颌骨放射性坏死等。

4. 知识缺乏 缺乏扁桃体恶性肿瘤的相关知识。

【护理措施】

1. 放化疗护理。

（1）鼓励患者说出恐惧的原因及心理感受，介绍成功病例，帮助患者提高战胜疾病的信心。

（2）针对疼痛的患者，指导患者按医嘱正确应用止痛药，并注意观察药物的疗效及不良反应。行颈部冰敷、针刺或穴位按摩等，必要时协助医生做下颌角封闭以止痛。

（3）指导患者每日进行口腔护理，饭前、饭后及睡前漱口。口腔黏膜破溃者，指导采用杀菌、促进组织修复的漱口液含漱。放疗区域皮肤不要用化学物品刺激，只用温水清洗即可，不可搔抓。

（4）放疗过程中，定期检查血常规。注意骨髓抑制、消化道反应、皮肤反应等并发症，及时发现并告知医生调整治疗方案。

2. 围手术期常规护理。

3. 术后疼痛难忍者，可给予鼻饲饮食，能经口进食者给予冷牛奶、藕粉、冰激凌等，禁食辛辣刺激性食物。

4. 及时发现和处理皮瓣坏死等并发症，咽部术区必要时负压引流48 h，每日检查移植皮瓣的颜色、温度及成活情况。要加强口腔清洁，每日换药，清除创面上的棉絮状腐烂物。做细菌培养，根据药物敏感试验结果选用有效抗生素。

5. 健康教育。

（1）注意休息和适当锻炼，劳逸结合，生活规律，戒烟酒，增强机体抵抗力。

（2）指导患者少吃腌制、腊味食物，进食高蛋白、高维生素、高热量食物，改善患者营养状态，提高机体免疫力。

（3）指导放疗患者进行张口训练，做好口腔护理。

（4）坚持定期复查，若出现骨髓抑制、消化道及皮肤等不良反应及时就医。

本章小结

本章中涉及的疾病如慢性咽炎、慢性扁桃体炎等发病率极高，掌握其临床表现与治疗原则对于正确的诊断与治疗具有非常重要的意义。儿童腺样体肥大手术、扁桃体手术也是耳鼻咽喉科最常见的临床操作，做好围手术期的健康教育，尤其是心理指导，减轻患儿及家属焦虑、恐惧的情绪十分重要。OSAHS更是目前临床研究的热点问题，掌握其症状及体征对疾病的鉴别与诊断具有重要意义，也要做好OSAHS患者的出院指导。咽部肿瘤如鼻咽纤维血管瘤、鼻咽癌及扁桃体恶性肿瘤治疗原则不一，需根据护理诊断给予相应的护理措施。

思考题

1. 简述慢性咽炎的病因及发病机制。
2. 简述腺样体肥大的治疗要点。
3. 简述鼻咽癌患者的健康教育内容。

第二十章　喉部疾病患者的护理

学习目标

知识目标：掌握声带小结、喉阻塞、喉肿瘤患者的护理，熟悉急性会厌炎及小儿急性喉炎的治疗原则。

能力目标：运用所学知识为喉部疾病患者制订护理计划，并根据具体情况实施护理措施和健康教育。

素质目标：在护理工作中体现护士的人文关怀，培养良好的情感态度和职业素养。

案例与思考

李先生，62岁，以"声音嘶哑半年，吞咽困难半月余"为主诉就诊。测体温36.5 ℃，心率76次/min，呼吸19次/min，血压130/78 mmHg。喉镜检查：左侧声带菜花型肿物，左侧声带运动受限。喉部CT：喉肿瘤有浸润。诊断：喉肿物。

请思考：①为了明确诊断，李先生还应完善哪些检查？②如何为该患者制订合理的治疗方案？③该患者的护理诊断有哪些？应采取哪些护理措施？

第一节　急性会厌炎

急性会厌炎（acute epiglottitis）又称急性声门上喉炎，是一种主要累及声门上区会厌及其周围组织（包括会厌谷、杓会厌皱襞等）的急性炎症性病变，为喉科的常见急症之一，严重者可危及生命。儿童及成人皆可发病，多起病隐匿、发病急骤、进展迅速，多数患者经及时治疗可痊愈，少数病情凶险，可在短时间内出现严重呼吸困难，甚至出现窒息导致死亡。

【病因与发病机制】

1. 感染　为本病最主要诱因，包括各种致病菌、外伤或异物继发感染引起，其中致病菌以b型流感嗜血杆菌最为常见。各种致病菌由呼吸道吸入，也可经血行感染，或由邻近器官感染蔓延而侵及声门上黏膜。

2. 变态反应　接触某种变应原而引起会厌变态反应性炎症,又称急性变态反应性会厌炎,变应原可为药物、食物及生物制品,如青霉素、阿司匹林、虾、蟹等。

3. 其他　吞咽化学物质、放射性损伤、吸入有害气体等均可引起会厌炎症性病变。

【护理评估】

1. 健康史

(1)评估患者有无上呼吸道感染史,有无如咽炎、扁桃体炎等邻近器官炎症。

(2)评估患者有无过度劳累、受凉、外伤史,有无较长时间接触有害气体及变应原等。

2. 身体状况

(1)全身症状:起病隐匿,发病急骤,进展迅速,可有畏寒、发热、乏力、食欲减退、精神萎靡等全身症状,严重者可出现四肢发冷、面色苍白、血压下降,甚至昏厥、休克。

(2)局部症状:多数初始症状为轻微咽痛,数小时后病情突然加重,表现为剧烈的咽喉部疼痛感,吞咽时加重,因会厌肿胀而出现言语含糊不清,会厌高度肿胀时堵塞呼吸道及食管可致吞咽困难甚至呼吸困难,严重者可出现窒息性死亡。会厌炎症性病变多不累及声带,患者极少出现声音嘶哑。

3. 心理-社会状况　因咽喉部剧烈疼痛、吞咽困难及呼吸困难,患者及家属易产生焦虑心理,应注意评估患者及家属的心理状况及对疾病的认知程度。

4. 辅助检查　间接喉镜下可见会厌充血、肿胀,严重时会厌呈球形,即可诊断为急性会厌炎。对不宜行间接喉镜检查者可进行喉部 X 射线侧位片、CT 扫描或 MRI 检查,可显示会厌肿大、喉部咽腔阴影缩小,亦对诊断有帮助。

【治疗要点/原则】

一经确诊,应立即住院治疗,根据病情采取药物治疗或手术治疗。

1. 药物治疗　全身给予足量、有效的抗生素及糖皮质激素药物应用以控制感染,同时给予布地奈德等雾化吸入治疗。对于进食困难者给予静脉补液等支持疗法。

2. 气管切开术　患者经药物治疗后呼吸困难仍未缓解,应及时行气管切开术。

3. 其他　如有会厌脓肿形成,可在喉镜下切开排脓。

【护理诊断/问题】

1. 有窒息的危险　与会厌高度肿胀阻塞呼吸道有关。

2. 急性疼痛　与会厌炎症反应有关。

3. 体温过高　与会厌炎症反应有关。

4. 营养失调　与吞咽困难所致机体营养摄入不足有关。

5. 焦虑　与担心疾病预后有关。

6. 知识缺乏　缺乏疾病相关知识。

【护理措施】

1. 急救护理　快速建立静脉通道,协助患者取半卧位,必要时遵医嘱给予氧气吸入及心电监护应用。密切观察患者生命体征、血氧饱和度、咽喉部疼痛等情况。患者出现呼吸困难、喉喘鸣等喉阻塞症状时,立即报告医生。床旁备气管切开包及负压吸引器,便于及时抢救。

2. 生活护理　保持病房的安静、整洁,保持适宜温湿度,嘱患者安静卧床休息。指导患者进食温凉、清淡、无刺激的流质或半流质饮食,进食后温水或漱口水漱口,及时评估患者营养状况,必要时给予静脉补液等支持疗法。

3. 用药护理　遵医嘱给予足量、有效的抗生素、糖皮质激素及布地奈德等雾化吸入药物应用，及时评估患者不适症状有无缓解。

4. 疼痛护理　向患者及家属解释疼痛与会厌炎症引起的充血水肿有关，待炎症消退后疼痛即可减轻，指导患者少说话、轻咳嗽，及时评估患者咽喉部疼痛程度，必要时给予镇痛药物应用。

5. 发热护理　观察患者体温变化，必要时采取物理降温或遵医嘱给予药物降温。嘱患者少量多次饮用温开水，维持体液平衡。

6. 气管切开的护理

(1) 全麻术后患者去枕平卧6 h，头偏向一侧，严密监测生命体征；全麻清醒6 h后床头抬高30°~45°，以利于呼吸，减轻水肿，减轻切口缝合张力，利于切口愈合；适当下床活动，促进排痰，预防压力性损伤及血栓的发生。

(2) 保持室内安静、整洁，定时开窗通风，定期用紫外线消毒，保持室温22~24 ℃左右，湿度在50%~70%。

(3) 必要时给予气垫床，防止长时间卧床发生压疮。

(4) 能进食的患者，指导其进食清淡、易消化、营养丰富的流质或半流质饮食；不能经口进食患者行鼻饲饮食。

(5) 鼓励有自理能力的患者刷牙或用漱口水漱口，保持口腔卫生，对不能自理的患者进行口腔护理。

(6) 伤口护理。

1) 保持伤口清洁、干燥，每日更换气管切开敷料，有渗血、渗液时，及时更换敷料，更换时应注意无菌原则。

2) 观察气管套管内及口腔内分泌物的颜色、性质及量。

3) 观察颈部有无皮下气肿，切开引流情况。

4) 遵医嘱使用抗生素，预防感染发生。

(7) 管道护理。

1) 妥善固定气管切开套管，系带松紧度以可容纳一指为宜，每日更换切开敷料。

2) 保持内套管通畅：内套管每日清洁消毒，痰液黏稠者每日进行气道湿化。

3) 教会患者有效咳痰，指导患者家属为患者进行正确拍背排痰。

7. 心理护理

(1) 为患者及家属提供心理支持，鼓励患者表达自身感受，树立战胜疾病的信心。

(2) 教会患者自我放松的方法，针对个体情况进行个性化心理护理。

(3) 鼓励患者家属和朋友给予患者关心和支持。

(4) 患者因咽喉部疼痛、吞咽及呼吸困难，易产生不同程度的恐惧、焦虑心理，应向患者讲解疾病的治疗护理及疾病的转归，使者树立信心，积极配合治疗。

8. 健康教育

(1) 戒烟戒酒，避免过度疲劳，保证良好睡眠，加强日常锻炼，提高机体抵抗力。

(2) 积极治疗邻近器官感染，如急性扁桃体炎、咽炎等。遵医嘱继续规范用药，避免接触易感因素，如虾、蟹、有害气体或放射性损伤等相关变应原。

(3) 急性会厌炎痊愈后一般无须随访及复诊，但若再次出现剧烈咽喉部疼痛、吞咽困难、呼吸困难等症状，可能是喉梗阻的前兆，请立即就医或拨打急救电话。

(4) 指导患者接种b型流感嗜血杆菌结合疫苗。

第二节 小儿急性喉炎

小儿急性喉炎(pediatric acute laryngitis)是指以声门下区为主的喉黏膜或黏膜下组织的急性卡他性炎症。好发于6个月～3岁的婴幼儿，多继发于上呼吸道感染，多在冬春季发病，易发生呼吸困难，严重者可危及生命。

【病因与发病机制】

1. 感染为本病最主要原因，多继发于上呼吸道感染，多由细菌或病毒感染引起，常见病毒为流感病毒、腺病毒及呼吸道合胞病毒等，也可并发于某些急性传染病，如流行性感冒、麻疹、猩红热、百日咳等。

2. 小儿营养不良、抵抗力低下、变应性体质等。

3. 上呼吸道的慢性疾病易诱发本病，如慢性扁桃体炎、慢性鼻炎等。

【护理评估】

1. 健康史　评估患儿有无变应性体质及患儿的营养发育状况，评估患儿有无明显诱发因素如流行性感冒、急性上呼吸道感染史，上呼吸道慢性病等患病史。

2. 身体状况　本病起病较急，表现主要以声嘶、犬吠样咳嗽为主。早期声嘶多不严重，表现为"空、空"声咳嗽或犬吠样咳嗽，咳出黏稠痰液，多次发作后声门下黏膜水肿加重，可出现喉梗阻症状，如吸气性喉喘鸣、吸气性呼吸困难等。严重时患儿可出现面色苍白或发绀、鼻翼扇动、烦躁不安，伴吸气时胸骨上窝、锁骨上窝、肋间隙及上腹部软组织明显凹陷等。

3. 心理-社会状况　部分患儿起病急，病情凶险，家属多处于紧张和恐惧不安中，患儿就诊时因环境陌生，也存在明显的恐惧心理。评估患儿及家属的心理状况，患儿家属对疾病的认知程度、文化层次等。

4. 辅助检查　喉镜检查可见喉黏膜充血、肿胀，尤以声门下区为重。声带由白色变粉红色或红色，有时附有黏稠性分泌物。因小儿不合作，较少做喉镜检查，纤维(电子)鼻咽喉镜可明确诊断。

【治疗要点/原则】

本病可危及患儿生命，故一旦诊断应立即采取有效措施解除患儿呼吸困难。

1. 药物治疗　尽早使用糖皮质激素药物以减轻和消除喉黏膜的肿胀、充血，可口服泼尼松、肌内注射或静脉滴注地塞米松等，及早足量使用抗生素控制感染，及时给予布地奈德等药物雾化吸入治疗应用。

2. 支持疗法　密切观察患儿生命体征，安慰患儿，避免患儿哭闹，减少体力消耗，减轻呼吸困难，及时补充液体，维持水电解质平衡。

3. 手术治疗　如患儿出现有重度喉阻塞症状，且药物治疗无好转，则应及时行气管切开术。

【护理诊断/问题】

1. 有窒息的危险　与喉部黏膜高度充血、肿胀有关。

2. 体温过高　与喉部黏膜炎症反应有关。

3. 焦虑　与担心疾病预后、缺乏疾病相关知识有关。

【护理措施】

1. 急救护理

(1) 快速建立静脉通道。指导家属按照患儿年龄等特点选择合适体位,1 周岁之内的患儿选取抱坐哺乳位,年龄稍大的患儿则选择头颈背垫高斜坡卧位或者半卧位。

(2) 密切观察患儿生命体征、呼吸情况,床旁备气管切开包及负压吸引器,以便于及时抢救。

(3) 观察患儿呼吸形态,Ⅰ度、Ⅱ度呼吸困难患儿可给予低流量氧气吸入,对于Ⅲ度、Ⅳ度呼吸困难患儿、经药物治疗后呼吸困难仍未缓解或严重呼吸困难甚至窒息者,立即告知医生,并协助医生行气管切开术。

2. 用药护理　遵医嘱给予抗生素、糖皮质激素及布地奈德等雾化吸入药物应用,用药后及时评估患儿声嘶、犬吠样咳嗽、喉喘鸣及呼吸困难等症状有无缓解。

3. 发热护理　保持室内空气流通,密切观察患儿体温变化,及时发现和处理高热症状。

4. 饮食护理　无吞咽困难者,指导其进食高蛋白、高纤维素的流质饮食,增强抵抗力,保证足够的营养,嘱家属少量多次给患儿喂食温开水,必要时给予静脉补液以维持体液平衡。保持患儿口腔卫生。

5. 气管切开的护理　参考本章第一节急性会厌炎。

6. 心理护理　受疾病影响,患儿常出现烦躁、恐惧、焦虑等情绪,抗拒治疗,护理人员与家属共同配合安抚患儿情绪;对于年龄较大的患儿,以鼓励、表扬为主,使其意识到治疗可缓解呼吸困难等不适症状,争取其主动配合。

7. 健康教育

(1) 合理搭配膳食,以高蛋白、高纤维素的饮食为主,避免呛咳,保证患儿良好睡眠,增强体质,提高机体抵抗力。

(2) 积极治疗原发疾病及邻近器官感染,遵医嘱继续规范用药。

(3) 小儿急性喉炎预后良好,及时治疗后多数患儿在 1 周左右可以痊愈,但若再次出现剧烈犬吠样咳嗽、声嘶、喉喘鸣、呼吸困难等症状时可能是喉梗阻的前兆,应立即就医。

第三节　声带小结

声带小结(vocal nodules)又称歌者小结或喊叫小结,是主要累及喉部的慢性非特异性炎症性疾病,常见于职业用声或用声不当的人,如歌手、教师、经常大声喊叫的人群。

【病因与发病机制】

1. 长期过度用声或发声不当,导致在声带疲劳、喉部黏膜充血水肿的情况下持续发声,从而加重声带黏膜损伤。声带前中 1/3 交界处发声时振幅最大,此处更易形成声带小结。

2. 常见于发声不当或用声过度,也可见于某次剧烈发声后。

3. 长期慢性刺激可诱发本病,如长期吸入有害气体等。

4. 继发于上呼吸道感染。

【护理评估】

1. 健康史
(1) 评估患者职业、工作及生活环境。
(2) 评估患者是否长期用声过度或发声不当,声音嘶哑程度、发生及持续时间。
(3) 评估患者有无其他诱因,如上呼吸道感染史、胃食管反流、吸入有害气体刺激等。

2. 身体状况　主要临床表现为声音嘶哑、发声疲劳。早期病情较轻,可表现为声音较粗或正常,过度用声时易感疲劳,呈间歇性,随病情逐渐加重,可发展为持续性,严重者可出现失声。

3. 心理-社会状况　患者易产生焦虑,向患者讲解此疾病发生的原因、治疗方案及成功病例,恢复患者自信心。

4. 辅助检查　间接喉镜检查可见双侧声带前中 1/3 交界处对称性结节状隆起。早期可见粉红色息肉状隆起,后期逐渐变为白色结节状隆起。发声时双侧小结致使声门不能完全闭合。

【治疗要点/原则】

1. 噤声　早期声带小结通过噤声,让声带得到充分休息后可变小或自行消失。儿童声带小结多在青春期自然消失。

2. 嗓音发声训练　经过正确的嗓音发声训练,改变不良发声习惯,可使声带小结变小或消失。

3. 药物治疗　如甘桔冰梅片、金嗓散结丸,也可行雾化吸入治疗。

4. 手术治疗　经保守治疗无效者可行手术治疗。如在表面麻醉下经纤维喉镜或电子喉镜行声带小结切除术,全麻下经支撑喉镜行喉显微手术声带小结切除术或 CO_2 激光切除术等。

【护理诊断/问题】

1. 舒适受损　与发音时声带疲劳有关。
2. 语言沟通障碍　与声带小结引起声音嘶哑或失声有关。
3. 焦虑　与担心疾病预后有关。
4. 知识缺乏　缺乏疾病相关知识。

【护理措施】

1. 围手术期常规护理。

2. 观察患者有无声音嘶哑、呼吸困难等不适症状,及时给予抗水肿及抗炎治疗,若患者术后出现频繁咳嗽、呼吸困难等症状,立即告知医生,必要时做好抢救准备。

3. 嗓音治疗:嘱患者术后应至少休声 2 周,避免在噪声过大的地方长时间说话,每次讲话时间应控制在 5 min 之内,避免声带疲劳。休声 2 周之后即可在专业言语疾病矫治师指导下开始嗓音训练,如口部肌肉训练、气息控制训练、共鸣控制训练等。

4. 健康教育。
(1) 避免进食辛辣刺激食物,戒烟酒。
(2) 术后 2 周内休声,控制说话时间,使声带充分休息。
(3) 避免长时间过度用声或发声不当,如尖叫、在嘈杂的地方大声说话、反复清嗓等。
(4) 积极治疗原发上呼吸道感染,避免灰尘、烟雾刺激而导致过度咳嗽。

第四节 喉阻塞

喉阻塞(laryngeal obstruction)亦称喉梗阻,是因喉部或邻近组织的病变,使喉部通道(特别是声门处)发生狭窄或阻塞,进而引起以呼吸困难为主要症状的临床综合征。为耳鼻咽喉科常见急症之一,治疗不及时可危及生命。

【病因与发病机制】

1. 喉部感染　小儿急性喉炎、急性喉气管支气管炎、急性会厌炎是引起喉阻塞的常见原因。
2. 喉外伤　如喉部挫伤、切割伤、烧灼伤、毒气或高热蒸汽吸入等。
3. 喉水肿　喉血管神经性水肿等。
4. 喉痉挛　喉或气管异物、破伤风感染、吸入刺激性气体可引起喉痉挛。
5. 喉肿瘤　如喉乳头状瘤、喉癌等。邻近组织肿瘤压迫气管也可致喉阻塞。
6. 其他　喉软骨畸形、声带麻痹等。

【护理评估】

1. 健康史　评估患者有无上呼吸道感染史,有无喉外伤、喉水肿、喉肿瘤史,有无接触变应原史,有无甲状腺手术史等,评估患者呼吸困难发生的时间、程度及有无诱因。
2. 身体状况　表现为不同程度的呼吸困难。
(1) Ⅰ度呼吸困难:安静时无呼吸困难表现,活动或哭闹时,有轻度吸气呼吸困难。
(2) Ⅱ度呼吸困难:安静时有轻度吸气性呼吸困难,活动时加重,但不影响睡眠和进食。
(3) Ⅲ度呼吸困难:吸气性呼吸困难明显,出现三凹征,因缺氧出现烦躁不安、脉搏加快等症状。
(4) Ⅳ度呼吸困难:呼吸极度困难,患者可出现心律失常、脉搏细弱、大小便失禁等症状。抢救不及时可危及生命。
3. 心理-社会状况　喉阻塞会导致严重的呼吸困难,甚至危及生命,患者及家属常会出现恐惧和焦虑,及时评估患者心理状态及对本病的认知。

【治疗要点/原则】

根据患者病因及呼吸困难的程度,采用药物或手术治疗等尽快解除呼吸困难,防止窒息。

1. Ⅰ度呼吸困难　积极进行病因治疗。
2. Ⅱ度呼吸困难　因炎症引起者,应用足量抗生素和糖皮质激素;若为异物,应尽快取出异物;如喉肿瘤、喉外伤、双侧声带瘫痪等一时不能去除病因者,应考虑行气管切开术。
3. Ⅲ度呼吸困难　由炎症引起,喉阻塞时间较短者,在密切观察下可积极使用药物治疗,并做好气管切开术的准备。若药物治疗未见好转,全身情况较差时,宜及早行气管切开术。若为肿瘤,则应立即行气管切开术。
4. Ⅳ度呼吸困难　立即行气管切开术。若病情十分紧急时,可先行环甲膜切开术,或先气管插管,再行气管切开术。

【护理诊断/问题】

1. 有窒息的危险　与喉阻塞、手术后气管套管阻塞或脱管有关。

2. 语言沟通障碍　声嘶或失声,与声带病变引起发声障碍有关。
3. 恐惧　与患者呼吸困难、害怕窒息死亡有关。
4. 潜在并发症　低氧血症、术后出血、皮下血肿、气胸、感染等。
5. 知识缺乏　缺乏气管切开术后自我护理和喉阻塞预防的知识。

【护理措施】

1. 急救护理　根据呼吸困难程度采取对应措施,迅速建立静脉通路,遵医嘱给予氧气吸入和心电监护,密切观察患者生命体征变化,尤其是呼吸和血氧饱和度情况;床旁备急救用品,发现喉阻塞加重及时通知医生,必要时配合医生行床旁气管插管或气管切开。
2. 气管切开的护理　参考本章第一节急性会厌炎。
3. 心理护理　为患者及家属提供心理支持,鼓励患者表达自身感受,树立战胜疾病的信心。
4. 健康教育
(1) 积极治疗原发病,日常锻炼,增强免疫力,防止呼吸道感染。
(2) 保持适宜温湿度,禁食辛辣、刺激性食物,适当增加营养,养成良好的饮食习惯,教会患者气管套管消毒方法,指导患者若再次出现呼吸困难应及时就医。

第五节　喉肿瘤

一、喉良性肿瘤

喉良性肿瘤(throat benign tumor)根据病理可分为上皮性和非上皮性两大类。喉上皮性良性肿瘤以乳头状瘤为最常见,非上皮性良性肿瘤发病率低,如血管瘤、纤维瘤、神经纤维瘤等。本节主要介绍喉乳头状瘤。

喉乳头状瘤为来自上皮组织的肿瘤,可分为儿童型和成人型乳头状瘤,以10岁以下儿童多见。儿童型生长较快,极易复发,多数为多发性,但随年龄增长有自限趋势。成年型则有癌变可能。

【病因与发病机制】

现多认为主要由人乳头状瘤病毒(HPV)所致,其中以HPV-6、11型为主,HPV-16、18、31、33型较少见。亦与喉的慢性炎性刺激及内分泌失调等因素有关。

【护理评估】

1. 健康史　评估患者有无HPV感染史;评估患者声嘶、咳嗽、喉喘鸣及呼吸困难发生和持续时间;儿童患者需评估营养及发育状况,有无反复手术史等。
2. 身体状况　患者常有声音嘶哑、咽喉异物感、咳嗽、喉喘鸣及呼吸困难等症状。儿童患者进展快,症状明显,声嘶进行性加重,易发生喉阻塞。成人患者病程进展缓慢,可出现进行性声嘶、干咳、失声、喉喘鸣及呼吸困难等。
3. 心理-社会状况　患者及家属由于担心疾病发展和预后,易产生焦虑和恐惧心理。护士应注意评估患者的年龄、心理状况及患者和家属对疾病的认知程度等。

4. 辅助检查

(1) 喉镜检查可见喉部大小不等的乳头状肿瘤,呈淡红或暗红色,表面不平。

(2) 喉部 CT 或 MRI 检查可见黏膜增厚,伴有声带边缘突起。

(3) 活体组织病理学检查可明确诊断。

【治疗要点/原则】

可根据肿瘤大小和生长部位采用冷冻、激光疗法或手术切除。其中手术切除为治疗乳头状瘤的最有效的方法。并发梗阻者应行气管切开术。

【护理诊断/问题】

1. 焦虑　与疾病反复发作、担心预后有关。

2. 知识缺乏　缺乏疾病治疗及预防知识。

3. 有窒息的危险　与喉阻塞有关。

4. 语言沟通障碍　与声音嘶哑有关。

【护理措施】

1. 围手术期常规护理。

2. 全麻清醒后协助患者适当抬高床头,以利于呼吸。指导患者进行有效咳痰。遵医嘱行雾化吸入治疗,预防呼吸道水肿。

3. 术后休声 3～4 周,勿大声喊叫,以减少声带摩擦及水肿。休声期间,细心观察患者非语言行为表达,了解患者需求。

4. 健康教育。

(1) 适当锻炼,增强身体抵抗力,戒烟戒酒,注意个人卫生,预防人乳头状瘤病毒感染。

(2) 合理饮食,少吃油腻、辛辣刺激食物。

(3) 定期复查。

二、喉恶性肿瘤

喉恶性肿瘤又称喉癌(carcinoma of larynx),多为原发性,好发于男性,以鳞状细胞癌为主,根据肿瘤生长位置分为声门上型、声门型、声门下型。

【病因与发病机制】

迄今尚不明确,可能与下列因素有关。

1. 吸烟、饮酒　吸烟者喉癌发病率高于不吸烟者。声门上型喉癌可能与饮酒有关。当吸烟与饮酒共同存在时,可发生相加重叠的致癌作用。

2. 空气污染　长期大量吸入有害粉尘或气体,如石棉、芥子气、镍等,有致癌的可能。

3. 病毒感染　HPV-16、18 已被认为与喉癌的发生、发展有关。

4. 性激素及其受体　目前国内、外研究认为喉癌的发病可能与性激素及其受体相关,但确切关系待进一步研究。

5. 其他　癌前病变(如喉角化症、慢性肥厚性喉炎等)、长期放射线接触、癌基因的激活和抗癌基因的失活。

【护理评估】

1. 健康史　评估患者身体状况,吸烟、饮酒史,生活、工作环境,以及有无长期慢性喉炎或其他喉部疾病,如喉白斑、喉角化症、喉乳头状瘤等。

2. 身体状况　早期症状多不明显,随病情进展可有声嘶、呼吸困难、咳嗽、吞咽困难等。根据肿瘤发生的部位,三种类型的喉癌临床表现不一。

(1)声门上型:咽痒、异物感、咽下困难、咳嗽、呼吸困难、痰中带血或咯血等。

(2)声门型:声嘶甚至失声、放射性耳痛、吞咽困难、呼吸困难、咳痰困难及口臭等。

(3)声门下型:刺激性咳嗽、声嘶、呼吸困难和咯血等。

3. 心理-社会状况　喉癌的确诊会给患者及其家属带来极大的精神打击,护士应注意评估患者的心理状态、年龄、文化层次、职业、对疾病的认识程度、经济收入等。

4. 辅助检查

(1)喉镜检查可观察喉腔情况。

(2)喉部 CT 及磁共振检查能够确定喉癌侵犯周围组织器官情况及转移情况。

(3)活体组织病理学检查可明确诊断。

【治疗要点/原则】

包括手术治疗、放化疗、生物治疗等。

1. 手术治疗　为治疗喉癌的主要手段。原则是在彻底切除癌肿的前提下,尽可能保留或重建喉的功能,以提高患者生存质量。包括支撑喉镜下切除、各种喉部分切除术及喉全切除术。

2. 放化疗　适用于有手术禁忌证、广泛病变术前控制、术后补充治疗等。对于部分早期喉癌、低分化癌,放疗可作为首选治疗措施。

3. 生物治疗　靶向药物治疗,如西妥昔单抗。

【护理诊断/问题】

1. 急性疼痛　与手术切口有关。

2. 有窒息的危险　与术前癌肿过大、术后伤口直接暴露于外界环境且异物易进入有关。

3. 焦虑　与担心疾病预后有关。

4. 语言沟通障碍　与喉切除有关。

5. 潜在并发症　出血、肺部感染、咽瘘、乳糜瘘等。

6. 有感染的危险　与皮肤完整性受损、切口经常被痰液污染、机体抵抗力下降有关。

7. 有营养失调的危险　与术后营养摄入途径、种类改变有关。

8. 自理能力缺陷　与术后疼痛、身体虚弱、引流管和导管限制活动有关。

9. 自我形象紊乱　与术后对喉部结构和功能的丧失不能适应有关。

10. 知识缺乏　缺乏疾病相关知识。

【护理措施】

1. 手术护理　围手术期常规护理。

2. 病情观察　①观察生命体征及血氧饱和度,尤其是呼吸、血压情况。②观察有无并发症发生,如出血、皮下气肿、感染、咽瘘等。③观察痰液、胃管和伤口引流管引流液的性状及量。

3. 体位　嘱患者平卧位或半坐卧位,以利于颈部伤口引流,减轻颈部组织充血、水肿,避免头颈部过伸、悬空及头部过度活动,影响伤口的愈合。鼓励患者早期进行床上活动,促进食欲和咳嗽排痰,必要时给予气垫床,预防皮肤长期受压致压力性损伤形成。

4. 饮食护理　术后根据手术方式不同遵医嘱给予鼻饲流质饮食 7～14 d,少量多餐,营养丰富。术后 4 d,鼓励患者每隔 3 h 做 3～5 min 的吞咽动作,帮助咽喉肌群尽快恢复协调动作;术后 7～14 d

试经口进食(部分喉切除者进食团状食物、全喉切除者进食流食),进食顺利无呛咳后拔除胃管,给予高热量、易消化的半流质饮食或软食,避免粗糙、刺激性食物。

5. 伤口护理

(1)保持伤口清洁干燥,每日更换气管切开敷料,如有渗血、渗液时应及时更换敷料,更换时应注意无菌原则。

(2)观察气管套管内及口腔内分泌物的颜色、性质及量。

(3)遵医嘱使用抗生素,预防感染。

(4)发生大量出血时,应立即让患者平卧,用吸引器吸出血液,防止误吸,同时建立静脉通道,尽快通知医生。

(5)全喉切除者术后7~10 d内尽量不做吞咽动作,以免牵拉或污染咽喉部伤口,引起伤口出血、感染而形成咽瘘。

6. 管道护理

(1)气管套管:①妥善固定气管切开套管,系带松紧度以可容纳一指为宜,保持伤口清洁干燥,每日更换气管切开敷料。②保持内套管通畅:及时吸痰,进行气道湿化,每日进行内套管清洗消毒。

(2)胃管、伤口引流管:妥善固定,保持通畅,观察并记录引流液的性状和量。

7. 健康教育

(1)教会出院患者及家属掌握气管套管护理的方法。①保持气管套管及呼吸道通畅,每日消毒气管套管。②气管套管要妥善固定,防止脱管,固定系带打结于颈侧,松紧度以能放入一指为宜。③清洁、消毒造瘘口,每日观察切口是否有痰液或痰痂附着,更换切口敷料,保持敷料清洁干燥。

(2)保持室内温湿度适宜,空气清新,根据患者具体情况向气管内滴入湿化液,以稀释痰液。防止痰液黏稠堵塞套管;多饮水;室内干燥时注意对室内空气进行加湿。如果气道内有痂皮形成,切勿自行处理,以免痂皮坠入气管内。

本章小结

本章主要介绍了喉部相关疾病,应掌握疾病急性发作期的急救措施,在临床中能够运用理论知识为急危重症患者提供专业护理,并关注对患者及家属的心理评估,提高人文护理的能力。

思考题

1. 简述急性会厌炎的临床表现。
2. 简述喉阻塞呼吸困难的分级。

第二十一章 颈部疾病患者的护理

■■■■■■■■ 学习目标 ■■■■■■■■

知识目标：掌握甲状舌管囊肿及瘘管、鳃裂囊肿及瘘管、颈部炎性疾病、颈部肿块患者的临床表现和护理；熟悉颈部肿块患者的治疗原则；了解颈部肿块患者的发病机制。

能力目标：运用所学知识为颈部疾病患者制订护理计划，并根据具体情况实施护理措施和健康教育。

素质目标：在护理工作中要关心、爱护患者，提高护士职业责任感和价值感。

案例与思考

王先生，24岁，发现颈部单发性肿块2年。查体：肿块位于颈前区中线、舌骨下方，直径2 cm，表面光滑，边界清楚，随吞咽及伸舌、缩舌运动而上下移动，听诊血管杂音不明显。诊断：甲状舌管囊肿。

请思考：①如何为该患者制订合理的治疗方案？②该患者的护理诊断有哪些？应采取哪些护理措施？

第一节 甲状舌管囊肿及瘘管

甲状舌管囊肿及瘘管（thyroglossal cyst and fistula）是颈部中线部位最常见的先天性疾病，位于舌盲孔至颈静脉切迹之间的颈部中线上，多见于1~10岁的儿童，囊肿比瘘管多见。

【病因与发病机制】

其发生与胚胎发育异常有关，在胚胎发育期，甲状舌管未退化或未完全退化，从而形成囊肿及瘘管。

【护理评估】

1. 健康史　评估患者有无其他先天性疾病、有无家族遗传史，是否有瘘管反复感染史，近期是否有急性感染等情况。

2. 身体状况

(1) 甲状舌管囊肿:囊肿大小不一,呈圆形或椭圆形,生长缓慢,表面光滑,边界清楚,与周围组织及皮肤无粘连,无压痛,质地较软呈中等硬度,有囊性感。通常患者无自觉症状,多未引起注意,常无意中或体检时发现颈前正中无痛性包块。囊肿继发感染时,迅速增大,局部可见红、肿、热、痛,且伴有局部疼痛及压痛。经过反复感染的囊肿,触诊时可发现其与周围组织或皮肤有粘连。位于舌骨以下的囊肿,在舌骨体与囊肿之间可扪及坚韧索条与舌骨体粘连,可随吞咽及伸舌等动作而移动,但推动时活动受限;如囊肿发生于舌盲孔附近,可使舌根肿胀,引起吞咽、语言及呼吸困难。

(2) 甲状舌管瘘管:外瘘口位于舌骨与颈静脉切迹之间的颈前正中或略偏一侧,瘘口较小,常有分泌物溢出,继发感染时瘘口周围红、肿、热、痛,有脓液溢出。

3. 心理-社会状况　因囊肿及瘘管反复感染,影响正常的工作、学习、生活,患者易产生焦虑心理。护士应注意评估患者的心理状态及其对疾病的认知。

4. 辅助检查　喉镜检查可探明咽喉部病变,必要时行 CT 或 MRI 检查。甲状腺核素扫描异位甲状腺可局部显影。颈部 B 超可观察到正常甲状腺的情况。也可行囊肿穿刺、病理检查。

【治疗要点/原则】

以手术切除为主。将囊肿连同瘘管一同彻底切除,如有感染应待炎症消退后 2~3 周再行手术。

【护理诊断/问题】

1. 急性疼痛　与炎症和手术有关。
2. 有窒息的危险　与颈部炎症反应阻塞呼吸道等因素有关。
3. 自我形象紊乱　与甲状舌管囊肿及瘘管引起颈部结构和功能改变,或分泌物过多、有异味等因素有关。
4. 潜在并发症　出血、感染。
5. 焦虑　与担心疾病的治疗和预后结果,对环境不熟悉,担心疾病会影响自己的家庭、工作和生活,增加经济负担等因素有关。
6. 知识缺乏　缺乏甲状舌管囊肿及瘘管相关知识。

【护理措施】

1. 围手术期常规护理。
2. 饮食护理:术后给予患者营养丰富、温凉的流质、半流质饮食,避免食用过硬及刺激性食物。创面较大患者遵医嘱留置胃管,吞咽困难者,应暂禁食,可给予静脉补液。
3. 术后注意观察呼吸情况,有无剧烈咳嗽、频繁吞咽或呼吸困难。嘱患者及时将咽喉部分泌物吐出,必要时应经鼻或经口吸出,保持呼吸道通畅。观察伤口敷料有无渗血,保持敷料清洁干燥。
4. 密切观察颈部引流液的颜色、性质和量,保持引流管通畅,避免脱管、拔管。
5. 嘱患者避免颈部过度拉伸,以免引起伤口再次撕裂。
6. 健康教育。

(1) 保持伤口敷料清洁干燥,观察伤口情况,保持口腔和颈部卫生,预防切口感染,如有红、肿、热、痛等炎症反应及时就诊。

(2) 高热量、高蛋白、高维生素饮食以增强体质,利于伤口恢复。

(3) 术后 1 个月内应注意休息,适当活动,避免劳累。

(4) 鼓励患者正确面对自身形象的改变。

(5) 定期来院复查有无复发征象。

第二节 鳃裂囊肿及瘘管

鳃裂囊肿及瘘管(branchial cyst and fistula)为胚胎时期鳃沟或鳃囊(或称咽囊)发育异常引起,绝大多数位于颈侧。在咽侧和颈部皮肤均有开口并相通的为完全型鳃裂瘘管。只有颈部皮肤有瘘口或只有咽腔内孔的为不完全型鳃裂瘘管。两端均无开口为中间型,常形成囊肿。

【病因与发病机制】

其为胚胎发育期鳃器的残留,绝大多数来源于第二鳃裂。

【护理评估】

1. 健康史　评估患者有无其他先天性疾病、有无家族遗传史等情况。
2. 身体状况　鳃裂瘘管主要表现为外瘘口油性分泌物溢出,继发感染时,有脓性分泌物溢出,瘘口周围红肿、疼痛,且反复发作。囊肿者一般无症状,可在无意中发现颈侧有一个无痛性肿块,大小不一,圆形或椭圆形,与皮肤无粘连,可活动,呈囊性感,继发感染时则肿块迅速增大,局部有压痛。较大的囊肿向咽侧壁突出,可引起咽痛、吞咽困难等。
3. 心理-社会状况　因囊肿及瘘管感染,影响正常的工作及生活,患者易产生焦虑、恐惧等不良情绪。护士应注意评估患者的心理状态,以了解其对疾病的认知。
4. 辅助检查

(1)视诊或触诊:可见瘘管在体表的开口或可触及囊性包块。

(2)喉镜检查:第三、四鳃裂瘘的内口位于梨状窝。经喉镜检查,颈部在加压时可有分泌物从内口溢出。

(3)影像学检查:B超显示颈前区出现无回声肿块,单侧或双侧同时发生。CT扫描可确定病变的位置和范围。X射线碘油造影可显示囊肿和瘘管的部位和走向。

(4)囊肿穿刺:穿刺液呈淡黄色,为浆液性、黏液性或脓性。

(5)味觉试验和亚甲蓝着色:从外瘘口注入味觉刺激剂(如糖水),检查患者口内味觉。注入亚甲蓝可见咽部着色。

【治疗要点/原则】

彻底切除囊肿及瘘管。尤其是瘘管较细或有分支者更应警惕瘘管残留及术后复发。如继发感染,先控制感染,然后手术。

【护理诊断/问题】

1. 急性疼痛　与炎症和手术有关。
2. 有窒息的危险　与囊肿向咽侧壁突出,引起咽痛、吞咽困难等因素有关。
3. 自我形象紊乱　与囊肿及瘘管引起颈部结构和功能改变,或分泌物过多、有异味等因素有关。
4. 潜在并发症　出血、感染。
5. 焦虑　与担心疾病的治疗和预后结果有关。
6. 知识缺乏　缺乏鳃裂囊肿及瘘管相关知识。

【护理措施】

1. 围手术期常规护理。

2. 观察伤口敷料有无渗血及敷料固定是否牢固,如渗血较多,及时报告医生,给予更换敷料并加压包扎,保持敷料清洁干燥。避免颈部过度活动或牵扯。

3. 及时观察患者有无术后并发症的出现,如面神经损伤导致面瘫、喉返神经损伤致声音嘶哑;有无迷走神经刺激症状,如咳嗽、声嘶、脉速、胃肠道症状等;颈部红肿、压痛等急性甲状腺炎症状。及时指导患者,减轻其心理压力,并告知医师积极处理。

4. 健康教育。

(1)观察伤口情况,如有红、肿、热、痛等炎症反应及时就诊。

(2)进食高热量、高蛋白、高维生素饮食以增强体质,利于伤口恢复。

(3)术后 1 个月内应注意休息,适当活动,避免劳累。

(4)遵医嘱继续规范用药,坚持术后定期复查,不适随诊。

第三节　颈部炎性疾病

颈部炎性疾病包括特异性和非特异性炎性疾病,根据其发生部位分为以下几类:①颈浅层组织炎症,包括疖、痈、蜂窝织炎等;②颈深部组织炎症,包括咽后、咽旁、下颌下及气管前隙感染;③颈淋巴结炎症,如急、慢性淋巴结炎;④其他,如颈部放线菌病、梅毒等。多由口腔感染、上呼吸道感染等通过颈部相应区域的淋巴回流途径,引起颈部淋巴结感染。其病原菌主要为金黄色葡萄球菌及溶血性链球菌。

【病因与发病机制】

常源于颈部皮肤和软组织感染蔓延,也可源于口腔、咽喉、耳、鼻等处的感染灶直接扩散,或经淋巴、血液系统播散所致。

【护理评估】

1. 健康史　评估患者颈部皮肤情况,有无淋巴结肿大、声嘶、呼吸困难的发生和持续的时间,有无明显诱因如上呼吸道感染史等。

2. 身体状况　早期颈部局部皮肤有红、肿、热、痛或触及痛性包块。浅表脓肿有波动感。一般无全身症状。深部脓肿红、肿、波动感均不明显,但有疼痛及压痛,且常伴有全身发热、头痛、食欲减退等全身症状。结核性脓肿局部无明显红、肿、热、痛等急性炎症表现,也称为冷脓肿。

3. 心理-社会状况　因颈部炎症感染,患者常出现颈部及全身的不适症状,影响正常的工作、学习,易产生焦虑心理。护士应注意评估患者的心理状态及其对疾病的认知情况。

4. 辅助检查

(1)血常规检查:可见白细胞计数、中性粒细胞增高。

(2)喉镜检查:间接喉镜及后鼻镜检查有时可发现肺结核、喉结核等。

(3)影像学检查:颈部 B 超检查有助于了解淋巴结的部位、大小、数目以及与周围组织的关系。

(4)淋巴结穿刺:必要时做淋巴结穿刺或切除活检。

(5)其他:结核菌素试验、结核抗体、红细胞沉降率检查有助于诊断。

【治疗要点/原则】

积极治疗原发病灶,控制感染和切开引流,同时给予全身支持疗法。

【护理诊断/问题】

1. 急性疼痛　与炎症和手术有关。
2. 有窒息的危险　与淋巴结肿大,引起咽痛、吞咽困难等因素有关。
3. 自我形象紊乱　与淋巴结肿大引起颈部结构和功能改变等因素有关。
4. 潜在并发症　出血、感染等。
5. 焦虑　与担心疾病的治疗和预后结果等有关。
6. 知识缺乏　缺乏颈部炎性疾病相关知识。

【护理措施】

1. 体位护理　颈部肿胀对呼吸道造成压迫者,予患者半坐卧位或侧卧位,限制颈部活动,避免颈部过度活动或牵扯。
2. 饮食护理　鼓励患者多饮水,进食高热量、高蛋白、高维生素饮食,增强机体免疫力,避免食用辛辣刺激、过热、坚硬食物。创面较大者遵医嘱留置胃管,给予鼻饲饮食并制订合理管饲计划;吞咽困难者,应暂禁食,静脉补液。
3. 心理护理　加强与患者及家属的沟通交流,讲解本病的病程、治疗原则与相关注意事项,及时发现其心理变化,给予相应的指导,消除其不良情绪,增强其战胜疾病的信心。
4. 病情观察　加强对患者生命体征,尤其是体温及呼吸情况的监测,注意呼吸频率、深度、血氧饱和度变化,观察面色、口唇、甲床有无发绀,加强巡视病房,发现异常告知医师及时处理,做好气管插管或气管切开准备。
5. 伤口护理　经口腔切开排脓者,做好口腔护理,指导患者每日用含漱液漱口,观察口腔分泌物的颜色、性质和量,如有异常及时处理。经颈侧切开排脓者,做好引流管护理,注意引流液的颜色、性质和量,观察伤口敷料渗血、渗液的情况,如有异常及时报告处理。
6. 药物护理　遵医嘱合理应用抗生素,预防感染。对于引流管持续有新鲜血液流出,伤口敷料有新鲜血液渗出者,及时通知医师,遵医嘱应用止血药物,必要时手术止血。
7. 健康教育
(1)注意休息,避免重体力劳动。
(2)保持伤口敷料清洁干燥,观察伤口情况,如有红、肿、热、痛等炎症反应及时就诊。
(3)高热量、高蛋白、高维生素饮食,加强营养,增强体能锻炼,提高机体抵抗力,预防感冒。
(4)避免进食辛辣刺激性及油炸食物,忌烟酒。
(5)遵医嘱继续规范用药,坚持术后定期复查,不适随诊。

第四节　颈部肿块

颈部肿块根据其发生的时间,分为先天性和后天性肿块;后天性肿块又分为炎性、肿瘤源性、免疫性等。炎性肿块分为特异性炎性(结核性等)和非特异性炎性肿块;肿瘤源性肿块分为良性和恶性肿瘤。本节主要介绍肿瘤源性肿块。

【病因与发病机制】

1. 颈部良性肿瘤　以甲状腺腺瘤、唾液腺多形性腺瘤最常见,其次为神经鞘膜瘤、神经纤维瘤、神经纤维瘤病、血管瘤、脂肪瘤及纤维瘤等。

(1)神经鞘膜瘤(neurilemmoma):起源于神经鞘膜的施万细胞(Schwann cell),较多发生于迷走神经、颈交感神经及舌咽神经。

(2)神经纤维瘤(neurofibroma):起源于神经鞘内,可发生于感觉神经、运动神经或交感神经,有恶变的可能。

(3)神经纤维瘤病(neurofibromatosis):又称多发性神经纤维瘤,是一种与遗传有关的全身性疾病。

(4)血管瘤(hemangioma):属中胚层组织发育异常的一种先天性疾病。颈部血管瘤以毛细血管瘤、海绵状血管瘤及毛细-海绵状血管瘤(混合型)三种为多见。

(5)脂肪瘤(lipoma):发生在颈部的脂肪瘤可为单发性、多发性或弥漫性生长。

(6)纤维瘤(fibroma):较为少见。

2. 颈部恶性肿瘤　分为转移性恶性肿瘤和原发性恶性肿瘤。

(1)转移性恶性肿瘤:占多数(约80%),其原发部位大多数(约80%)来自头颈部,少数来自胸、腹及盆腔等处,极少数原发部位不明。

1)源自头颈部的转移性恶性肿瘤:头颈部组织、器官的淋巴液都引流到颈部,故头颈部恶性肿瘤均可发生颈部淋巴结转移。颈部器官活动量较大,对肿瘤的局部转移可能有一定的促进作用。颈部转移性恶性肿瘤的发生率与原发灶的生物学特征、组织分化程度、病程早晚和患者自身的抵抗力等因素有关;其发生部位则与原发灶淋巴引流部位有关。主要包括鼻咽癌、口咽恶性肿瘤、下咽癌、喉癌、甲状腺癌,以及鼻腔、鼻窦恶性肿瘤等。

2)源自胸、腹腔的转移性恶性肿瘤:颈部不仅引流头颈部的淋巴,而且是全身淋巴的总汇区。胸、腹腔主要原发癌有乳腺癌、食管癌、胃癌、肺癌、胰腺癌等。

3)原发灶不明的转移性恶性肿瘤:对于这类患者可先治疗转移灶(放疗或手术),同时继续寻找原发灶。其中约1/5~1/3的患者仍可找到原发灶。其余患者找不到原发灶,其原因可能是原发灶很小且极其隐蔽,难以查出,或病程中原发灶自发性消退,但颈部转移灶继续存在和发展。

(2)原发性恶性肿瘤

1)恶性淋巴瘤(malignant lymphoma):全身各组织器官的淋巴组织均可发生,多见于颈部、腋窝、腹股沟、纵隔及腹部淋巴结,以浅表淋巴结肿大居多。

2)神经源性恶性肿瘤:发生在颈部的神经源性恶性肿瘤很少见,主要包括神经纤维肉瘤和神经纤维瘤恶变。前者常与丛状神经纤维瘤或神经纤维瘤同时发生,后者多由丛状神经纤维瘤和神经纤维瘤病恶变所致。

【护理评估】

1. 健康史　仔细询问病史,包括肿块发生的时间、发展速度、全身和局部症状,以及与原发灶有关的病史。如怀疑为鼻咽癌者,询问有无回吸涕带血、头痛、耳鸣、听力下降等;怀疑喉癌者询问有无声嘶、咳痰带血、呼吸困难等;怀疑下咽癌者询问有无咽痛、咽喉异物感、吞咽困难等。

2. 身体状况

(1)症状

1)颈部良性肿瘤

- 甲状腺腺瘤:可无任何症状而存在数年;体检时可发现肿物。
- 神经鞘膜瘤:肿块较小时,常无症状,有时患者无意中摸到肿块;肿块较大时出现声嘶、伸舌偏斜、吞咽不畅、讲话含糊不清甚至呼吸困难等症状。

- 神经纤维瘤:与神经鞘膜瘤极其相似。
- 神经纤维瘤病:肿瘤处皮肤粗糙,有时可有色素沉着,有些患者还伴有脊椎侧弯、肢体弓状畸形及假关节形成等。
- 血管瘤:可无明显自觉症状。海绵状血管瘤者,可同时伴有咽、喉等深层组织及黏膜的侵犯,严重者可出现吞咽及呼吸困难等。
- 脂肪瘤:多无自觉症状,常无意中或体检时发现。
- 纤维瘤:很少出现症状。

2)颈部恶性肿瘤
- 源自头颈部的转移性恶性肿瘤。①鼻咽癌:以颈部肿块为首发症状。②口咽恶性肿瘤:与鼻咽癌相似,常以颈部肿块为首发症状就诊。③下咽癌:下咽部淋巴结肿大。④喉癌:声音嘶哑、咳嗽、疼痛、咽喉不适、异物感、血痰或咯血、进食呛咳、呼吸困难甚至吞咽困难、颈部包块等。⑤甲状腺癌:以颈部肿块或甲状腺结节为主。⑥鼻腔、鼻窦恶性肿瘤:多为单侧涕血、鼻塞等非特异性鼻部表现,或为持续的单侧脓血鼻涕、面颊部疼痛或麻木感、单侧进行性鼻塞、单侧上颌磨牙疼痛或松动等。⑦颌面及口腔恶性肿瘤:舌痛,有时放射至颞部或耳部。
- 原发性恶性肿瘤:其共同临床特点是肿块迅速生长,可出现局部疼痛,触之肿块质硬。

(2)体征

1)颈部良性肿瘤
- 甲状腺腺瘤:肿物边界清楚,局限在一侧腺体内,质地较周围甲状腺组织稍硬,表面光滑,无压痛,能随吞咽上下移动。
- 神经鞘膜瘤:多数为孤立性无痛性肿块,生长缓慢,呈圆形或椭圆形,边界清楚,有完整包膜,左右活动好,上下活动受限,伴或不伴有神经压迫症状。
- 神经纤维瘤:镜下瘤组织主要由施万细胞及神经纤维细胞组成,细胞呈梭形,瘤细胞间充满大量胶原纤维及黏液或黏液样物质,有时在瘤内可见到轴突。
- 神经纤维瘤病:肿瘤处皮肤及皮下组织增厚,形成象皮肿样病变,有时可出现黑色或棕色的色素沉着,在肿瘤部位可有毛发丛生。
- 血管瘤:①毛细血管瘤(capillary hemangioma),由发育良好的单层内皮细胞及极少量结缔组织构成,管腔内有少量血细胞。肿块多局限,呈分叶状,无完整包膜,色红,略突出皮肤,与周围正常皮肤分界清楚,压之不褪色。②海绵状血管瘤(cavernous hemangioma),由大小不等、形状不一且互相沟通的血窦构成,瘤体柔软,呈紫色或蓝色,突出皮肤或黏膜表面,与周围正常皮肤黏膜分界不清,压之褪色。瘤体较毛细血管瘤大而厚,常侵犯皮下、黏膜下及深层组织。③混合型血管瘤,具有上述两种血管瘤的特点。
- 脂肪瘤:一般生长缓慢,弥漫性脂肪瘤可压迫神经,引起神经受压症状,或引起颈部活动受限,甚至影响呼吸及吞咽功能。
- 纤维瘤:边界清楚,质硬,表面光滑,无压痛,与周围组织无粘连,可活动。多位于颈侧,可单发或多发。

2)颈部恶性肿瘤
- 源自头颈部的转移性恶性肿瘤。①鼻咽癌:鼻咽癌患者早期可出现同侧颈深上淋巴结肿大,单个或多个,质硬,不活动,无压痛;晚期可转移至同侧颈深下淋巴结或对侧颈深上淋巴结,肿块逐渐增大可压迫脑神经,出现相应脑神经受压症状。②口咽恶性肿瘤:肿块质硬,固定,生长迅速,一般无压痛,除非继发感染或侵犯颈动脉。③下咽癌:早期常转移至同侧颈动脉三角区颈深部淋巴结,少数转移至气管旁及锁骨上淋巴结。多为分化程度较差的癌。④喉癌:声门上型及声门下型喉癌易发生颈淋巴结转移,前者常转移至Ⅱ、Ⅲ、Ⅳ区淋巴结,后者还易转移至Ⅵ区淋巴结。早期为同侧转移,晚期可出现双侧颈淋巴结转移。⑤甲状腺癌:乳头状癌和滤泡状癌的初期多无明显症状,随着病程进展,肿块逐渐增大,质硬,吞咽时肿块移动度降低。晚期可出现声音嘶哑、吞咽困难、呼吸困难,颈交感神经受压可出现 Horner 综合征。⑥颌面及口腔恶性肿瘤:可波及舌肌致舌运动受限,发生语音、进食及吞咽障碍。

- 原发性恶性肿瘤:其共同特点是肿块常向周围组织侵犯,触之肿块质硬、不活动或活动受限,可有压痛,并可出现远处转移。

3. 心理-社会状况　因颈部肿块影响正常的工作、学习、生活,患者易产生焦虑心理。护士应注意评估患者的心理状态,了解其对疾病的认知。

4. 辅助检查

(1) X 射线、CT、磁共振检查、同位素扫描、超声检查等。

(2) 当颈部肿块诊断不明,应尽快做穿刺或活检,送病理检查。

【治疗要点/原则】

1. 颈部良性肿瘤

(1) 甲状腺腺瘤:目前对于甲状腺腺瘤患者的治疗,原则上提倡尽早外科手术切除。

(2) 神经鞘膜瘤:目前唯一有效的治疗方法是手术切除,可采取经颈外及经口两种途径。

(3) 神经纤维瘤:治疗同神经鞘膜瘤。手术切除无法保留肿瘤起源神经的连续性,术后会出现相应神经受损的表现。

(4) 神经纤维瘤病:病变范围较广泛,难以彻底切除,而且可发生恶变。在肿瘤出现局部压迫症状或影响形象时,可考虑局部手术切除。

(5) 血管瘤:冷冻治疗、硬化剂注射、放射治疗、激光治疗、糖皮质激素治疗、化疗、手术治疗。

(6) 脂肪瘤:手术切除,预后良好。

(7) 纤维瘤:较大者手术切除,较小者可先观察。

2. 颈部恶性肿瘤　转移性恶性肿瘤主要是治疗原发灶;颈部转移灶可根据原发灶的不同,采取不同的治疗措施。肿瘤晚期,手术难以切除或患者一般情况差不能耐受手术者,采用放疗或放化疗及靶向治疗。原发性恶性肿瘤宜广泛性手术切除,术后放疗或化疗,有远处转移者行化疗。本病预后较差。

【护理诊断/问题】

1. 有窒息的危险　与肿瘤增大,引起呼吸困难、吞咽困难等因素有关。
2. 自我形象紊乱　与肿瘤引起颈部结构和功能改变等因素有关。
3. 潜在并发症　出血、感染等。
4. 焦虑　与担心疾病的治疗和预后结果等因素有关。
5. 知识缺乏　缺乏颈部肿块相关知识。

【护理措施】

1. 围手术期常规护理。
2. 注意观察患者神志、呼吸情况、呼吸频率、呼吸深度、血氧饱和度变化;观察面色、口唇、甲床有无发绀,有无剧烈咳嗽、频繁吞咽或呼吸困难,发现异常告知医师及时处理。
3. 观察伤口敷料有无渗血、渗液及敷料固定是否牢固,如渗血较多,及时报告医生,给予更换敷料并加压包扎,保持敷料清洁、干燥。注意出血情况,常规应用止血药物,如出血量过多应及时通知医生处理。

4.妥善固定引流管,避免出现管道脱出、移位、堵塞、扭曲等,防止上行感染。各种管道标识明确。更换引流管时严格执行无菌技术。

5.健康教育。

(1)保持伤口敷料清洁、干燥,观察伤口情况,如有红、肿、热、痛等炎症反应及时就诊。

(2)进食高热量、高蛋白、高维生素食物,如牛奶、鸡蛋、鱼类、新鲜水果、蔬菜等,均衡饮食,加强营养。避免进食油炸、坚硬、刺激性食物。忌烟酒。

(3)注意休息,适当运动,避免劳累及颈部剧烈活动。

(4)提高机体抵抗力,预防感冒。

(5)出院后遵医嘱定期坚持复诊,以防止肿瘤复发或转移。

本章小结

通过对本章的学习,应该对先天性疾病、颈部炎性疾病及颈部肿块有深刻的认识,对于先天性疾病要做好护理评估,掌握颈部疾病的临床表现对于疾病的鉴别诊断具有重要意义。颈部肿块根据不同的分类方法可分为不同的类别,根据肿瘤的类别采取不同的治疗原则。运用所学知识为颈部疾病患者制订护理计划,并根据具体情况实施护理措施和健康教育。

思考题

1.简述甲状舌管囊肿及瘘管患者健康教育的内容。
2.简述颈部恶性肿瘤的治疗要点。

第二十二章　气管、支气管和食管异物患者的护理

===== 学习目标 =====

知识目标：掌握气管、支气管和食管异物患者的临床表现和护理，熟悉气管、支气管和食管异物患者的治疗原则，了解气管、支气管和食管异物患者发病机制。

能力目标：运用所学知识为气管、支气管和食管异物患者制订护理计划，并根据具体情况实施护理措施和健康教育。

素质目标：护理中注重人际沟通和团队合作，培养良好的医疗服务文化品质。

案例与思考

王某，1岁，以"吞入花生粒后剧烈呛咳 2 h"为代主诉就诊。测体温 36.3 ℃。诊断：气管、支气管异物。

请思考：①为了明确诊断，还应完善哪些检查？②该患儿的护理诊断有哪些？应采取哪些护理措施？③如何对该患儿及家属进行健康教育？

第一节　气管、支气管异物

气管、支气管异物（tracheobronchial foreign body）是耳鼻咽喉科最常见的临床急症之一，是由内源性异物或外源性异物误入气管、支气管所致，临床上以外源性异物多见，如瓜子、花生、小玩具等。若治疗不及时可发生急性上呼吸道梗阻等，严重时可出现危及生命的严重并发症，如呼吸衰竭、心力衰竭等。本病多发生于儿童，3 岁以下多见，其次为易发生误吸的老年人及昏迷患者，偶见于健康成年人。

【病因与发病机制】

由内源性异物或外源性异物误入气道引起，主要与下列情形有关。

1. 幼儿口含食品或物品，在哭闹、嬉笑或者跌倒时容易发生误吸。3 岁以内儿童磨牙未萌出，咀嚼功能差，且吞咽协调功能和喉咽反射功能不健全，容易造成呼吸道异物。

2.处于全麻、昏迷、酒醉等状态的患者或老年人,由于咽反射减弱,易将义齿、呕吐物等口咽部异物误吸入气管内。

3.部分健康成年人口含食品或物品时,在受到外来刺激或说笑时可不慎将异物吸入气管内。

4.疾病诊治过程中由于部分医疗或护理操作不慎,使鼻腔或口咽部异物误吸入呼吸道,或在进行医疗操作时医疗器械或耗材零部件不慎滑落气管内。

5.精神病患者或企图自杀者主动吸入异物。

【护理评估】

1.健康史　异物吸入史是确定诊断的最重要的依据。了解患儿有无进食坚硬不易嚼碎或易滑落的食物,如坚果类、果冻等,口腔或鼻腔内是否放入玩具或瓜子等;成人有无吸入异物引起剧烈呛咳等病史;观察全麻或昏迷患者有无义齿脱落。询问患者发病时间、过程,异物的种类、形状、大小,有无院外处理等。

2.身体状况　观察患者有无剧烈呛咳、吸气性呼吸困难及发绀、声音嘶哑或喘鸣音等表现,当出现突发咳嗽或慢性咳嗽,经过治疗无效或治疗有效但病情反复时,也需考虑异物吸入的可能。听诊两侧肺部,有无一侧呼吸音减低,有无喘鸣音等;活动性气管异物在咳嗽时或呼气末期可闻及声门拍击声,颈部可触及撞击感。

3.心理-社会状况　患者因为呛咳、呼吸困难甚至窒息会产生严重的紧张和恐惧心理,应评估患者情绪状态,对疾病相关知识的了解程度及文化层次等。

4.辅助检查　支气管镜检查是确诊气管、支气管异物的金标准,同时可以取出异物;X射线检查可显示金属类不透光异物的部位、大小和形状;肺部CT结合CT三维重建技术,有助于明确有无异物并确定阻塞部位。

【治疗要点/原则】

通过各种方法取出异物是唯一有效的治疗手段。治疗原则为尽快取出异物,防止患者窒息及其他并发症的发生。

1.支气管镜取异物法　常用且有效的治疗手段之一,适用于大多数支气管异物。可用于喉镜下不能取出的异物、非活动性异物或尖锐有刺、已发胀破碎的异物等。

2.经直接喉镜异物取出术　用于嵌顿于喉前庭、声门区或声门下区及总气管内活动的异物。

3.纤维支气管镜异物取出　能够取出位于支气管深部较小的异物。

4.开胸异物取出　各种方法均难以取出,必要时行开胸术。

【护理诊断/问题】

1.有窒息的危险　与异物阻塞有关。

2.恐惧　与呼吸不畅及担心疾病预后有关。

3.潜在并发症　肺炎、肺气肿、心力衰竭等。

4.知识缺乏　缺乏气管、支气管异物防治知识。

【护理措施】

1.密切观察患者生命体征、面色、精神状态,必要时给予心电监护,氧气吸入及抗炎补液治疗。

2.备好急救物品,危重患者应先紧急行气管切开术。

3.围手术期常规护理。

4.健康教育。

(1)避免幼儿进食坚果类、豆类等易误吸的食物。

(2)年龄较小的幼儿玩玩具时应有家属监护,避免将玩具及玩具小零件吞食。

(3)养成良好的进食、学习及工作习惯。

(4)进食时,勿逗笑或嬉闹,避免误吸。

(5)老年人睡眠时应取出活动义齿。

第二节 食管异物

食管异物(esophageal foreign body)是耳鼻咽喉科常见的临床急症之一,指各类异物在吞咽过程中暂时停留或嵌顿于食管中。常见于5岁以下儿童及老人。

【病因与发病机制】

食管异物的发生与年龄、食管疾病、精神因素等有关。

1. 某些食管基础性疾病(如胃食管反流、食管狭窄、食管癌或各类食管疾病术后等)使食物难以顺利吞咽,增加食管异物发生风险。

2. 无基础疾病的人群发生食管异物的位置常见于食管的3个生理性狭窄。

3. 成人食管异物主要为进食中误吞所致,多发生于50岁以上人群。中国成人食管异物多为动物骨骼、坚果核、义齿等;老年人因牙齿脱落或使用义齿,咀嚼功能差,且食管入口较松弛,易发生异物误吞。

4. 儿童多因口含异物或进食不当引起,异物类型如玩具、电池、硬币等。

5. 某些特殊人群的主动行为,如精神异常者、智力障碍者、酗酒者、罪犯等。主要异物类型为动物类,如鱼刺、鸡骨等。

【护理评估】

1. 健康史

(1)详细询问病史,向患者及家属询问是否直接或间接误吞或自服异物,并了解异物大小、类型、形状、误吞时间、发病经过等。

(2)对精神、智力异常或无明确异物吞食病史的患者,尤其以各项不典型症状前来就诊者,需追问患者过往进食史,关注患者临床表现及辅助检查。

2. 身体状况

(1)食管异物的临床表现常为异物阻塞感、疼痛、吞咽困难,有时可伴有恶心、呕吐等胃肠道反应,其中疼痛的位置与异物嵌顿的位置通常一致。

(2)若患者就诊时生命体征已不稳定,提示可能存在异物并发症。如患者有发热,提示并发感染;呕血或呕吐物带有血块,除提示黏膜存在损伤外,还需考虑是否有大血管破损。

3. 心理-社会状况 患者吞食异物后因疼痛、吞咽困难等会产生紧张和恐惧心理,应评估患者情绪状态、对疾病相关知识的了解程度及文化层次等。

4. 辅助检查

(1)影像学检查:主要为X射线平片和CT扫描,后者为食管异物的首选影像学检查手段。不建议将口服对比造影剂作为首选的诊断方式。

(2)喉镜或胃镜:间接喉镜检查常用于异物位于食管上段,尤其是有吞咽困难的患者。当喉镜或影像学检查未能发现异物,而患者症状持续存在时,可行胃镜进一步明确诊断。在不具备CT技术条件的医疗机构,当异物嵌顿时间小于24 h且临床评估风险较小时,可直接选择胃镜诊断。

(3)实验室检查:血常规、凝血及肝肾功能等。对异物滞留时间长或生命体征不稳定的患者,需尽早行实验室检查,评估患者感染、出血及手术操作风险。

【治疗要点/原则】

选择尽早解除异物嵌顿的最佳治疗手段至关重要,内镜和手术治疗优于单纯药物治疗。

1. 内镜治疗　内镜治疗具有诊断和治疗的双重作用,可作为首选治疗措施。常用内镜包括软质胃镜、硬质食管镜。

2. 手术治疗　一般为内镜操作失败或已出现严重并发症的最终治疗方案,主要针对少数复杂高危患者。

3. 药物治疗　如抗感染药物治疗及支持治疗。

4. 其他治疗　动脉覆膜支架置入治疗、气管镜治疗等。

【护理诊断/问题】

1. 疼痛　与异物嵌顿有关。

2. 恐惧　与疼痛、吞咽困难及担心疾病预后有关。

3. 有窒息的危险　与异物压迫气管后壁有关。

4. 营养失调　与不能经口进食有关。

5. 潜在并发症　感染、出血、食管穿孔等。

6. 知识缺乏　缺乏食管异物相关知识。

【护理措施】

1. 术前护理

(1)术前准备:指导患者完善术前相关检查,如CT检查、实验室检查等,告知患者立即禁食水。

(2)病情观察:严密观察患者病情变化,观察患者有无呼吸困难,有无呕血或便血,有无疼痛加剧、发热等并发症的症状。

(3)生活护理:嘱患者卧床休息,若为金属类或尖锐类异物,如义齿、鱼刺等,患者需绝对卧床休息,防止划伤主动脉引起出血。

(4)用药护理:遵医嘱采用抗生素治疗,根据患者饮食情况给予患者静脉输液,补充体液和电解质。

(5)心理护理:向患者解释入院后的相关治疗和护理,增加患者对病情的认识,并通过语言安慰和心理疏导缓解患者紧张、恐惧心理。

2. 术后护理

(1)病情观察:全麻术后患者去枕平卧6 h,头偏向一侧,严密监测生命体征,必要时遵医嘱给予心电监护和氧气吸入。密切观察患者有无疼痛、发热、呼吸困难等不适症状,病情变化时及时通知医生。

(2)饮食护理:术后饮食根据术中食管黏膜损伤情况制订。无明显损伤时,全麻术后6 h后,遵医嘱给予流质饮食,1~2 d可进食半流质饮食,1周后可改为普通饮食。指导患者进食易消化、高蛋白食物。对疑有食管黏膜损伤者,应至少禁食48 h,可通过静脉补充液体;疑有穿孔者,应留置胃管,鼻饲流质饮食。

(3)遵医嘱用药:若有发热或疼痛,静脉输入抗感染药物或镇痛药物。

(4)心理护理:了解患者手术情况,患者清醒后,向患者及家属告知异物取出情况,增强患者康复的自信心和安全感。

(5)出院指导:指导患者出院后保持良好情绪,合理休息和饮食,维持大便通畅,出现吞咽困难、排血便等症状后及时就医。

3.健康教育

(1)进食时应细嚼慢咽,不宜过快或者嬉闹说笑。

(2)纠正幼儿口含异物的不良习惯。

(3)有活动义齿的老年人进食时应小心,不宜进食黏性强的食物,睡觉前应将活动义齿取下。

(4)发生误吞异物时,应及时到医院就诊,禁止自行吞服饭团、馒头等,以免加重损伤。

本章小结

本章主要介绍了气管、支气管、食管异物患者的护理。本类疾病起病凶险,应重点掌握疾病的急救治疗,并关注对患者及家属的心理评估,提高人文护理的能力。

思考题

1.简述气管、支气管异物的护理要点。

2.简述食管异物健康教育内容。

第三篇

口腔科患者的护理

第二十三章 口腔颌面部的应用解剖及生理

学习目标

知识目标:掌握乳牙、恒牙的生理特点,口腔分区和常用牙位记录方法;熟悉牙周组织的应用解剖与生理、上下颌骨的解剖及临床特点;了解口腔颌面部表面解剖标志的临床意义。

能力目标:运用所学知识在活体、模型上辨认口腔颌面部各组织结构。

素质目标:运用评判性思维能力进行有效的临床判断,提高护理价值感和职业认同感。

案例与思考

患儿,女,9岁,主诉:上前牙外伤1 d。既往史:否认全身病史和药物过敏史。检查:混合牙列期,见牙本质折断露髓,探(±)、叩(-)、松动(-)、牙龈(-)。诊断:牙冠折断露髓。

请思考:①为了明确诊断,还应完善哪些检查?②如何为该患儿制订合理的治疗方案?③牙萌出的生理特点、乳牙和恒牙的异同有哪些?④该患儿的护理诊断有哪些?应采取哪些护理措施?

第一节 口腔

口腔(oral cavity)是消化道的起端(图23-1),由牙齿、颌骨、唇、颊、腭、舌、口底和唾液腺等组织器官组成,具有摄食、吸吮、咀嚼、感受味觉、消化、吞咽、言语及辅助呼吸等生理功能。闭口时,上下牙列、牙龈及牙槽骨将口腔分为口腔前庭和固有口腔两部分。

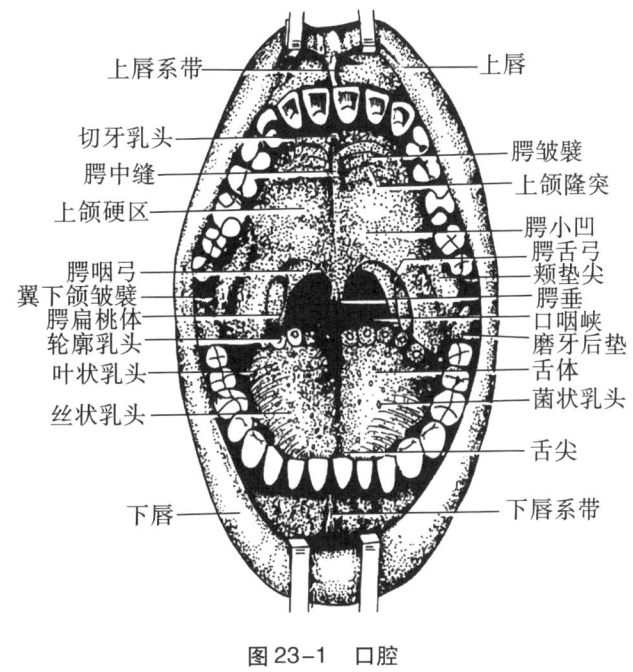

图 23-1　口腔

一、口腔前庭

口腔前庭(vestibule of mouth)是唇、颊与牙列、牙龈及牙槽骨弓之间的铁蹄形的潜在腔隙。

1. 唇　上界为鼻底，下界为颏唇沟，两侧至唇面沟，中部口裂将唇分为上唇和下唇，上唇中央一浅沟为人中沟。

2. 颊　颊位于面部两侧，其上界为颧骨下缘，下界为下颌骨下缘，前为唇面沟，后至咬肌前缘。

二、固有口腔

固有口腔是口腔的主要部分，上界为腭，下界为舌和口底，前界为牙弓，后界为咽门。

(一) 腭

腭(palate)为口腔的顶部，由前2/3的硬腭和后1/3的软腭组成，参与发音、言语及吞咽等活动。

1. 硬腭　呈穹隆状，前部正中线向两旁辐射状突出的结构叫作腭皱襞。腭中缝前端，左右上颌中切牙间之腭侧，为一黏膜隆起，叫作切牙乳头或称腭乳头，其深面为切牙孔，是鼻腭神经阻滞麻醉的表面标志。硬腭后缘前方约0.5 cm处，腭中缝至龈缘之外、中1/3交界处，表面为一浅的凹陷，其深面为腭大孔，此处为腭大孔麻醉的表面标志。

2. 软腭　呈垂幔状，附着于硬腭后缘并向后延伸，其中央有一小舌样物称为腭垂。软腭两侧向下外方形成两个弓形黏膜皱襞，前为腭舌弓，后为腭咽弓，两弓之间容纳腭扁桃体。软腭内有腭帆张肌、腭帆提肌等5对细小肌肉，与咽部肌肉协调运动，以完成腭咽闭合，对呼吸、语言、吞咽等起重要作用。

(二) 舌

舌(tongue)为口腔内重要器官，参与言语、咀嚼、味觉和吞咽等功能。

1. 上面　上面拱起称舌背,前 2/3 为舌体,活动度大,遍布丝状乳头、菌状乳头、轮廓乳头、叶状乳头,后 1/3 为舌根,活动度小。

2. 下面　下面又称舌腹,黏膜薄而平滑,返折与舌下区的黏膜相延续,并在中线形成舌系带。舌系带过短或附着过强时,常造成吮吸、咀嚼及言语障碍,需行手术治疗。

3. 肌层　舌肌为横纹肌,分为舌内肌和舌外肌。舌内肌收缩时改变舌的形态。舌外肌收缩时变换舌的位置。舌内、外肌协同收缩使舌能进行复杂而灵活的运动。在全身深度麻醉、昏迷或下颌骨正中粉碎骨折时,舌部诸肌均松弛,因而舌向后缩,压迫会厌阻塞喉部,造成窒息。因此,需将患者下颌推向前方或将舌牵出。

(三) 口底

口底(floor of the mouth)(图23-2)指舌体以下、下颌骨体以内的口腔底部,表面为黏膜覆盖。

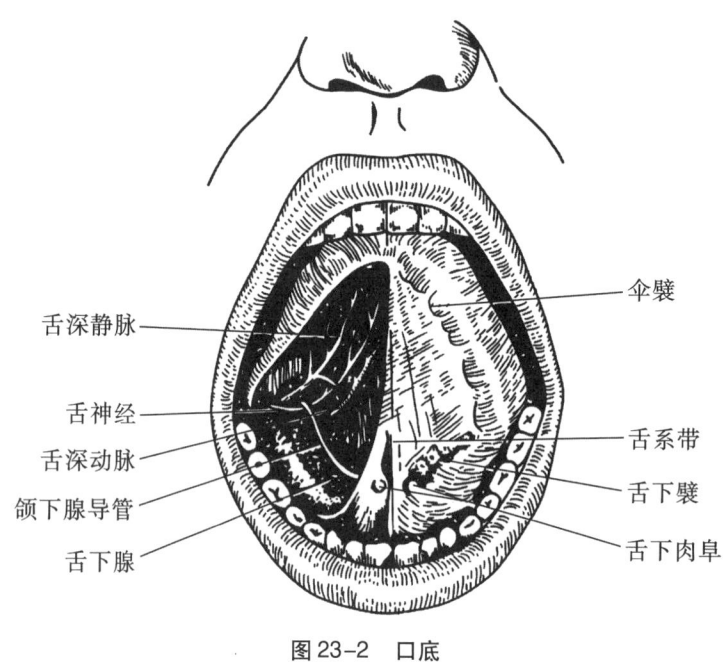

图 23-2　口底

1. 舌下肉阜　在舌系带两侧的口底黏膜处,各有一乳头状突起,为舌下肉阜,是下颌下腺导管的开口。

2. 舌下皱襞　口底黏膜自舌下肉阜向两侧的后外方向延伸成的一对皱褶,为舌下皱襞,是舌下腺的多个小导管开口处。由于口底组织比较疏松,当口底外伤或感染时,易形成较大的血肿,将舌体推向上后方导致呼吸困难或窒息,应引起警惕。

三、牙与牙周组织

(一) 牙的数目、名称、萌出时间及牙位记录方法

人一生中有两副天然牙,按萌出时间和形态分为乳牙和恒牙。

1. 乳牙(deciduous teeth)　正常乳牙有 20 个,上、下的左右两侧各 5 个。从中线起向两旁分别为乳中切牙、乳侧切牙、乳尖牙、第一乳磨牙、第二乳磨牙。乳牙萌出的时间和顺序见表 23-1。

表23-1 乳牙萌出的时间和顺序

牙的名称	萌出时间/月	牙的名称	萌出时间/月
乳中切牙	6~8	乳尖牙	16~20
乳侧切牙	8~10	第二乳磨牙	24~30
第一乳磨牙	12~16		

临床为了方便病历记录,常采用部位记录法记录牙位。用"+"将患者口腔分为上、下、左、右四区,横线区分上下颌,纵线为面中线区分左右,用罗马数字Ⅰ、Ⅱ、Ⅲ、Ⅳ、Ⅴ分别代表乳中切牙、乳侧切牙、乳尖牙、第一乳磨牙、第二乳磨牙。

2.恒牙(permanent teeth) 恒牙共28~32个,上、下的左右两侧各7~8个,从中线向两边分别为中切牙、侧切牙、尖牙、第一前磨牙、第二前磨牙、第一磨牙、第二磨牙、第三磨牙。恒牙6岁左右开始萌出,在第二乳磨牙后方萌出第一磨牙(简称六龄齿),接着中切牙萌出,随后侧切牙、尖牙、第一前磨牙、第二前磨牙、第二磨牙及第三磨牙依次萌出。有时第一前磨牙较尖牙更早萌出。恒牙一般在12~13岁时已萌出28个。第三磨牙俗称智齿,萌出时间不一致,一般在18岁以后萌出,也有终生不萌出者。

恒牙常用阿拉伯数字1~8分别表示中切牙、侧切牙、尖牙、第一前磨牙、第二前磨牙、第一磨牙、第二磨牙、第三磨牙,标识方法同乳牙(图23-3)。

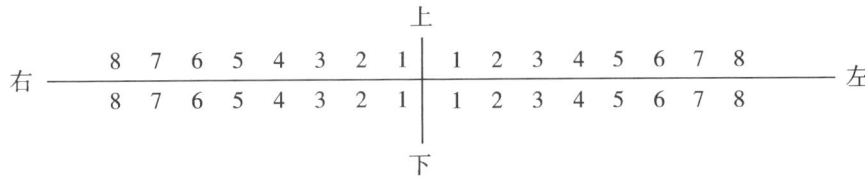

图23-3 恒牙标识方法

3.乳牙与恒牙的萌出特点及替换 一般左右同名牙多同时萌出;下颌同名牙较早萌出;同名牙女性萌出早于男性。

从6岁到12岁,口腔内乳牙逐渐脱落,恒牙相继萌出,恒牙和乳牙发生交替,此时口腔内既有乳牙,又有恒牙,这种乳牙、恒牙混合排列于牙弓上的时期称为混合牙列时期。有时乳牙未脱落,恒牙即从乳牙舌侧萌出,形成乳牙与恒牙重叠。此时应拔除乳牙,以免影响恒牙在正常位置上的萌出。拔牙时,应注意鉴别乳牙和恒牙,乳牙牙冠较小,色较白,牙颈部和咬合面较恒牙缩窄。

(二)牙的组成部分

1.外部观察 牙可分牙冠、牙颈及牙根3个部分(图23-4)。

(1)牙冠(dental crown):解剖牙冠是牙釉质覆盖的部分,牙冠与牙根以牙颈为界。临床牙冠为牙体露于口腔的部分,牙冠与牙根以龈缘为界。本书所称牙冠指解剖牙冠。牙冠的外表形态除唇(颊)面、舌(腭)面、近中面、远中面及咬合面5个面外,还有沟、窝、点隙等标志。裂沟和点隙裂均是龋齿的好发部位。

(2)牙颈(dental cervix):牙冠和牙根之间缩窄呈一弧形曲线的部分。

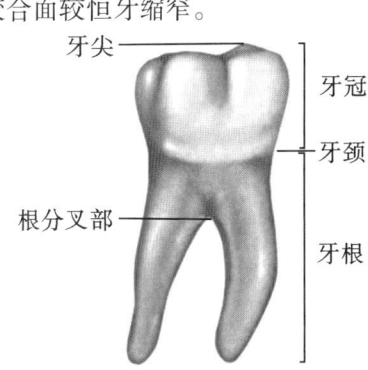

图23-4 牙外部观察

(3) 牙根(root of tooth)：牙根亦分为解剖牙根和临床牙根。解剖牙根是牙骨质覆盖的部分,牙根与牙冠以牙颈为界；临床牙根为牙体在口腔内不能见到的部分,牙根与牙冠以龈缘为界。本书所称牙根指解剖牙根。前牙为单根,前磨牙为1~2根,磨牙多为2~3根。了解牙根的数目和形态,对牙髓病的治疗和拔牙手术具有重要的临床意义。

牙根尖部有根尖孔,有牙髓的神经、血管和淋巴管通过。牙体中心即牙髓腔,其周壁由牙本质构成。牙髓腔中充满牙髓,发生炎症时,髓腔内压力升高,产生剧痛,应急处理为开髓减压止痛。

2. 剖面观察　通过牙体的纵剖面可见牙体由3种硬组织,即牙釉质、牙骨质、牙本质,以及1种软组织牙髓组成(图23-5)。

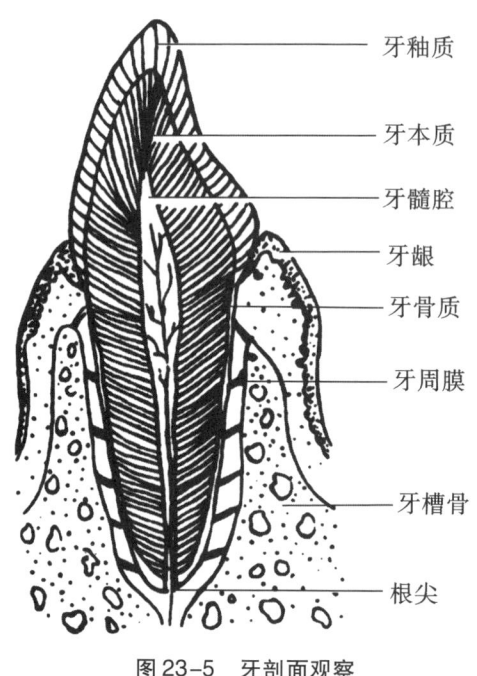

图23-5　牙剖面观察

(1) 牙釉质(enamel)：是构成牙冠表层的硬组织,呈乳白色透明状,也是牙体组织中高度钙化的最坚硬组织。牙釉质没有感觉,缺失后不会再生。

(2) 牙本质(dentin)：是构成牙齿的主体,位于牙釉质与牙骨质的内层,呈淡黄色。牙本质内有神经末梢,受外界刺激时,有酸痛感。

(3) 牙骨质(cementum)：是构成牙根表面的硬组织,色泽较黄,硬度与骨组织相似。当牙根表面受到损伤时,牙骨质可再生,有修复功能。

(4) 牙髓(dental pulp)：是充满在髓腔中的疏松结缔组织,内含血管、神经、淋巴管、成纤维细胞和成牙本质细胞。其主要功能为营养牙体组织。牙髓内神经纤维丰富,对刺激敏感。

(三)牙周组织

牙周组织包括牙龈、牙槽骨和牙周膜(图23-6)。

1. 牙龈(gingiva)　为覆盖于牙槽突边缘区及牙颈的口腔黏膜,呈粉红色,坚韧而有弹性。牙龈表面有呈橘皮状的凹陷小点,称为点彩。当牙龈发炎水肿时,点彩消失。牙龈的边缘称为游离龈,两牙间隙内突起的部分称为龈乳头,游离龈与牙颈之间的约2mm环状小沟称为龈沟。

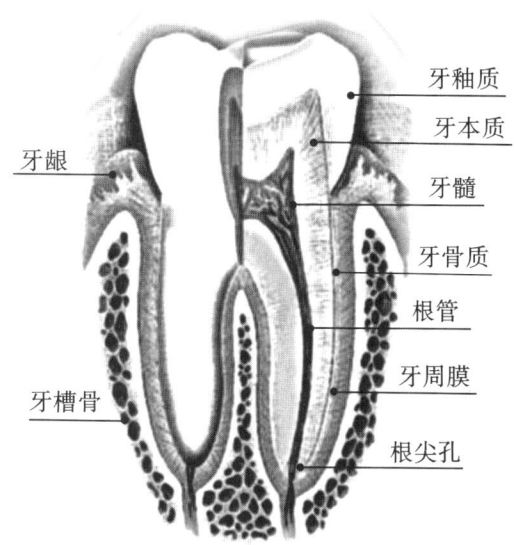

图 23-6　牙周组织

2. 牙槽骨（alveolar bone）　是上、下颌骨包围牙根的部分,骨质较疏松,富有弹性,是支持牙齿的重要组织。

3. 牙周膜（periodontal membrane）　介于牙根与牙槽骨之间的纤维结缔组织,大部分纤维呈束状排列,可以调节牙齿所承受的咀嚼压力,对咬合的冲撞起缓冲作用。牙周膜内有神经、血管和淋巴,具有营养牙体组织的作用。

(四)牙的功能

牙是直接进行咀嚼的器官,与言语、保持面部的协调美观均有密切关系。切牙起切断食物的作用,尖牙和前磨牙起撕裂和捣碎食物的作用,磨牙主要嚼碎和磨细食物。

四、口腔黏膜组织结构

口腔黏膜组织结构分为上皮层和固有层,二者借基底膜相连。黏膜上皮层由角质和非角质形成细胞组成,以角质细胞为主,没有皮肤附属器。口腔上皮不断更新,周期为 10~14 d。所以普通溃疡大约 2 周愈合。固有层为致密结缔组织,其基本成分为成纤维细胞。固有层可以调控上皮层细胞的分化。

第二节　颌面部

颌面部又称颜面部,上起额部发际,下至颏底,中间以眉间点和鼻底点为界,将颌面部三等分,临床颌面部疾病多发生在中 1/3 和下 1/3 两部分。

一、颌骨

颌骨通常指上颌骨和下颌骨。

1. 上颌骨(maxilla) 上颌骨(图23-7)位于颜面中部,左右各一,相互对称。其解剖形态极不规则,由一体(上颌骨体)和四突(额突、颧突、牙槽突和腭突)组成。上颌骨存在骨质疏密、厚薄不一、连接骨缝多等因素,构成解剖结构上的一些薄弱环节,易发生横断性骨折。上颌骨骨质疏松,血运丰富,骨折后出血较多,但愈合快。一般较少发生颌骨骨髓炎。

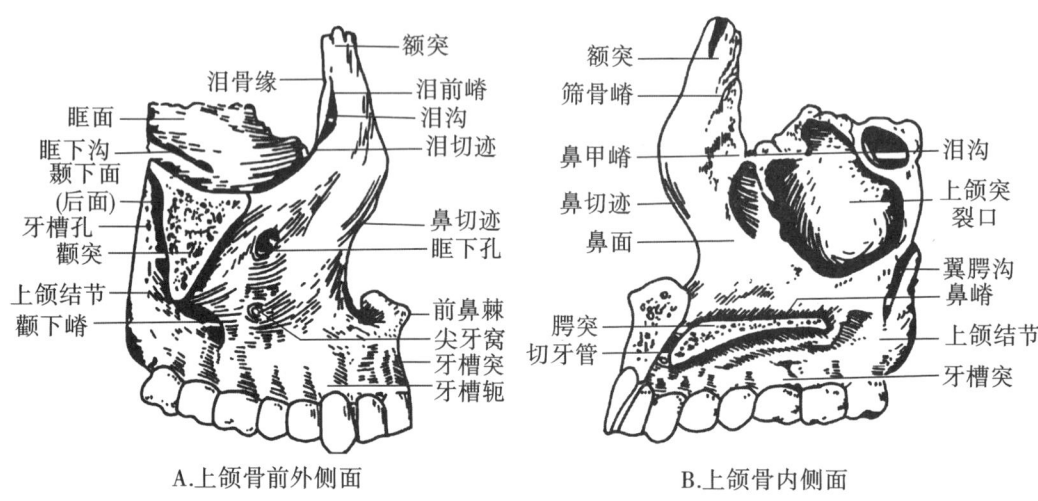

图23-7 上颌骨

2. 下颌骨(mandible) 下颌骨(图23-8)是颌面唯一可活动的骨。下颌骨为单块,分为一个水平部和两个左右对称的垂直部,水平部称为下颌体,垂直部为下颌支。下颌体呈弓形,可分为内、外两面和上、下两缘。下颌支为一垂直的长方形骨板。下颌骨的正中联合、颏孔区、下颌角、髁突颈部为薄弱区,易发骨折。下颌骨的血液供应主要来自下牙槽动脉,血供相比上颌少,因此,骨折后的愈合较上颌骨缓慢。且周围有致密的肌肉和筋膜包绕,在炎症化脓时不易引流,故与上颌骨相比更容易发生骨髓炎。

二、颞下颌关节

颞下颌关节(temporomandibular joint)由下颌骨髁突、颞骨关节面,居于两者之间的关节盘、关节周围的关节囊和关节韧带所组成,是人体复杂的关节之一,具有转动和滑动功能,可完成咀嚼、吞咽、言语、做表情等功能。

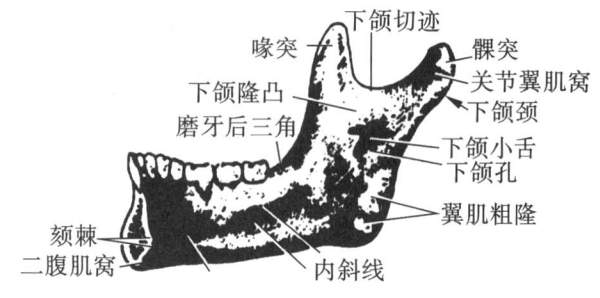

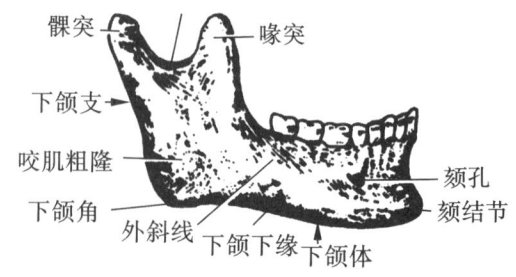

图23-8 下颌骨

三、肌肉

颌面部肌肉可分为表情肌群和咀嚼肌群。

1. 表情肌群　位置较浅,起自骨面或筋膜,止于皮肤。主要有眼轮匝肌、口轮匝肌、上唇方肌、额肌、笑肌、三角肌和颊肌等。

表情肌协同运动时可表达喜、怒、哀、乐等表情,同时部分也参与咀嚼、吮吸、吞咽、呕吐、呼吸和言语等活动。表情肌由面神经支配。

2. 咀嚼肌群　主要由咬肌、颞肌、翼内肌、翼外肌组成。咀嚼肌的运动主要由三叉神经的运动神经纤维支配。

四、血管

(一)动脉

颌面部血液供应丰富,主要来自颈外动脉的分支,有舌动脉、面动脉、上颌动脉和颞浅动脉等。

各分支和两侧动脉间通过末梢彼此吻合,故颌面部血供丰富。这一解剖特点具有双重临床意义:一是手术或外伤后可引起大量出血,压迫止血时,还必须压迫动脉的近心端,才能起到暂时止血的作用;二是由于血运充足,可使颌面部具有很强的抗感染能力和伤口愈合能力。

(二)静脉

颌面部静脉系统较复杂且变异大。一般分为浅、深两个静脉网。浅静脉网由面前静脉和面后静脉组成;深静脉网主要为翼静脉丛,翼静脉丛可通过卵圆孔和破裂孔与颅内海绵窦相通。面部静脉的特点是静脉瓣较少,当肌肉收缩或挤压时,易使血液反流。故颌面部特别是由鼻根至两侧口角三角区的感染,若处理不当,易逆行传入颅内,引起海绵窦血栓性静脉炎等严重并发症。

五、淋巴组织

颌面部的淋巴组织分布极其丰富,淋巴管呈网状结构,收纳淋巴液,汇入淋巴结。常见重要的淋巴结有腮腺淋巴结、颌上淋巴结、下颌下淋巴结、颏下淋巴结和位于颈部的颈浅和颈深淋巴结。

六、神经

口腔颌面部主要有两大神经,即三叉神经和面神经。

1. 三叉神经(trigeminal nerve)　为第Ⅴ对脑神经,也是最大的一对脑神经。三叉神经是以感觉为主的混合性神经,含有感觉神经纤维和运动神经纤维。三叉神经自半月神经节分出3支,由上至下分别为眼神经、上颌神经、下颌神经。上颌神经和下颌神经与口腔关系密切。

2. 面神经(facial nerve)　为第Ⅶ对脑神经,主要是运动神经,伴有味觉和分泌神经纤维。面神经出茎乳孔后,进入腮腺实质内分为5支,从上而下依次为颞支、颧支、颊支、下颌缘支和颈支,支配面部表情肌的活动。面神经损伤可能导致眼睑闭合不全、口角歪斜等面部畸形。

七、唾液腺

唾液腺(salivary gland)是口腔周围及口腔壁内的、分泌的唾液经导管排入口腔的消化腺,又称涎腺。颌面部的唾液腺由左右对称的3对大唾液腺,即腮腺、下颌下腺和舌下腺,以及分布于唇、颊、舌、腭等处黏膜下的小唾液腺构成。唾液腺分泌唾液于口腔,唾液有润湿、消化食物、杀菌、调和食物、便于吞咽及调节机体水分平衡等作用。

◀ 本章小结 ▶

本章主要内容包括口腔颌面部应用解剖及生理,该部分是口腔护理的基础部分。口腔颌面部是生命中枢及许多重要器官所在之处,且区域相对狭小,解剖结构极为复杂,与临床多个学科密切相关。本章的主要知识点涉及牙的生理特点、人体口腔及其周围局部区域的正常形态结构、功能活动规律等,为后续的口腔护理学习奠定必要的形态学基础。

思考题

由于口腔颌面部位置的特殊性及解剖生理特点,请问面部发生外伤后,处理时应注意哪些方面?

第二十四章 口腔科患者护理概述

▰▰▰▰ 学习目标 ▰▰▰▰

知识目标:掌握口腔科患者的常见症状和体征,以及牙齿检查的基本方法;熟悉口腔科常用的护理操作技术;了解口腔专科检查的方法和意义。

能力目标:运用所学知识为口腔科患者制订护理计划,根据具体情况实施口腔卫生保健的宣传教育,并能配合医生完成四手操作。

素质目标:在护理工作中遵守各项护理规章制度,充分体现护士的团队合作意识、协调合作能力和奉献精神,提高口腔科护士职业素质。

案例与思考

王先生,66岁,自觉上下牙龈近2年萎缩较快,有定期口腔检查和洁牙习惯。口腔检查:口内牙齿及口腔黏膜未见明显异常,牙龈及附着龈偏薄,有轻微萎缩,龈乳头正常,质地松软脆弱,缺乏弹性。X射线检查:显示无牙槽骨吸收。医生初步建议进行牙龈按摩治疗。诊断:牙龈萎缩。

请思考:①为了明确诊断,还应完善哪些检查?②如何为该患者制订合理的治疗方案?③该患者的护理诊断有哪些?应采取哪些护理措施?④牙龈按摩法的操作过程是什么?

第一节 口腔科护理程序

世界卫生组织(World Health Organization,WHO)把口腔健康列为人体健康的十大标准之一。世界卫生组织制定的口腔健康标准:牙齿清洁,无龋洞,无疼痛感,牙龈颜色正常,无出血现象。口腔护理工作有极强的专业性,护理人员应准确判断患者的口腔卫生状况,做好口腔卫生的护理工作。

一、护理评估

在对口腔科患者进行护理评估时,应全面搜集与掌握患者健康、心理、社会、文化、经济等方面的情况和信息,运用专科检查技能,系统检查患者口腔卫生和健康状况,并注意捕捉患者生理、心理、社会等方面现存的或潜在的健康问题,从而为护理计划及措施落实提供系统的、完整的、可靠的第一手资料。

(一)健康史

1. 基本资料　了解患者年龄、性别、营养状况,有无烟酒、茶嗜好,家族史、既往史、过敏史、现病史,是否合并高血压、糖尿病等疾病。

2. 专科资料　询问患者口腔卫生习惯、口腔清洁方式,有无口腔溃疡、白斑、牙龈出血、龋齿、牙齿松动、牙列缺失、张口受限、牙外伤史及由牙病引起三叉神经痛等病史。

(二)身体状况

1. 牙痛　牙痛是口腔科患者最常见的症状。注意牙痛的性质、部位、疼痛持续时间、病程与外界刺激的关系等。疼痛特点有自发性剧痛及钝痛、激发痛和咬合痛。常见原因如下。

(1)牙齿本身的疾病:龋齿、各型牙髓炎、牙本质过敏等。

(2)牙周组织的疾病:外伤、坏死性龈炎、龈乳头炎、牙周脓肿、牙槽脓肿、各种急慢性根尖周炎、冠周炎及干槽症等。

(3)牵涉痛:急性化脓性上颌窦炎、颌骨骨髓炎、颌骨内和上颌窦内的肿物、埋伏牙压迫牙根吸收继发感染、急性化脓性中耳炎、咀嚼肌群的痉挛等均可引起牵涉痛。

(4)神经系统疾病:颞下窝和翼腭窝肿物压迫三叉神经或三叉神经本身疼痛,患者常以牙痛为主诉就诊。

(5)全身疾病:流行性感冒、神经衰弱、月经期和绝经期等可有牙痛;高空飞行时髓腔内压力增高,可引起牙痛;心脏病也可引起心源性牙痛等。

2. 牙齿松动　正常情况下,牙齿只有极轻微的生理活动度(约 1 mm 内),超过生理活动度,常是病理性原因所致。常见原因如下。

(1)牙周病:是牙齿松动乃至脱落的最主要的疾病。

(2)外伤:前牙最易受累,因所受外力大小不同,可造成牙周膜撕裂而致牙齿松动。

(3)牙周炎症:急性根尖周炎、急性牙槽脓肿均可引起牙齿突然松动;慢性根尖周炎因根尖病变程度不同,牙齿的松动度有所不同。

(4)颌骨骨髓炎:牙源性感染所致颌骨骨髓炎可引起多个牙齿迅速松动。

(5)颌骨内肿物:肿物压迫可使牙齿移位或使牙根吸收,导致牙齿逐渐松动;肿物也可使颌骨广泛破坏,在较短时间内即出现多个牙齿松动和移位。

3. 口臭　是口腔、鼻和某些全身疾病均可出现的一种症状。常见原因如下。

(1)口腔卫生不良:口腔不洁,牙石、牙垢过多,嵌塞于牙间隙和龋洞内的食物发酵腐败是产生口臭的主要原因。

(2)口腔疾病所致:口腔黏膜糜烂,溃疡,牙周病,牙龈炎,龋齿等。

(3)鼻咽部疾病:化脓性上颌窦炎、萎缩性鼻炎、小儿鼻内异物、扁桃体炎等。

(4)其他:如发热、胃肠疾病、肺部感染、白血病等引起的牙龈和黏膜坏死。

4. 牙龈出血　可自发,也可因牙龈受到刺激(如刷牙、进食等)而发生。常见原因如下。

(1)牙龈疾病:各种牙龈炎、牙周病、牙龈肿瘤。

(2)全身疾病:如血液病、肝硬化、尿毒症、脾功能亢进、播散性红斑狼疮、苯中毒等。

5. 牙齿着色和变色　正常牙齿呈黄白色或灰白色,有光泽。

(1)牙齿着色:是指牙齿表面有外来的色素沉积。色素来源于饮食、烟、茶中的有色物质或口腔中的产色细菌,经洁治、磨光后大都能除去。

(2)牙齿变色:有个别牙变色和全口牙变色两种。

6. 张口受限 正常人的张口度约相当于自身示指、中指、环指三指末节合拢时的宽度,平均约为3.7 cm,凡不能达到正常张口度者,即称为张口受限。常见原因如下。

(1)颌面部炎症:如下颌智齿冠周炎、颌面部间隙感染及牙源性颌骨骨髓炎等。

(2)颞下颌关节疾病:如颞下颌关节强直、关节盘脱位、关节炎症及颞下颌关节紊乱综合征。

(3)颌面部外伤:凡是能引起颌骨、颧骨、颧弓及下颌骨髁突骨折或口腔颌面部软组织、颞下颌关节挫伤者均可引起张口受限。

(4)颌面部恶性肿瘤:位于颊部、腮腺区、翼腭区、颞下窝、颞下颌关节、上颌窦后壁和鼻咽部的恶性肿瘤,侵犯和破坏颊肌、颞肌及上下颌骨等组织可引起张口受限。

(5)全身因素:破伤风患者咀嚼肌痉挛,可致张口受限;癔症发作也可引起张口受限。

7. 咀嚼功能障碍 常见于张口受限、牙列缺失、牙感染性疾病,如牙髓炎、牙周炎;口腔颌面部间隙感染、颞下颌关节脱位等。

8. 颌面部肿物 了解肿物的部位、性质,生长速度、方式及与周围组织的关系,减轻或加重的因素和其他伴随症状。

(三)辅助检查

1. 实验室检查 包括临床检验、生物化学检验、细菌学检验等。
2. X射线检查 可用于牙体、牙周、关节及颌骨病变的诊断。
3. 透照检查 用光导纤维装置进行透照检查,可直接观察到龋损部位及病变深度范围。
4. 温度测试 通过冷、热刺激表现出的疼痛情况,帮助患牙定位及诊断有无牙髓炎。
5. 电流测试 了解牙髓的活力状况,以确定治疗方案。
6. 其他检查 穿刺、活体组织检查、涂片检查、超声检查等。

(四)心理-社会状况

1. 认知程度 患者和家属对疾病的认识,对手术治疗的接受程度及手术前后配合知识的了解和掌握程度。

2. 口腔科患者常见的心理问题

(1)延迟就医:患者在无自觉症状时,不知已患牙病,一旦出现疼痛或其他明显症状才就医。部分患者认为牙病是小病,不到医院及时诊治,延误了治疗时机。

(2)钻牙恐惧:大多数患者惧怕钻牙时的疼痛。

(3)求治心切:部分患者在牙痛难忍之时,心情极其烦躁,坐卧不宁,一到医院便迫切要求立即为其解除疼痛。

(4)对面容美观要求高:患者往往对面部外形的维持和美观改善要求高。仅术后短暂的颜面肿胀都难以面对,一旦未达到预期值,则可引发较为复杂的心理问题和医疗纠纷。

(5)焦虑:如患有复发性口腔溃疡者,因反复交替发作,治疗时间较长,进食时疼痛,所以,患者惧怕进食,产生焦虑。

(6)社会交往障碍:口腔疾病所致的口臭、语言功能障碍(唇腭裂),以及颜面的改变与毁损,都严重地影响患者的正常社会生活。

3. 患者的社会评估 包括亲人、朋友的支持程度及经济状况。如唇腭裂患者常存在社会支持不足。

二、护理诊断/问题

1. 清理呼吸道无效　与颌面外伤、术后喉头水肿、分泌物增多及切口疼痛等有关。
2. 有窒息的危险　与颌面部外伤或手术后,呼吸道分泌物误吸有关。
3. 营养失调:低于机体需要量　与颌面部软组织损伤、炎症、骨折固定、张口受限等影响进食、咀嚼和吞咽,患有口腔疾病而食欲降低、摄入不足有关。
4. 疼痛　与炎症、肿胀、外伤、骨折、神经性疾病等有关。
5. 语言沟通障碍　与张口受限、疼痛、手术后患者呼吸道插管或气管切开等有关。
6. 社交孤立　与口臭、颌面部毁损、唇腭裂语言功能障碍等所致的个体体验孤独有关。

三、护理计划

1. 设定优先顺序　根据健康问题的轻、重、缓、急,将多个护理诊断按紧迫性的次序进行排列。
2. 设定预期目标(预期结果)　护理预期目标是经过护理活动期望患者达到的健康状态。例如:保持口腔清洁、湿润,使患者舒适,预防口腔感染等。
3. 设定护理措施　护理措施是护士为帮助患者达到预定目标所需采取的具体方法。通常围绕导致患者健康问题的原因制订护理措施,因此制订护理措施是一个决策的过程。
4. 护理计划成文　将护理诊断、护理目标、护理措施等按一定格式书写成文,构成护理计划。

四、护理实施

护理实施是将护理计划运用到护理实践中的过程,向患者解释口腔科护理操作的必要性及重要性,以取得患者的主动配合,利于护理的顺利实施。

1. 由护士直接为护理对象提供护理。
2. 与其他护士合作,为护理对象提供24 h连续的、整体的护理。
3. 教育、指导患者及家属参与护理活动,发挥患者的积极性。
4. 实施过程中,继续收集资料,评估患者的健康状况和对措施的反应,随时调整计划。
5. 及时书写护理记录,包括护理活动的内容、时间及患者的反应等。

五、护理评价

护理过程中要注重患者的感觉和需要,听取患者的意见及要求,为患者选择舒适、有效的护理。

护理评价虽然是护理程序的最后一步,但始终贯穿于整个护理程序中。实施护理评价后,对目标部分实现或未实现的原因进行分析,并重新收集资料,调整护理诊断和护理措施。

第二节　常用的口腔科检查和护理配合

口腔颌面部检查是正确诊断口腔及全身疾病的重要手段,检查前应详细询问病史,在对局部病变进行检查的同时,应兼顾全身健康状况。在进行检查时,护士应配合医生准备好检查所需的物品。

一、口腔颌面部一般检查

(一)检查前的准备

1. 检查室　室内清洁、整齐、安静,光线充足,室温20～24 ℃,湿度55%～60%。
2. 设备　合理摆放有关设备、器械及材料。摆放原则应以方便医生及助手操作为宜。
3. 患者体位　患者卧于牙椅,为保证患者的安全与舒适,应将椅位调节好,使椅背上缘与患者肩部平齐以支持腰部,头枕应支持住患者的枕骨部分,以保持头部固定。
4. 调节椅位　检查上颌牙时,应调节椅位使患者背部和头部稍微后仰,使上颌牙列与地面约成45°;检查下颌牙时,调节椅位使患者头颈长轴与躯干一致,使下颌牙列与地面近于平行。

(二)一般检查

1. 口腔检查　主要检查唇、颊、牙龈、系带、腭、舌、口底等。

(1)唇:正常唇呈粉红色,注意检查皮肤、黏膜、形态,有无肿胀、疱疹、脱屑、皲裂、口角糜烂、色素沉着、白斑及增生物等。

(2)颊:注意颊部的对称性、色泽,有无肿胀、压痛、慢性瘘管、感觉障碍与过敏等。颊部黏膜应从色、形、质三方面检查。特别注意腮腺导管乳头有无充血、水肿、溢脓及扪痛。

(3)牙龈:主要检查牙龈组织的色、形、质的改变,有无色素沉着,有无窦道或瘘管存在,牙龈有无发炎、红肿、增生、萎缩、溃疡、坏死和窦道或瘘管等。

(4)系带:是口腔内带状纤维结缔组织,依其所在部位不同而命名为唇系带、颊系带、舌系带。检查时应注意其数目、形状、位置、附着情况,对牙的位置及口腔功能有无影响。

(5)腭:硬腭黏膜呈粉红色,黏膜下有骨质;软腭黏膜略呈暗红色,黏膜下没有骨质。检查时注意有无畸形、肿块、充血、水肿、溃疡、假膜、黏膜角化等异常变化。

(6)舌:检查时注意舌苔的颜色,舌背有无裂纹,舌乳头是否充血、肿大,有无肿物,舌的运动与感觉功能有无异常。

(7)口底:主要检查舌系带是否过短、舌下肉阜有无异常分泌物、导管乳头是否红肿,口底有无肿胀、包块及其硬度和活动度等情况。

2. 牙齿检查　牙齿检查的方法主要有问诊、视诊、探诊、叩诊、扪诊及牙齿松动度的检查。

(1)问诊:询问患者牙病发生、发展、治疗经过,牙病的部位、发病时间、牙痛性质等。

(2)视诊:先检查主诉部位,再检查牙齿的数目、形态、颜色、位置、萌出替换情况、牙体、牙周组织及咬合关系等。

(3)探诊:借助牙科探针或牙用镊子探测龋齿的好发部位、大小、深浅、充填牙的密合程度、软化牙本质的多少、牙髓的反应及是否暴露,特别是注意探测邻面牙颈部是否患龋;牙龈是否出血,牙周袋的深度,龈下结石的分布以及窦道或瘘管的方向。

(4)叩诊:叩诊的主要目的是检查牙周膜的炎症反应程度。借助口镜或镊子柄端轻轻叩击牙齿,应先叩正常牙齿作为对比,以观察患者反应,有根尖周炎及牙周炎的患牙多有不同程度的叩击痛。

(5)扪诊:用手指对牙周组织进行扪诊。常用手指扪压龈缘,观察龈缘处是否有脓液溢出,以便了解牙周袋的炎症情况;也可用手指扪压根尖位置的牙龈,检查是否有波动或压痛。

(6)牙齿松动度的检查:前牙用牙科镊子夹住牙冠做唇舌向摇动,后牙可将镊子尖并齐后放于咬合面的中央窝做颊舌(腭)向及近远中向摇动。临床上常用的牙齿松动度测量和记录的方法有以下两种。

1）以牙松动幅度记录：Ⅰ度松动，松动幅度不超过 1 mm；Ⅱ度松动，松动幅度为 1～2 mm；Ⅲ度松动，松动幅度大于 2 mm。

2）以牙松动方向记录：Ⅰ度松动，仅有唇（颊）舌侧方向活动；Ⅱ度松动，唇（颊）舌向及近远中方向均有松动；Ⅲ度松动，唇（颊）舌向、近远中及垂直方向均有松动。

二、口腔专科检查及护理配合

（一）颞下颌关节检查

主要检查关节运动是否正常。医师站在患者的前方，将双手的示指及中指的腹面分别贴放于两侧耳屏前髁突的外侧面（下关穴处），或用两手的小指末端放在两侧的外耳道内，以拇指放在颧骨部固定。请患者做开闭口及侧方、前伸运动，以触知髁状突运动是否协调、有无杂音及滑动情况，同时观察下颌运动是否正中或向一侧偏斜等。注意杂音出现的时间（开口初、中及末期）、性质（是清脆声、破碎声或摩擦音等）、数量（是单声、双声或多声）。

再用手指触诊髁状突前、后方，喙突、乙状切迹及各咀嚼肌群的肌肉等，若有压痛可协助关节病的诊断。检查咬合关系是否正常，有无紊乱，有无早接触，牙齿的磨耗程度，正中关系位与正中𬌗位是否协调，正中接触是否平衡，义齿是否合适等。

（二）颌面部检查

颌面部检查主要用视诊和触诊。

1. 视诊　注意观察颜面表情与意识状态；颜面部外形与色泽，即颜面部外形与轮廓的对称性、丰满度，颜面皮肤的色泽、皱纹、弹性等。

2. 触诊　检查病变范围、大小、形态、深度、硬度、温度、能否移动、有无触痛、有无波动感等，以及皮肤和深层组织的关系。

（三）唾液腺检查

重点是 3 对大唾液腺，即腮腺、下颌下腺和舌下腺的检查。

1. 视诊　主要观察腺体两侧是否对称、形态大小有无变化，导管开口处有无红肿、狭窄、瘢痕和分泌物情况，特别应注意分泌物的颜色、量和性质。

2. 触诊　检查腮腺的分泌情况，采用示指、中指和环指三指指腹由后向前揉压腺体及导管，观察分泌物是否清亮，有无脓液或混浊、呈水样或黏稠样等。下颌下腺和舌下腺的触诊要用双手触诊法。触诊导管时要了解是否有结石存在，导管的质地如何。

3. 探诊　探诊主要用于检查导管是否狭窄，或为了注入造影剂和药物之用。检查导管口时要选择适当的钝头探针或注射针，操作前必须确诊导管内无结石，动作要轻柔，以免造成损伤。

（四）张口度检查

张口度检查可采用圆规或卡尺测量上、下切牙缘间距离，也可用手指宽度表示。张口受限常见于翼外肌痉挛；张口过大常见于翼外肌功能亢进。记录表述如下。

1. 轻度张口受限　上、下切牙缘间距离可置入 2 横指，约 2～3 cm。

2. 中度张口受限　上、下切牙缘间距离可置入 1 横指，约 1～2 cm。

3. 重度张口受限　上、下切牙缘间距不足 1 横指。

4. 完全性张口受限　完全不能张口，也称牙关紧闭。

第三节 口腔科患者常规护理

一、口腔门诊患者的常规护理

(一)开诊前的准备
1. 诊室　保持诊室整洁、舒适、安静、空气清新、采光良好;设备运转良好,处于备用状态。
2. 备好物品　所需器械、材料、药品齐全,摆放位置固定。

(二) 开诊后的护理
1. 分诊　对患者初步问诊后合理分诊,优先安排急重症、年老体弱及残疾人就诊。
2. 做好椅旁护理　热情安排患者就诊。患者上椅位后,调整好治疗椅位,调整头部位置,让患者取舒适位。诊治过程中,协助医生进行操作,如按需传递药品和调拌各种材料。
3. 观察患者的反应　在治疗过程中随时观察患者的反应,及时解答患者的问题。
4. 交代术后注意事项　术后或诊疗完毕,向患者介绍术后注意事项,并指导用药及自我护理。需复诊的患者,嘱按时复诊,并做好登记工作,做好门诊患者的口腔卫生健康教育工作。
5. 收检和处置诊疗器械　及时按规范收检和处置诊疗器械,避免二次污染。保证牙用手机的灭菌、养护与保管,做好小器械的消毒灭菌工作,做好诊室器械、设备的维护与保养。

二、颌面外科手术患者的常规护理

(一)手术前常规护理
1. 心理护理　评估患者有无恐惧、焦虑、自卑等表现,患者亲属、朋友、社会的支持程度及经济状况,做好心理护理。
2. 口腔护理　为防止感染,术前3 d开始用 1∶5000 氯己定或 1% 艾力克漱口,牙结石过多者应行牙周洁治。
3. 术前护理
(1)术前1 d做好个人卫生,如洗澡、理发及剪短指(趾)甲。
(2)术前1 d做抗生素的过敏试验并记录结果。
(3)皮肤准备:按手术要求准备皮肤。皮肤准备时间一般在手术前1 d或手术当天进行,备皮范围应大于手术区 5~10 cm。
(4)全麻患者按全麻术前常规护理。
(5)根据手术需要,按医嘱备血。
(6)协助休息和睡眠:手术前晚协助患者放松,促进睡眠,必要时给予镇静剂。
4. 手术日护理　详细检查病历资料及术前准备工作是否完善,测量患者的生命体征,有变化立即通知医生,除去患者身上的饰物、发夹、义齿等,贵重物品妥善保管,排空膀胱,更换手术衣,术前 30 min 给予术前药物并观察。病房护士与手术室护士交接患者的病情、病历和药品,并对患者家属进行心理支持。

(二)手术中常规护理

1.核对患者的信息　患者入手术室后严格核对患者相关信息。

2.观察患者的情况　注意患者血压、脉搏、呼吸、面色等变化。对清醒患者,嘱患者在术中不得随意移动头部,手术过程中不得随意举起双手。必要时可以暂时绑定四肢。患者紧张不安时,应积极鼓励、耐心指导和安慰,以利手术顺利进行。

3.配合医生手术　注意观察手术进展,保证手术进行中的无菌原则及实施,及时供应无菌生理盐水和其他所需物品,随时协助医生,主动、迅速、正确地传递器械和物品,术后协助覆盖敷料、固定、包扎,注意松紧适宜。将切除的手术标本置入10%甲醛液瓶中,标本需注明床号和姓名后送检。

(三)术后护理

1.交接患者　患者术后回病房立即与医生、麻醉师、手术室护士了解患者手术过程中的情况,做好交接班,连接好各种引流管,严密观察引流物的变化,并做好记录。

2.安置适当体位　全麻未清醒患者去枕平卧,头偏向一侧,及时清除口、鼻、咽腔及气管内分泌物、呕吐物等,保障呼吸道通畅,防止异物吸入。麻醉清醒后,患者取半卧位。

3.饮食护理　全麻清醒6 h后无呕吐者,可给少量温开水或流质饮食;根据患者的年龄、手术情况的不同,遵医嘱决定饮食和进食的方法(鼻饲法、匙喂法、管喂法及自食)。

4.密切观察病情　患者全麻未清醒前专人护理,密切观察患者生命体征,伤口是否有渗血、组织肿胀情况及敷料包扎松紧度、呼吸道是否通畅,并准确记录,发现异常及时通知医生,并积极进行护理处置。

5.妥善固定　引流管妥善固定并保持引流通畅,观察各种引流液的量、色、性质,并做好记录。

6.疼痛护理　对术后疼痛的患者应评估疼痛的部位、性质、程度。伤口引起的疼痛可采取松弛法、注意力转移法等护理措施,或遵医嘱给予镇痛剂。

7.生活护理　每日口腔护理2次,保持口腔卫生。卧床患者应防止压疮的发生,定时按摩易受压部位。

8.心理护理　根据患者情况做好心理护理。

三、口腔预防保健

(一)口腔卫生

口腔卫生是指保持口腔和牙齿的清洁,从而预防龋齿、牙周病、口腔癌,以及促进口腔及颌面部感染的消退和创伤的愈合,维护口腔健康的良好环境,是生活健康质量的重要保障之一。口腔卫生的重点是清洁食物残渣及软垢、清除牙菌斑、消除不良刺激,包括使用漱口液、牙刷、牙间隙刷、牙线清洁牙面牙缝和牙龈护理等。

1.刷牙

(1)牙刷:根据年龄和口腔具体情况进行选择。刷头要能够深入口腔后部,能够刷到后牙的各个面。对于牙周健康者可选择中等硬度的刷毛;对于有牙周病者可选择软毛牙刷。

(2)牙膏:根据个人爱好、价格、香型及某些特殊需要来选择牙膏,并经常更换。

(3)刷牙方法:刷牙方法不当,常会对牙体或牙周组织造成损伤。竖刷法是一种比较方便合理的刷牙方法。刷牙时先将牙刷头放在牙齿与牙龈交界处,刷毛与牙齿表面呈45°角。刷牙时要顺着牙缝竖刷,刷上牙时,从上往下刷;刷下牙时,从下往上刷;在刷上、下颌前牙时,应将牙刷竖起,刷上前牙由上向下拉动,刷下前牙由下向上提拉;刷咀嚼面时,前后来回刷。

(4) 刷牙次数与时间：最好早晚各刷牙 1 次。特别强调晚间睡前刷牙，因睡后口内唾液分泌少，口内自洁作用差，如有食物残渣，口内微生物更易滋生繁殖。刷牙时间每次以 3 min 为宜，各个牙面（唇颊、腭舌及咬合面）都应刷到。

2. 漱口　饭后漱口能清除食物碎片、部分软垢及口内易被漱口水冲落的污物。漱口的效果与漱口水量、含漱力量及漱口次数有关。一般用清水即可，也可根据不同目的，选用含药物成分的漱口水，如含氟漱口液、氯己定漱口液、甲硝唑漱口液等。

(二) 口腔保健

1. 定期口腔健康检查　了解受检查者口腔卫生状况及口腔常见病流行情况，达到"有病早治，无病预防"的目的。

2. 提高对口腔癌前病变或口腔癌警告信号的认识　如口腔内的溃疡 2 周以上尚未愈合；口腔黏膜有白色、红色或发暗的斑；口腔与颈部有不正常的肿胀和淋巴结肿大；口腔反复出血，出血原因不明；面部、口腔、咽部和颈部有不明原因的麻木与疼痛等，应及早就医。

3. 纠正不良习惯

(1) 单侧咀嚼：长期只用一侧牙咀嚼食物，由于两侧的生理刺激不均衡，可造成非咀嚼侧组织衰退，发育不良，且缺乏自洁作用，易堆积牙石，导致牙周疾病的发生。

(2) 用口呼吸：长期用口呼吸会造成上颌牙弓狭窄，腭部高拱，上前牙前突，唇肌松弛，上、下唇不能闭合，形成开唇露齿，导致口腔黏膜干燥和牙龈增生。

(3) 其他：如吮唇、咬舌、咬颊、咬笔杆、咬筷子、吮指，易引起错颌畸形。长期一侧性睡眠，用硬物作枕，儿童睡前吃糖果、饼干等都可造成不良后果，应及早纠正。

4. 消除不利因素　牙面的窝沟、点隙，为龋病的好发部位，应及时涂布窝沟封闭剂，预防龋病发生。额外牙（又称多生牙）、阻生牙及错位牙等，可造成错𬌗畸形及其他病变，应根据情况予以拔除或矫正。乳牙过早缺失所遗留的空隙，应及时作间隙保持器，保持其近、远中距离，以免引起邻牙移位及相对牙过度伸长，造成恒牙错位萌出或阻生。缺失牙应及时修复；口内残根、残冠应及时拔除，以免形成慢性不良刺激。

5. 合理营养　在胎儿期、婴幼儿期、少儿期要特别注意钙、磷、维生素及微量元素氟的供应；多吃一些较粗糙和有一定硬度的食品，以增加口腔自洁作用和对牙龈的按摩作用；适当控制糖和精制食物的摄入；两餐之间应少吃或不吃糖果、糕点，特别在睡前应禁吃甜食。

第四节　口腔科常用的护理技术操作

一、橡皮障隔离技术

(一) 目的

橡皮障隔离技术是应用橡皮障系统以提供干燥、清洁术野的技术。其原理是利用橡皮布的弹性，打孔后套在牙颈部作为屏障，使接受治疗的牙冠与口腔隔离。该技术可以提高患者就诊时的舒适度，保证就诊时安全，避免发生小器械误吞、误吸。

1. 适应证　根管治疗、龋洞充填；牙体预备、桩核及烤瓷冠的粘接。

2. 禁忌证 口角开裂;唇疱疹患者;呼吸系统疾病、呼吸困难者;心理恐惧者。

(二)操作流程

1. 评估患者 ①评估环境是否清洁。②评估患者口腔情况、合作程度。③告知患者橡皮障隔离技术的目的及方法,以取得配合。

2. 操作前准备

(1)操作人员仪表要求:仪表端庄,服装鞋帽整洁、干净,操作前洗净双手、戴口罩,并核对患者信息,准确无误后方可执行。

(2)患者体位要求:仰卧位。

(3)物品准备:口腔检查器械1套,橡皮障布1片,橡皮障定位打孔模板、橡皮障支架1个、橡皮障固定夹1个、打孔器1把、橡皮障夹钳1把、橡皮障固定、牙线、剪刀、其他辅助用物等。

3. 操作过程

(1)选择合适的橡皮障布和橡皮障固定夹。

(2)确定定位孔和隔离牙的位置。

(3)放置橡皮障布。

(4)用剪刀将成品吸水纸垫或纱布的中央剪一个横行切口,放于面部与橡皮障布之间。

(5)牵拉橡皮障布,使其附在橡皮障支架上并且有足够的张力。

(6)治疗完成后,取出置于牙邻间隙的牙线或固定楔线,递橡皮障夹钳取下夹子,将橡皮障布和橡皮障支架一并取下。

4. 操作后处理 洗手、记录、整理用物。

(三)注意事项

1. 打孔时用力要果断,孔的边缘要整齐,不能有毛边或裂口。

2. 橡皮障布必须完全盖住患者的口腔但不能遮住患者的鼻孔和眼睛。

3. 操作过程中注意及时吸唾,保持患部视野清晰,避免患者出现误吸。

二、黏固粉调拌技术

(一)目的

黏固粉调拌技术用于窝洞垫底或充填、修复体黏固。

(二)操作流程

1. 评估患者 ①评估环境是否清洁。②评估患者口腔情况、窝洞情况。③告知患者黏固粉调拌技术的目的及方法,以取得配合。

2. 操作前准备

(1)操作人员仪表要求:仪表端庄,服装鞋帽整洁、干净,操作前洗净双手、戴口罩,并核对患者信息,准确无误后方可执行。

(2)物品准备:调拌板、调拌刀、充填器、治疗巾、相应的调拌材料、75%乙醇棉球。

3. 操作过程

(1)检查材料的有效期、颜色、品质。

(2)根据需要按粉液比例取出并放置在调拌板上,两者距离3~4 cm。

(3)一手固定调拌板,另一手握持调拌刀,将粉末逐次加入液体中,向同一方向匀速旋转推开,收拢材料,再次旋转推开,直至调成所需性状。

(4)收拢材料,用合适的器械取适量传递给医生。

(5)操作后整理用物,回收可复用器械,分类放置,密闭保湿暂存。

4. 操作后处理　洗手、记录、整理用物。

(三)注意事项

1. 取粉前应轻摇装粉剂的瓶。
2. 液剂宜充分排气后垂直滴出。
3. 粉液比例恰当,注意调拌方法、时间、质量。
4. 操作过程遵循无菌原则。

三、四手操作技术

(一)目的

四手操作技术即在口腔治疗全过程中,医生、护士采取舒适的坐位,患者采取放松的平卧位,医护双手同时在口腔内完成各种操作,平稳而迅速地传递所用器械材料,从而提高工作效率及质量,减少医护职业病的发生率和防止交叉感染。

(二)操作流程

1. 评估患者　①评估环境是否清洁。②评估患者口腔情况、合作程度。③告知患者四手操作技术的目的及方法,以取得配合。

2. 操作前准备

(1)操作人员仪表要求:仪表端庄,服装鞋帽整洁、干净,操作前洗净双手、戴口罩,并核对患者信息,准确无误后方可执行。

(2)患者体位要求:协助患者取舒适体位。

(3)物品准备:治疗单位需要有一定空间,面积约 9 m^2;牙科综合治疗椅,医生、护士专用座椅,多层四轮活动平台车。

3. 操作过程

(1)在实施四手操作时,医生、护士与患者有各自互不干扰的区域,以保证通畅的工作线路和相互密切的配合。

(2)器械的传递:临床上最常用的方法是握笔式直接传递法,护士以左手的拇指、示指、中指握持器械的非工作末端传递器械,医生的拇指和示指以握笔方式接过器械。医生从患者口中拿出器械时,护士左手保持在传递区,准备接过用完器械的非工作端。

(3)器械的交换:临床上最常用的方法是平行器械交换法,即护士以左手拇指、示指及中指递送消毒好的器械,握持非工作端。在传递区传递时,确保器械与医生手中待交换的器械平行,用左手无名指和小指接过使用后的器械,将其勾回手掌中。使用过的器械放回原处。

(4)吸引器的使用:护士应根据对抗阻力的大小选择合适的握持方式,吸净口腔内的水雾、碎屑及唾液,保持术野清晰,可辅助牵拉、推开口内软组织,减少高速牙科手机、超声波等产生的细菌气溶胶。

4. 操作后处理　洗手、记录、按要求处理用物和消毒综合治疗椅。

(三)注意事项

1. 传递过程注意事项

(1)禁止在患者头面部传递器械,以确保患者安全。

(2)传递器械时要注意器械握持的部位和方法,准确无误,保证无污染、无碰撞。

(3)器械的传递尽可能靠近患者的口腔。

(4)传递时注意勿被锐利部位,如刀锋、针尖等刺伤。

2. 交换过程注意事项

(1)护士应提前了解病情和治疗程序,准确、及时交换医生所需器械。

(2)当医生治疗结束后,器械离开患者口腔2 cm左右时,护士应及时准备交换下一步治疗所需器械。

(3)器械的交换应平行进行,握持部位及方法正确,尤其对锐利器械要格外注意,防止划伤患者面部。

3. 使用吸引器时注意事项

(1)掌握口腔内不同部位治疗时吸引器放置的位置和操作要领。

(2)注意规范性操作,勿紧贴黏膜,避免损伤黏膜和封闭管口。

(3)牵拉软组织时动作轻柔。

(4)吸引器应避免放入患者口内敏感区,如软腭、咽部等,以免引起患者恶心。

四、口腔冲洗技术

(一)目的

口腔冲洗技术可保持口腔清洁、湿润,预防口腔感染等并发症;去除患者口腔异味、牙垢,增进患者的食欲,保证患者的舒适。同时可以观察患者口腔黏膜和病情的变化,为医疗和护理的治疗提供依据。

(二)操作流程

1. 评估患者 ①评估操作环境是否清洁。②评估患者口腔情况、合作程度。③告知患者口腔冲洗技术的目的及方法,以取得配合。

2. 操作前准备

(1)操作人员仪表要求:仪表端庄,服装鞋帽整洁、干净,操作前洗净双手、戴口罩,并核对患者信息,准确无误后方可执行。

(2)患者体位要求:仰卧位,抬高床头30°,患者颌下围治疗巾,头偏向一侧,口角旁置弯盘。

(3)物品准备:吸痰盅1~2个、吸痰管1根、输液器1个、口镜1个、棉签数根、手电筒、治疗巾、口腔冲洗液1瓶、输液装置1套、负压吸引装置1套等。

3. 操作过程

(1)携用物至患者床旁,核对后向患者解释口腔冲洗的目的。

(2)检查负压吸引装置是否通畅,并调节好压力,一般为0.04~0.06 MPa。

(3)抬高床头30°,协助患者仰卧,头偏向一侧,面向护士,便于分泌物及多余漱口液流出。

(4)取治疗巾围于患者颈下,口角旁置弯盘。

(5)口唇干燥者,应先用温水湿润患者嘴唇。

(6)用口镜轻轻拉开患者口角,护士一手打开手电筒,另一手用口镜,观察口腔卫生状况和黏膜情况。

(7)漱口液瓶标注患者名字、床号、用途、开瓶日期和时间,开瓶后24 h更换,以免被污染。

(8)漱口液瓶上套网兜,插输液器于漱口液瓶中,将网兜挂输液架上,关闭输液管开关。

(9)剪去输液器过滤器,去除输液器头皮针,保证冲洗水流量和防止头皮针误伤患者。

(10)吸痰管连接负压吸引装置。

(11) 嘱患者张口,操作者打开输液管开关,一手持输液管,将输液管出水端靠近口腔冲洗的部位,另一手持吸痰管配合冲洗,边冲边吸。

(12) 冲洗完毕,观察口腔状况。

(13) 根据口唇情况,将液状石蜡、金霉素眼膏或唇膏轻轻涂在口唇上。

4. 操作后处理　洗手、记录、整理用物。

(三)注意事项

1. 冲洗出的污水或分泌物及时吸出,避免患者发生误吸。
2. 同时保持口腔外敷料不被浸湿。
3. 对于有血液传染性疾病的患者,必要时护士戴 PE 手套。
4. 操作过程中动作应轻柔,防止损伤黏膜及牙龈。
5. 根据冲洗部位调整冲洗力量。冲洗力量的大小可通过升降输液架或控制输液开关进行调节。每次冲洗量不能低于 250 mL,冲洗次数为 2～3 次/d。

第五节　口腔科检查所需基本器械和设备

1. 口镜　口镜分为镜头、颈与柄 3 个部分,利用口镜反光与影像作用观察口内直视不到的部位,如牙的远中面;通过口镜反光增强视野照明;还可牵拉唇、颊及推压舌体等软组织。其柄可作叩诊牙齿之用。在检查时左手持口镜。

2. 镊子　牙用镊子分工作头与镊柄两部分。夹持牙齿检查其松动度,柄端也可作叩诊牙齿之用,也可夹持敷料、异物、器械等。

3. 探针　牙用探针有两个呈不同弯曲形状的工作端。用于检查牙体点、隙、沟裂、龋洞及牙体过敏部位,也可用于检查皮肤或黏膜的感觉功能;还可探测牙周袋的深度,是否有龈上、龈下结石,充填物的边缘密合度及瘘管的方向。还有一种专门用于检查牙周袋深度的钝头性探针,标有毫米刻度,可探测龈沟及牙周袋的深度。

本章小结

本章主要介绍了口腔科患者的常见症状和体征,以及常用的护理操作技术等知识点。口腔护理工作有极强的专业性,对口腔科患者的护理评估是有计划地、全面系统地收集患者的主、客观资料的过程,是整个护理程序的基础,为确定护理诊断提供依据。根据所收集的资料制订合理的护理计划,并科学地实施护理计划。通过本章的学习,口腔护理人员能正确运用口腔护理知识,满足个体、社区和社会对口腔护理的需求。

思考题

简述四手操作技术中器械传递时的注意事项。

第二十五章 牙体硬组织疾病患者的护理

===== 学习目标 =====

知识目标：掌握牙体硬组织疾病的临床表现及发病机制；熟悉疾病的治疗原则。
能力目标：运用所学知识为牙体硬组织疾病患者进行健康指导。
素质目标：在护理工作中树立严格无菌操作观念，治疗过程中体现护士的人文关怀，具有良好的沟通能力，处理好医患关系。

案例与思考

患者张女士，30岁，右下后牙遇冷热时刺激痛。查体：右下第一恒磨牙面龋洞。X射线检查龋坏深及牙本质。诊断：深龋。

请思考：①为了明确诊断，还应完善哪些检查？②如何为该患者制订合理的治疗方案？③该患者的护理诊断有哪些？应采取哪些护理措施？

第一节　龋病

龋病(dental caries or tooth decay)是在以细菌为主的多种因素影响下，牙体硬组织发生慢性进行性破坏的一种疾病。它是人类的常见病、多发病之一，可引起牙髓病、根尖周病等并发症，严重影响健康。

【病因与发病机制】

1. 细菌　当微生态改变，细菌成为优势菌，在牙菌斑存在的条件下，细菌作用于牙体组织，导致龋病发生。

2. 食物　蔗糖等糖类食物易被致龋细菌分解成酸，形成黏性多糖类黏附于牙面，加快牙齿龋坏的过程。

3. 宿主　宿主对龋病的易感程度主要受牙和唾液的影响，牙齿的形态、结构、排列和成分亦与龋病的发生有关。

4. 时间　龋病发病的每个过程都需要一定的时间。

【护理评估】

1. 健康史　询问患者口腔卫生及饮食习惯，有无过敏史、遗传史等。

2. 口腔状况 观察牙齿有无龋坏、牙体形态有无缺损、牙齿排列有无异常。病变过程是由牙釉质或牙骨质表面由浅入深逐渐累积到牙本质,呈连续破坏过程。临床上最常用的诊断标准系按病变程度分为浅龋、中龋、深龋。

(1)浅龋:龋病只限于牙齿的表层即牙釉质或牙骨质,表现为龋坏部位色泽变黑,色素沉着区下方为龋白斑,患者无自觉症状。

(2)中龋:龋病已进展到牙本质浅层,形成龋洞。患者对冷、热、酸、甜等刺激较为敏感。

(3)深龋:龋病发展到牙本质深层,临床上可见较深的龋洞。

3. 心理-社会状况 龋病初期患者无自觉症状,常延误治疗时机。护士应评估患者的保健知识掌握情况、口腔卫生习惯、文化层次及不愿就诊的原因等。

4. 辅助检查 X射线检查了解龋坏程度,用冷热刺激进行辅助检查。

【治疗要点/原则】

主要采用药物治疗、手术治疗等方法。龋病治疗的目的在于终止病变过程,恢复牙齿的固有形态和功能。药物可用氟化钠甘油、氟化氨银、碘化银等。手术方法有复合树脂充填术、酸蚀法光敏复合树脂充填术、嵌体等。

【护理诊断/问题】

1. 组织完整性受损 与龋坏造成牙体组织缺损有关。
2. 有误吸的危险 与不当操作及患者配合度差有关。
3. 知识缺乏 缺乏龋病相关知识。

【护理措施】

1. 心理护理 向患者及家属介绍龋病的治疗方法,做好解释工作,消除患者对治疗的恐惧心理,使其积极配合。
2. 药物治疗的护理 进行药物治疗时遵医嘱备好所需药物,协助医生牵拉口角,隔湿,吹干牙面。
3. 健康教育

(1)指导患者正确的刷牙方法,使用牙线、牙间隙刷等辅助工具清洁口腔。

(2)合理饮食,少食糖分较高的食物、碳酸饮料等。

(3)治疗后嘱患者勿用患牙咬硬物。

(4)每半年到1年进行口腔检查,不适随诊。

第二节 楔状缺损

楔状缺损(wedge-shaped defect)是一种牙齿唇颊面、牙颈部的慢性牙体硬组织的缺损。

【病因与发病机制】

1. 刷牙方式不当是发生楔状缺损的主要原因。
2. 牙齿的颈部硬组织牙釉质和牙骨质的交接部分比较薄弱,易被磨损。
3. 龈沟内酸性渗出物与缺损发生有关。
4. 颊面牙颈部是咬合应力集中区,长期的咀嚼压力导致应力集中区出现破坏。

【护理评估】

1. 健康史　了解患者是否采用横向刷牙法,是否有使用硬毛牙刷的习惯。

2. 口腔局部状况

(1)多发于前磨牙,尤其是第一前磨牙,一般伴随牙龈退缩。

(2)典型的楔状缺损由两个平面相交而成,有的由三个平面组成,缺损边缘整齐,表面坚硬光滑,可出现不同程度的着色。

(3)较浅的缺损可无症状,也可发生牙本质敏感症,深至牙髓的缺损可伴有牙髓及根尖周病的临床表现。

(4)一般年龄越大,发生楔状缺损越多,程度越严重。

3. 心理-社会状况　了解患者的诉求、心理状况及社会支持状况。

4. 辅助检查　X射线检查可了解患者缺损的部位与牙髓口腔的关系。

【治疗要点/原则】

对已经发生牙髓炎或慢性根尖周炎的患者,需要进行根管治疗;牙体缺损较大但未伤及牙神经时,可用复合树脂和玻璃离子材料进行充填;牙本质过敏者采用脱敏治疗;缺损较小者不需处理。

【护理诊断/问题】

1. 舒适受损　与牙齿敏感、治疗中产生的不适有关。

2. 有误吸的风险　与治疗中患者口腔可能出现液体、碎屑或小器械脱落等有关。

3. 知识缺乏　与缺乏正确刷牙的知识有关。

【护理措施】

1. 心理护理　楔状缺损的患者,可能出现对病情的过度担忧,或者完全不加以重视两种心理状态。应根据患者心理进行相应的调整,帮助患者建立健康、积极的心理,鼓励患者积极进行治疗,坦然面对。

2. 充填术的护理　使用具有一定强度的修复材料填充缺损,修复牙齿外形和功能。治疗中,指导患者勿吞咽口内异物。

3. 健康教育

(1)指导患者改变不正确的刷牙方法和习惯,避免横向刷牙。

(2)刷牙时用力适度,选择小头、软毛牙刷。

(3)指导患者少食酸性食物,勿咬硬物。

本章小结

本章详细介绍了龋病及楔状缺损的病因与临床表现。通过学习,我们掌握了龋病的四联因素学说及楔状缺损的发病机制;了解到牙体硬组织的治疗目的是阻止病变发展,保护牙髓,恢复牙齿形态和功能,维持邻近软硬组织的正常解剖关系。因疾病发生在牙体硬组织,发病时间长,前期可通过口腔检查,做到早发现、早诊断和早治疗。

思考题

1. 简述龋病的护理措施。

2. 简述楔状缺损的病因。

第二十六章　牙髓病和根尖周病患者的护理

▦▦▦ 学习目标 ▦▦▦

知识目标:掌握牙髓病和根尖周病患者的临床表现和护理;熟悉治疗原则;了解其发病机制。

能力目标:运用所学知识为患者制订护理计划,并根据具体情况实施护理措施和健康教育。

素质目标:有高度的责任心和娴熟的护理操作技能;在治疗中体现护士的人文关怀,了解患者的需要,及时解决患者存在的问题;具有良好的沟通能力、团队协作精神。

案例与思考

王女士,女,56岁,右下牙齿龋坏数年。2 d前出现咀嚼痛,今疼痛加剧伴局部肿胀,前来就诊。口腔检查:患者牙龈处有一瘘管,局部有脓液流出,面色愁容。诊断:根尖周病。

请思考:①为了明确诊断,还应完善哪些检查?②如何为该患者制订合理的治疗方案?③该患者的护理诊断有哪些?应采取哪些护理措施?

第一节　牙髓病

牙髓病是指牙髓组织的疾病,包括可复性牙髓炎、不可复性牙髓炎、牙髓坏死、牙内吸收和牙髓钙化。

【病因与发病机制】

引起牙髓病的因素很多,主要包括细菌感染、物理和化学因素的刺激以及免疫反应等,其中细菌感染是最主要的因素。主要致病菌为厌氧菌。主要感染途径有牙本质小管或牙髓暴露、牙周途径和血源性感染。

【护理评估】

1.健康史　询问患者有无全身性疾病,如心脏病、高血压、糖尿病等;有无遇冷、热时敏感,夜间疼痛加剧,无法入眠等情况。

2.身体状况

(1)可复性牙髓炎:当患牙受到冷热刺激或甜酸化学刺激,立即出现瞬间的疼痛反应,尤其对冷刺激更敏感,刺激一旦去除,疼痛随即消失,没有自发性疼痛。

(2)不可复性牙髓炎

1)急性牙髓炎:痛苦面容,发病急,剧烈疼痛。疼痛的特点:自发性阵发性疼痛,夜间加重,冷热刺激加剧疼痛,疼痛不能自行定位。

2)慢性牙髓炎:一般不发生剧烈的自发性疼痛,但有时可出现不甚明显的阵发性隐痛或者每天出现定时钝痛。病程较长,一般可定位患牙。

(3)牙髓坏死:患者一般无自觉症状,主要表现为牙冠变色,呈暗黄色或灰色,无光泽,牙髓活力试验无反应。X射线片显示患者根尖周影像无明显异常。

(4)牙内吸收:是指正常的牙髓组织肉芽性变。一般无自觉症状,少数病例可出现牙髓炎症状。X射线片的表现作为主要依据。

(5)牙髓钙化:一般不引起临床症状。个别情况出现与体位有关的自发痛,也可沿三叉神经分布区域放射,一般与温度刺激无关。X射线检查结果作为重要的诊断依据。

(6)残髓炎:与慢性牙髓炎的疼痛特点相似,常表现为自发性钝痛、放射性痛、冷热刺激痛,患牙多有咬合不适感或轻微咬合痛,均有牙髓治疗的病史。

3.心理-社会状况 评估患者对牙齿治疗有无足够的思想准备,是否存在恐惧、紧张心理;评估患者对牙齿治疗的期望程度。

4.辅助检查 通过X射线检查,了解患者牙体、牙髓损伤情况,也可用电活力测试牙髓活力。

【治疗要点/原则】

1.止痛 开髓减压是最有效的止痛方法,疼痛缓解后应进行根管治疗,也可给予药物缓解患者疼痛。

2.牙髓病的治疗 主要有保存牙髓治疗和保存牙体治疗两种方法。

【护理诊断/问题】

1.恐惧 与疼痛剧烈、环境陌生及各种器械有关。

2.疼痛 与牙髓炎症有关。

3.知识缺乏 与缺乏牙髓病相关知识有关。

【护理措施】

1.心理护理 告知患者牙髓病治疗的方法、步骤,缓解患者紧张情绪。

2.应急止痛治疗的护理

(1)药物止痛:遵医嘱备丁香油或樟脑酚棉球置于龋洞内,可暂时缓解疼痛,同时可口服镇痛药。

(2)开髓减压:开髓减压是止痛最有效的方法。局麻下穿刺引流,缓解疼痛。

3.保存牙髓治疗的护理 对于炎症只波及冠髓或一部分牙髓的牙齿,临床一般采用活髓切断或根管修复材料进行盖髓,以保存未污染的根髓。在进行保髓治疗时应严格无菌操作,以保证成功率。预约患者复诊时间,消毒用物,整理备用。

4.保存牙体治疗的护理 对于不能进行保髓的牙齿,则需进行根管治疗保存牙体。首先使用失活剂使牙髓失去活力,向患者说明药物的毒副作用。复诊时开髓,协助医生清除残余牙髓及炎性物质,干燥髓腔进行根管充填,充填到位后,遵医嘱调制材料进行永久性充填。

5. 健康教育

(1) 向患者讲解牙髓病的发病原因、治疗方法及预后。

(2) 每半年或1年进行常规口腔检查,早发现,早治疗。

(3) 养成良好的口腔卫生习惯,采用正确的刷牙方法,使用牙线、牙间隙刷等辅助工具清洁牙齿。

(4) 治疗后注意勿用患侧咀嚼,为患者讲述根管治疗后进行牙冠修复的必要性。

(5) 均衡饮食,少食含糖食物。

第二节　根尖周病

根尖周病是指局限于根尖周围组织的炎症性疾病,又称根尖周炎,多为牙髓炎的继发病,主要由根管内的感染通过根尖孔作用于根尖周组织引发。而根尖周炎又可继发颌骨及颌面部蜂窝织炎。临床上将根尖周病分为急性根尖周炎和慢性根尖周炎,而以慢性根尖周炎最为常见。

【病因与发病机制】

1. 细菌感染　是主要因素,目前认为是以厌氧菌为主的混合感染,主要是继发于牙髓感染。龋病、牙折、楔状缺损、磨耗、牙隐裂以及治疗不当等均可引起牙髓直接暴露于口腔环境,使细菌直接入侵牙髓。由于细菌毒力、宿主抵抗力、病变范围和引流情况的不同,暴露于口腔菌群的牙髓可以长期处于一种炎症状态,也可以迅速坏死。牙髓坏死后,根管即成一个含有多种细菌的感染根管,根管内的细菌可通过根尖孔或侧支根管扩散至根尖周,引起根尖周病变。

2. 创伤　临床上创伤一般可分为急性和慢性两种。急性外伤一般多见于运动不当、暴力、交通事故或突然的外力造成的急性牙外伤。慢性创伤一般见于夜磨牙症、不正当的咬合关系、不良修复体等,因局部咬合关系的改变,导致牙髓破坏、变性或坏死,最终导致牙周组织病变。

3. 化学因素　在诊治过程中,各种充填材料、处理剂及消毒药物都可能影响牙髓,引起牙髓病或根尖周病。

4. 其他　放射性骨坏死、发育性囊肿及肿瘤等导致根尖周的病变。

【护理评估】

1. 健康史　评估患者有无牙痛、牙齿敏感、龋齿、夜磨牙症、外伤等。

2. 口腔情况　患牙局部有无瘘管,牙髓活力测试是否正常,有无咬合痛、自发性疼痛,局部有无肿胀。

3. 心理-社会状况　注意评估患者的心理状态,因炎症反复发作,疼痛剧烈或局部瘘管形成,患者易产生焦虑心理。

4. 辅助检查　口腔探诊检查,影像学检查如X射线摄片、CBCT明确诊断,了解病变范围。

【治疗要点/原则】

控制炎症,局部切开引流,减少张力以缓解疼痛,待疼痛症状缓解后,再行根管治疗,必要时行根尖周切除术。

【护理诊断/问题】

1. 疼痛　与牙髓炎症、根尖周脓液无法排出有关。
2. 组织完整性受损　与局部炎症形成的瘘管有关。
3. 知识缺乏　与缺乏根尖周病的相关知识有关。

【护理措施】

1. 心理护理　告知患者根管治疗的方法、目的、步骤,以及治疗过程中可能出现的问题,缓解患者恐惧心理。
2. 病情观察　观察患者根管治疗后疼痛的变化,脓肿切开后症状是否缓解、体温是否恢复等。
3. 健康教育

(1)向患者解释疾病的发病原因、治疗过程及预后,提高患者对疾病的认知度。
(2)嘱患者按时复诊,保持治疗的完整性。
(3)定期进行口腔检查,发现龋齿早期治疗。
(4)学会使用牙线、牙间隙刷等辅助工具清洁牙齿。
(5)均衡饮食,减少糖类食物摄入,补充富含维生素的食物,增加免疫力。

本章小结

本章详细介绍了牙髓病和根尖周病的病因与治疗要点,通过学习,我们掌握了细菌因素在牙髓病和根尖周病发病中的作用及机制;了解到牙髓病和根尖周病是多种因素相互影响的结果。目前认为,引起牙髓病和根尖周病的原因主要有细菌感染、物理和化学刺激及免疫反应等,其中细菌感染是导致牙髓病和根尖周病的主要因素。

思考题

1. 如何缓解牙髓病治疗时的恐惧心理?
2. 简述根尖周病治疗中的护理。

第二十七章　牙周病患者的护理

学习目标

知识目标：掌握牙周病患者的临床表现和护理；熟悉牙周病的治疗原则；了解牙周病的发病机制。

能力目标：运用所学知识为牙周病患者制订护理计划，并根据具体情况实施护理措施和健康教育。

素质目标：尊重、关爱患者，了解患者需求，具有扎实的理论基础、良好的沟通能力，勇于创新进取。

案例与思考

郭女士，48岁，以"牙齿松动、疼痛、咀嚼无力1年余"为主诉就诊。口腔检查：牙石（++++），菌斑色素（++++），41、47缺失，35、36 Ⅲ度松动。CBCT：全口牙槽骨普遍吸收至根尖1/3。诊断：重度牙周炎。

请思考：①为了明确诊断，还应完善哪些检查？②如何为该患者制订合理的治疗方案？③该患者的护理诊断有哪些？应采取哪些护理措施？

第一节　牙龈炎

牙龈炎（gingivitis）又称边缘性龈炎或单纯性龈炎，是由菌斑引起的以游离龈和龈乳头为主要病损部位的一种慢性炎症。

【病因与发病机制】

牙龈炎是多因素疾病，其病因分为以下4类。

1. 始动因子　引起慢性牙龈炎的始动因子是牙菌斑，它是一种基质包裹的互相黏附或黏附于牙面的软而未矿化的细菌性生物膜。

2. 局部促进因素　食物嵌塞、牙石、不良修复体、牙列不齐等都可使菌斑积聚，从而引发或加重牙龈的炎症。

3. 全身因素　受体内激素水平变化的影响,如青春期、妊娠期;受营养障碍、维生素 C 缺乏、内分泌紊乱、系统性疾病等因素的影响。

4. 不良习惯　口呼吸的患者,因上前牙区的唇侧长期暴露在空气中可引发牙龈肥大。

【护理评估】

1. 健康史　了解患者的全身健康状况,评估有无全身系统性疾病,有无牙龈病、药物过敏史,长期服用激素、避孕药史及口呼吸不良习惯等。

2. 口腔状况

(1)症状:患者刷牙或咬硬物时牙龈出血,口腔异味(口臭)。

(2)体征:牙龈充血红肿,呈暗红色,点彩消失,表面光滑发亮,质地松软,缺乏弹性;探诊龈沟深度可达 3 mm 以上,无附着丧失(釉牙骨质界至袋底的距离),形成假性牙周袋,探诊易出血。

3. 心理-社会状况　接诊时,护士多关心因口腔异味、牙龈红肿等出现焦虑、自卑心理的患者,注意评估患者的心理状态,以了解其需求,做好心理疏导。

4. 辅助检查　X 射线检查了解有无附着丧失和牙槽骨吸收。

【治疗要点/原则】

1. 基础治疗(去除病因)　去除食物嵌塞、牙石、不良修复体、牙列不齐等刺激因素,洁治术彻底清除龈上结石和菌斑;炎症较重者,可配合药物治疗。

2. 手术治疗　牙龈纤维增生明显,基础治疗以后仍不能恢复正常的患者,可行牙龈成形术。

3. 防止复发　加强口腔卫生指导,教会患者控制菌斑的方法,定期复查,巩固治疗。

【护理诊断/问题】

1. 组织完整性受损　与牙龈红肿有关。

2. 舒适受损　与炎症引起的肿胀有关。

3. 知识缺乏　与缺乏牙齿保健知识有关。

【护理措施】

1. 治疗前护理

(1)环境准备:环境宽敞、明亮、整洁、安全,适宜治疗操作。

(2)用物准备:包括口腔诊疗常规用物、含漱溶液、洁治用物等。

(3)患者准备:完善洁治术前常规检查,包括血常规、凝血功能、传染病检查等,必要时 X 射线辅助检查。了解有无禁忌证,及时与医生沟通,保证治疗安全。

2. 治疗中护理　协助患者用含漱液漱口,调节灯光,依次传递治疗用物给医生,协助牵拉口角,暴露术区视野,精准吸唾,保持视野清晰,减轻患者因口腔内液体过多引起的不适,预防误吸、呛咳等不良事件的发生;注意观察患者治疗过程中的反应,播放电影或音乐,分散患者注意力,缓解其因治疗不适引起的焦虑、恐惧。

3. 治疗后护理

(1)告知患者治疗后短期内唾液带血丝属正常现象,正常刷牙,不必紧张。

(2)治疗结束后勿食用刺激食物。

(3)进食后注意漱口或刷牙,保持口腔清洁。

4. 健康教育

(1)告知患者牙周病的危害,介绍牙龈炎的特点、治疗方法及预后,指导其养成良好的口腔卫生习惯。

(2)指导患者正确刷牙方法,使用牙线、牙间隙刷等辅助工具清洁口腔。

(3)每6～12个月进行口腔检查,必要时洁治,巩固治疗效果,防止复发。

第二节　牙周炎

牙周炎(periodontitis)是指微生物作用于牙龈、牙周膜、牙槽骨和牙骨质的慢性感染性疾病,以牙龈炎症、牙周袋形成、牙槽骨吸收等为临床特征。

【病因与发病机制】

1. 牙菌斑和牙石的形成累积　菌斑生物膜的累积是形成牙周炎的重要因素,存在于菌斑中的革兰氏阴性(G-)厌氧菌及其他细菌所产生的细胞毒素脂多糖,是公认的牙周炎发生的最重要的致病因素。

2. 局部促进因素　牙石、食物嵌塞、不良修复体等产生的细菌及其产物进入组织后,导致牙周组织的炎症反应。同时细菌产物降低宿主的防御机制,使炎症更容易发展。如慢性牙龈炎治疗不及时,炎症导致牙周支持组织破坏,牙周袋形成、牙槽骨吸收,进而发展为牙周炎。

3. 全身易感因素　如免疫功能低下、内分泌紊乱、遗传及其他全身疾病可引起或加重牙周炎。

4. 其他因素　不良的口呼吸习惯、妊娠期激素改变、药物不良反应等。

【护理评估】

1. 健康史　评估患者有无慢性牙龈炎、牙周炎遗传史,吸烟史等。

2. 口腔状况　牙龈变为鲜红或暗红色,触碰有出血,牙周袋形成,牙槽骨、牙龈有不同程度的吸收及萎缩,牙齿松动、口臭等。重度牙周炎也可见局部溢脓,牙龈发红或增生等。

3. 心理-社会状况　因牙周炎继续发展,引起口腔异味,影响正常的生活交际,患者易产生焦虑心理。因早期忽视牙周维护,往往发现时机过晚,可能造成牙齿过早脱落。护士注意评估患者的心理状态,以了解其对疾病认知的期望。

4. 辅助检查　曲面断层、CBCT可明确诊断,对牙齿留取有重要意义。

【治疗要点/原则】

确定诊断后进行系统牙周治疗,首先进行牙周洁治术,清洁局部结石,控制菌斑。复查后根据恢复情况决定是否进行龈下刮治,必要时进行手术翻瓣治疗。

【护理诊断/问题】

1. 组织完整性受损　与牙周局部组织炎症有关。

2. 焦虑　与牙周炎症引起的口腔异味、牙齿松动、红肿有关。

3. 知识缺乏　与患者缺乏口腔卫生知识、对疾病早期治疗的重要性认识不足有关。

【护理措施】

1. 治疗前护理　完善血常规检查,确定有无血液相关疾病,进行X射线检查,必要时行CBCT。向患者及家属讲解术前检查目的和注意事项,介绍疾病的相关知识,了解疾病相关禁忌证,控制急性炎症,帮助患者建立战胜疾病的信心。

2. 治疗中护理　嘱患者取下义齿、饰物、贵重物品等,交予家人保管。治疗时出血情况与患者口腔清洁度有直接关系,嘱患者不必紧张。操作中,嘱患者头偏向一侧,其目的是保持患者呼吸道通畅,以免呕吐物误吸入呼吸道发生窒息。

3. 治疗后护理　治疗后,调整椅位嘱患者休息片刻,以避免体位性低血压。1周内清淡饮食,减少局部刺激。术后观察患者口腔出血情况有无好转,嘱患者将流入咽部的血液吐出,勿咽下,防止血液流入胃内,刺激胃黏膜引起恶心呕吐。

4. 健康教育

(1)向患者讲解疾病的发病原因、治疗方法及预后。

(2)指导正确刷牙方法,使用牙线、牙间隙刷等辅助工具清洁牙齿。

(3)由于牙周炎危害较大,临床治疗手段只能缓解局部炎症,对于已经破坏的牙周支持组织不能恢复至原有水平,因此应每6～12个月进行口腔检查,必要时洁治,巩固治疗效果。

本章小结

本章详细介绍了牙龈炎和牙周炎的病因与发病机制,通过学习,我们掌握了牙周病的基本临床改变及相关护理知识,了解到牙周疾病是由菌斑生物膜所引起的感染性疾病。因其患病率高,治愈后仍可复发,因此预防其发生和复发尤为重要。

思考题

1. 如何做好牙龈炎患者治疗前后的护理?
2. 简述牙周治疗的健康教育内容。

第二十八章　口腔修复患者的护理

学习目标

知识目标：掌握口腔修复患者的护理诊断、护理配合及措施；熟悉口腔修复的治疗要点；了解口腔修复患者的病因。

能力目标：运用所学知识为口腔修复患者制订护理计划，并根据具体情况实施护理措施和健康教育，并能配合医生完成四手操作。

素质目标：在护理工作中遵守各项护理规章制度和护理技能操作，充分体现口腔修复科护士的团队合作精神和人文关怀意识，处理好护患、医护之间的关系；提高口腔科护士的职业责任感和价值感。

案例与思考

张先生，80岁，以"上下颌拔牙后3个月"为主诉就诊。否认"高血压、糖尿病、心脏病"等病史，否认药物、金属材料等过敏史。临床检查：颌面部对称，上下颌无牙颌，黏膜色、形、质正常，Ⅱ类剩余牙槽嵴。诊断：上下颌牙列缺失。

请思考：①为了明确诊断，还应完善哪些检查？②如何为该患者制订合理的治疗方案？③该患者的护理诊断有哪些？应采取哪些护理措施？

第一节　牙体缺损

牙体缺损（tooth defect）是指各种牙体硬组织不同程度的质地和生理解剖形态的损坏或异常。

【病因与发病机制】

1. **龋病**　龋病进一步发展可造成牙冠破坏，形成残冠、残根。
2. **牙外伤**　由于牙冠受到意外撞击或咬硬物所致牙体缺损。
3. **磨损**　由于不良咀嚼习惯及夜磨牙等原因造成的病理性磨损。
4. **楔状缺损**　又称牙颈部V形缺损，会伴有牙本质过敏、牙龈退缩，严重者出现牙髓暴露，甚至出现牙折。

5. 酸蚀症　是牙长期受到酸雾作用而脱钙,造成牙外形损害。

6. 发育畸形　在牙发育和形成过程中出现形态、结构或颜色异常。

【护理评估】

1. 健康史　询问牙的缺损原因,了解患者的健康状况,有无慢性病史及药物过敏史。

2. 身体状况　了解缺损部位经过何种治疗,是否有牙体、牙髓、牙周症状,是否有发声不清、偏侧咀嚼等。

3. 心理-社会状况　评估患者对牙体预备有无思想准备,是否存在担忧、紧张心理;评估患者对修复体功能及美观的期望程度。

4. 辅助检查　通过 X 射线检查,了解患者牙周、根尖周及根管治疗情况。

【治疗要点/原则】

采用修复术将修复体黏固在患牙上以恢复牙体组织完整性。常用的修复体有嵌体、部分冠、全冠、桩冠等。治疗的主要步骤是牙体预备、模型制取、修复体试戴及黏固。

【护理诊断/问题】

1. 恐惧　与惧怕磨牙及陌生环境有关。

2. 牙齿受损　与外伤导致牙体缺损有关。

3. 知识缺乏　与缺乏修复治疗的相关知识有关。

【护理措施】

1. 一般护理　了解患者对修复体的要求及期望值,告知其预期效果。对惧怕磨牙的患者,告知其会在无痛下对基牙进行切磨,以消除患者恐惧、紧张心理。

2. 治疗护理　在修复治疗过程中,护士做好四手操作,进行椅旁配合。

(1)牙体预备的护理

1)物品准备:除常规检查用物外,另备各型金刚砂钻针、托盘、印模材料、调拌用具、排龈线、排龈器等。

2)患者准备:引导患者上椅位并调节光源。

3)医生进行牙体预备时,及时吸出唾液及冷却液,牵拉口角,压住舌体。

4)牙体预备结束后,选择合适的托盘,协助医生制取印模。印模取出后,用清水冲洗、消毒后灌注模型。

5)若患者需进行咬合记录,协助医生进行蜡𬌗记录。

6)牙体预备完成后,配合制作并粘接临时修复体。

7)预约患者复诊时间;整理用物,消毒备用;洗手。

(2)修复体试戴的护理

1)物品准备:去冠器、咬合纸、牙线、金刚砂钻针、黏固剂及调拌用具等。

2)患者准备:核对患者的修复体。

3)修复体试戴就位,咬合调改合适,调拌黏固剂,配合医生粘接修复体;整理用物,消毒备用;洗手。

3. 健康教育

(1)嘱患者不可用修复体撕咬食物或咀嚼过硬食物,以免损坏修复体。

(2)定期复查,嘱患者若出现咬合不适、疼痛等症状,立即复诊。
(3)教会患者使用正确的刷牙方法,保持口腔清洁。

第二节　牙列缺损

牙列缺损(dentition defect)是指在上下颌牙列内不同部位有不同数目的牙齿缺失,牙列内同时有不同数目的天然牙存在。

【病因与发病机制】

1. 龋病　龋病是口腔中的常见病和多发病,是造成牙列缺损的常见原因。
2. 牙周病　因牙周组织逐渐破坏形成牙周袋,牙槽骨吸收,牙齿松动、脱落或被拔除,导致牙列缺损。
3. 外伤　受外来暴力或跌伤,导致前牙或后牙受伤折断或脱落。
4. 颌骨疾病　颌骨骨髓炎、上下颌骨的各种肿瘤等可导致牙列缺损。
5. 发育障碍　儿童在生长发育期因内分泌障碍、遗传、营养不良等原因造成的牙列缺损。

【护理评估】

1. 健康史　评估患者有无全身系统性疾病及药物过敏史等。
2. 身体状况　前牙缺失表现为发声不清、唇部内陷,影响患者面容;后牙缺失造成咀嚼功能减退。
3. 心理-社会状况　评估患者对义齿的认知情况、期望程度及经济状况。了解患者是否存在紧张、恐惧心理。
4. 辅助检查　X射线检查,了解牙周支持组织及邻牙的情况;对于拟进行种植义齿修复的患者,行CBCT检查。

【治疗要点/原则】

牙列缺损的修复方式包括固定义齿、可摘局部义齿、种植义齿3种。

义齿修复的原则:不但要求符合机械学原理,而且要重视生理学的原则,即设计制作的义齿要能恢复缺损牙列形态的生理功能。要求义齿不能损伤口腔组织,或对口腔组织增加的负荷,不能超过其生理适应范围,否则会引起口腔组织的病理改变。

【护理诊断/问题】

1. 恐惧　与惧怕磨牙及陌生的治疗环境有关。
2. 组织完整性受损　与牙列缺损有关。
3. 语言沟通障碍　与前牙缺损导致发音不清有关。
4. 知识缺乏　与缺乏对修复治疗方法及相关知识的了解有关。

【护理措施】

1. 治疗前护理　与患者进行良好的沟通,告知患者义齿的优缺点、修复原理及固位方法。
2. 可摘局部义齿修复患者的护理配合
(1)物品准备:除常规检查用物外,另备各型金刚砂钻针、砂石针、托盘、印模材料、调拌用具等。

(2)患者准备:引导患者上椅位并调节光源。

(3)牙体预备结束后,选择合适的托盘,并协助医生制取印模。印模取出后,用清水冲洗、消毒后灌注模型。

(4)如果需进行牙颌位关系记录,除初诊用物外,另备蜡刀、雕刻刀、蜡刀架、酒精灯、红蜡片等。整理用物,洗手。

(5)义齿制作完成后,预约患者复诊。协助医生为患者戴入义齿,并及时传递所需用物。

3.固定义齿修复患者的护理配合

(1)牙体预备和印模制取同"局部可摘义齿修复患者的护理配合"。

(2)制作临时修复体,准备丙烯酸树脂临时修复体材料,临时粘接水门汀,调拌用具,必要时备凡士林。

(3)待义齿制作完成,预约患者复诊。协助医生为患者戴入义齿,并传递所需用物。整理用物,消毒后备用,洗手。

4.健康教育

(1)初戴义齿时,患者可出现异物感、发音不清、咀嚼不便、恶心或呕吐等,告知患者一般佩戴1~2周后即可习惯。若出现疼痛,可暂时取下义齿浸泡在冷水中,复诊前2~3 h 戴上义齿,以便准确地找到痛点进行修整。

(2)不宜暴力摘戴义齿,摘取时最好多拉取基托,不推卡环;戴时不要用牙咬合就位,以免卡环变形或义齿折断。

(3)指导患者正确刷牙,保持口腔卫生;饭后和睡前应清洁义齿及口内余留天然牙,可摘义齿应取下,用牙膏刷洗干净后浸泡于冷水中,但切忌放入沸水或乙醇等药液中。

(4)修复治疗的牙齿应避免咀嚼过硬食物;戴义齿后如有不适,应及时复诊。

第三节 牙列缺失

牙列缺失(dentition loss)是指各种原因导致的上颌和(或)下颌牙列全部缺失,牙列缺失后的颌骨又称为无牙颌(edentulous jaw)。牙列缺失会影响咀嚼、美观、发音等功能,应当尽早修复。为牙列缺失患者制作的义齿称全口义齿。全口义齿由人工牙和基托组成。

【病因与发病机制】

1.龋病、牙周病 龋病、牙周病是导致牙列缺失最常见的病因,当龋病、牙周病未得到有效治疗,病情严重到一定程度,牙齿自行脱落或被拔除。

2.牙外伤 牙齿受到外力作用而脱落。

3.不良修复体 违反修复原则、设计不当等导致的各种并发症。

4.生理退行性改变 老年人生理退行性改变,导致牙龈萎缩、牙槽骨吸收,牙齿松动、脱落等。

【护理评估】

1.健康史 询问患者的健康状况,有无心脑血管疾病、糖尿病、高血压等,有无义齿修复的经历。

2.口腔面部状况 患者咀嚼功能几乎丧失、发音不清、口角下陷、面部明显衰老等。

3.心理-社会状况 了解患者的心理状况及其对全口义齿的认知情况及期望程度等。

4.辅助检查 X射线检查了解有无残根。口腔情况检查:检查颌面部是否对称,检查牙槽骨丰满情况等。

【治疗要点】

制作全口义齿,恢复患者发音、面容及部分咀嚼功能。治疗步骤:设计方案、制取印模、灌注模型、颌位记录、上颌架、选牙、排列人工牙、试戴义齿(蜡牙)、义齿初戴、义齿复查与修改。

【护理诊断/问题】

1. 组织完整性受损　由牙列缺失所致。
2. 焦虑　与担心修复义齿的预期效果有关。
3. 社交障碍　由牙列缺失造成发音不清、面容改变所致。
4. 知识缺乏　与缺乏对全口义齿的了解有关。

【护理措施】

1. 心理护理　了解患者的口腔情况、心理状态及对义齿的期望值;耐心向患者讲解全口义齿的特点,让患者了解治疗步骤、义齿和天然牙的区别等。

2. 制取印模的护理

(1)物品准备:除常规检查用物外,另备酒精灯、蜡刀、蜡片、雕刻刀、印模材料及调拌用具、无牙颌托盘1副。

(2)护理配合:以两次印模法为例。

1)患者准备:引导患者上椅位,对行动不便者应给予积极协助;调节光源,避免光源直射眼睛。

2)选择托盘:根据患者颌弓大小,牙槽嵴宽度、高度等选择托盘。

3)选择印模材料:根据需要选择藻酸盐类印模材料或硅橡胶印模材料、氧化锌丁香油糊剂等。

4)取初印模:取模前讲解注意事项,告知患者放松唇颊部,头微向前低下,用鼻吸气,口呼气,以免恶心。

5)协助医生制作个别托盘取终印模,取下的终印模经消毒后立即灌注,不宜放置过久,以免脱水变形。

6)预约患者复诊时间;常规清理用物,消毒备用,洗手。

3. 颌位关系记录

(1)物品准备:除常规用物外,另备红蜡片、酒精、蜡刀、雕刻刀、𬌗平面规、垂直测量尺、𬌗架、橡皮碗、石膏调拌刀。

(2)护理配合

1)心理护理:向患者讲解配合要点,消除其紧张心理,以达到准确的颌位记录。

2)引导患者入座后调节椅位及头位,使患者视线与地面平行。协助医生完成颌位记录。

3)嘱患者漱口,根据患者面形及牙弓大小,选择人工牙,并征求患者意见。

4)预约患者试戴义齿时间;整理用物,洗手。

4. 试戴全口义齿

(1)试戴义齿前,嘱患者端坐位,向患者讲解试戴的目的及注意事项。

(2)医生将义齿戴入患者口内后,协助观察患者面部的丰满度及是否自然,比例是否协调,上、下中线与面部中线是否一致,前牙颜色、大小、形态等。

(3)协助医生校对,患者满意后预约初戴义齿日期。

(4)整理用物,洗手。

5. 初戴全口义齿

(1)物品准备:除常规检查用物外,另备低速手机、咬合纸、各种形状的砂石针、全口义齿等。

(2)护理配合

1)备齐所需用物,核对患者姓名,将义齿放入操作台上,引导患者坐上椅位。

2)义齿就位后,在医师对义齿进行咬合调整时,根据需要提供所需用物。

3)义齿初戴完毕,协助医生在打磨机上抛光。

4)将义齿消毒处理后清水冲净,交给患者并教会其佩戴方法。

5)常规整理用物,洗手。

6. 健康教育

(1)增强患者的信心:鼓励患者建立信心,初戴义齿时会有异物感,甚至出现不会咽唾沫、恶心呕吐、发音不清等现象,只要坚持戴用,数日内即可消除。

(2)纠正不正确的咬合习惯:在初戴义齿时,患者常常不容易咬到正确的正中殆位,影响义齿的固位和咀嚼功能的恢复。应教会患者练习,先做吞咽动作,然后做后牙咬合动作。

(3)帮助患者正确进食:初戴义齿,教会患者练习正中咬合和发音,待习惯后,再用义齿咀嚼食物。先吃软的小块食物,咀嚼要慢,用两侧后牙咀嚼,不要用前牙咬碎食物。

(4)保护口腔组织健康:饭后应取下义齿用冷水冲洗或刷洗后再戴上,以免食物残渣存积于义齿组织面,刺激口腔黏膜。睡觉前应将义齿取下,浸泡于冷水中,有利于组织健康。

(5)全口义齿的保护:指导患者做到每次饭后刷洗义齿,每天至少用牙膏彻底清洁一次;禁止用热水和消毒剂消毒。

(6)定期检查:定期检查,如因义齿刺激造成黏膜破损时,及时复诊,切勿自行调改义齿。调改前2~3 h应佩戴义齿,以便医生通过黏膜上的压痕进行调改。另外,义齿戴用7~8年后,因口腔组织的改变,义齿应更换,不要强行戴用,以免造成口腔组织的严重损害。

第四节　种植义齿

种植义齿(implant denture)是将与人体有良好组织相容性的纯钛种植体(即高科技仿生人工牙根),通过微创手术植入缺牙部位,经过一段时间达到骨整合后,再在人工牙根上连接义齿以修复缺失的牙齿。种植义齿是一项新的修复技术。

【适应证】

1. 龋病、牙周病　龋病、牙周病未得到及时治疗,病情严重到一定程度,牙齿自行脱落或被拔除。

2. 牙外伤　突如其来的暴力或跌伤,可导致前牙或后牙受伤折断或脱落。

3. 不良修复体　违反修复原则、设计不当等导致的各种并发症。

4. 发育障碍　儿童在生长发育期,因内分泌障碍、遗传、营养不良等原因,有可能不形成牙胚或形成牙胚后又因在钙化、萌出过程中遇到障碍,而使牙不能萌出,或发育异常,在颌骨内不稳固,导致过早脱落。

【护理评估】

1. 健康史　询问患者的健康状况,有无心脑血管疾病、糖尿病、高血压等,有无义齿修复的经历。

2. 口腔面部状况　患者后牙缺失造成咀嚼功能减退,前牙缺失表现为发音不清、唇部内陷,影响患者面容。

3. 心理-社会状况　了解患者的心理状况及其对种植义齿的认知情况及期望程度等。

4. 辅助检查　X射线检查了解种植体与骨结合的情况,了解患者的咬合情况。

【治疗要点】

根据患者种植的数目和部位确定修复的类型,可进行单颗种植牙修复、多颗种植牙共同支持式冠桥修复、种植基牙与天然牙联合支持式修复、全颌固定式种植义齿,以及全颌覆盖式种植义齿修复。

【护理诊断/问题】

1. 知识缺乏　与对种植义齿的修复类型的认知情况及修复步骤缺乏了解有关。

2. 焦虑　与担心种植义齿修复的效果能否满足自身要求有关。

【护理措施】

1. 心理护理　治疗前做好沟通,了解患者的口腔情况、心理状态及对种植义齿的期望值;耐心向患者介绍种植义齿的特点、治疗步骤、义齿和天然牙的区别等。

2. 印模技术的步骤和护理

(1) 递愈合基台扳手,协助医生取下愈合基台,用生理盐水冲洗,并从旁吸唾。

(2) 递基台测试盒,根据医生的测试结果准备相应型号的基台。安上合适的基台后拍照。

(3) 安放转移体,转移体带有弹性结构,可直接固定于种植体或基台上,然后拍照记录。

(4) 如患者有两颗或两颗以上种植牙,需备硬化树脂。

(5) 取工作印模。为患者准备托盘,患者试戴合适后,协助医生将聚醚橡胶打入注射器内,医生先在种植区及牙齿咬合面注射,护士将聚醚橡胶打于托盘上,医生将盛有聚醚橡胶的托盘在口腔内就位。按下计时器,3 min后取出。

(6) 取对颌印模。调制藻酸盐印模材料,放于对颌托盘上。

(7) 调临时黏结剂,粘保护帽。

(8) 比色,为患者准备镜子。

(9) 整理用物,处理器械,洗手,将物品放回原处备用。

3. 固定式种植义齿试戴与黏固

(1) 护士向患者详细介绍固定种植义齿修复试戴的过程及注意事项。

(2) 医生为患者试戴义齿后,倾听患者的意见,患者认可后再准备粘接。

(3) 协助医生进行口内隔湿。用少量的小棉球垫在中央螺丝孔内,用牙胶棒或软蜡封闭中央螺丝孔。备75%乙醇棉球于治疗盘内,消毒吹干义齿、基牙及基台,按照比例取液、粉并按粘接要求调拌,将黏固剂放入修复体内并递给医生,协助医生完成义齿的粘接。等待黏固剂凝固后,清除义齿周围多余的黏固剂。

(4) 整理用物,器械消毒灭菌后备用,洗手。

4. 健康教育

(1) 保持口腔清洁:饭后漱口,指导患者使用小头软毛牙刷,并用巴氏刷牙法刷牙,每天至少刷牙2次,每次3 min;定期洗牙,正确使用牙线,特别是种植牙邻近牙龈组织的清洁,防止发生种植体周围黏膜炎及种植体周围炎。

(2) 养成良好的生活习惯,戒烟、避免咀嚼坚硬食物,纠正偏侧咀嚼等不良习惯。

(3)种植义齿修复后告知患者应按医嘱复诊。一般情况下,1年以内第1、3、6、12个月复查,1年以后每年复查1次;如发现问题应及时复诊。

本章小结

本章详细介绍了牙体缺损、牙列缺损、牙列缺失及种植义齿的病因与发病机制、护理评估、治疗要点/原则、护理诊断/问题及护理措施,重点掌握口腔修复患者的护理诊断、护理配合及护理措施,熟悉口腔修复的治疗要点,了解口腔修复患者的病因及不同修复方式的特点。

思考题

1. 简述牙体缺损患者常见的护理问题。
2. 简述种植义齿患者的健康教育内容。

第二十九章 颌面部感染患者的护理

===== 学习目标 =====

知识目标:掌握颌面部感染患者的临床表现和护理;熟悉颌面部感染的治疗原则;了解颌面部感染的发病机制。

能力目标:运用所学知识为颌面部感染患者制订护理计划,并根据具体情况实施护理措施和健康教育。

素质目标:在护理工作中树立以患者为中心的护理理念,保障患者的安全与护理效果。

案例与思考

邢先生,40岁,以"面部肿胀3d"为主诉就诊。测体温37.8℃,心率88次/min,呼吸22次/min,血压130/78 mmHg。口镜检查:左面部肿胀,左颊部红肿。颌面部CT:左侧颌面部间隙软组织肿胀,内见混杂密度影。诊断:颌面部间隙感染。

请思考:①为了明确诊断,还应完善哪些检查?②如何为该患者制订合理的治疗方案?③该患者的护理诊断有哪些?应采取哪些护理措施?

第一节 冠周炎

冠周炎(pericoronitis)是指牙齿萌出不全或阻生时牙冠周围软组织发生的炎症。临床上多发生在磨牙萌出期,以下颌智齿冠周炎多见。

【病因与发病机制】

1.下颌第三磨牙(智齿)是牙列中最晚萌出的牙,因萌出位置不足,导致程度不同的阻生。

2.牙冠可部分或全部为龈组织覆盖,龈瓣与牙冠之间形成较深的盲袋,食物及细菌极易嵌塞于盲袋内,为细菌定居、繁殖提供了良好的环境。

3.当冠部牙龈因咀嚼食物而损伤,形成溃疡,若全身抵抗力低下、局部细菌毒力增强,则可引起冠周炎的急性发作。

【护理评估】

1. 健康史 评估患者下颌智齿的生长位置、萌出情况;冠部牙龈有无肿胀、损伤;近期有无消耗性疾病、全身衰竭或糖尿病的病史;药物过敏史等。

2. 身体状况

(1)症状:常以急性炎症形式出现,发生于智齿萌出初期的青年人,磨牙后区肿胀不适,进食、咀嚼、吞咽活动时疼痛加重;如病情不断发展,局部可呈自发性跳痛或反射性疼痛;当感染侵及咀嚼肌时,可引起反射性痉挛而出现不同程度的张口受限;由于口腔不清洁,出现口臭,患牙龈袋处有咸味分泌物溢出。

(2)体征:颌面部肿胀、皮下脓肿。

3. 心理-社会状况 智齿冠周炎的疼痛刺激较强,并伴有不同程度的面部肿胀,患者常表现出不同程度的紧张和焦虑。评估患者的家庭状况、教育背景和对疾病的认知程度。

4. 辅助检查 白细胞计数及中性粒细胞比例是否升高,X 射线牙片或曲面断层片是否可见牙周组织炎性改变。

【治疗要点/原则】

在急性期应以消炎、镇痛、切开引流、增强全身抵抗力的治疗为主。当炎症转入慢性期后,若为不可能萌出的阻生牙则应尽早拔除,以防感染再发。

【护理诊断/问题】

1. 疼痛 与炎症有关。
2. 有感染扩散的危险 与颌面间隙有关。
3. 语言沟通障碍 与疼痛、张口受限有关。
4. 知识缺乏 与缺乏口腔保健意识有关。

【护理措施】

1. 预防保健

(1)应重视这种常见疾病及其危害,防患于未然。

(2)家长可以在孩子 15~18 岁这个年龄阶段带孩子到医院拍摄 X 射线片,检查智齿的生长情况,如果医生判断智齿发生阻生,应尽早拔除。

(3)养成良好的护齿习惯,保持口腔清洁卫生,实现牙齿的终生健康。除了每天认真刷牙外,还要每天清除牙缝深处的有害物质,清除食物残渣及软垢。

2. 常规清洁口腔

(1)用生理盐水或含漱液漱口,并按要求将含漱液保持 2~3 min 后再吐出,每日可 4~6 次。

(2)局部冲洗:智齿冠周炎的治疗以局部处理为重点,局部又以清除龈袋内食物碎屑、坏死组织、脓液为主。用弯钝探针插入龈袋内反复冲洗龈袋,常用生理盐水、1%~3%过氧化氢等溶液,直至溢出的清洗液清亮为止。擦干局部,并蘸取 2%碘甘油或少许碘粉液滴入龈袋内,注意不要刺破周围的软组织。每日 1~3 次,并用温热水含漱剂漱口。

3. 饮食护理 进食高热量、高蛋白、高维生素、易消化的流质和半流质饮食,避免进食辛辣刺激性食物。注意休息,治疗期间戒烟、戒酒。

4. 健康教育 拔除智齿的最佳时期是在智齿的萌出之前,15~18 岁之间,这时智齿的整个牙冠位于黏膜下,还没有与口腔相通,细菌没有入侵,手术过程简单、迅速,术后感染机会减少,术后反应轻、恢复快。

第二节 颌骨骨髓炎

颌骨骨髓炎(osteomyelitis of the jaws)是由细菌感染、物理或化学因素,使颌骨产生的炎性病变。它并不单纯限于骨髓腔内的炎症,而是指包括骨膜、骨皮质和骨髓,以及骨髓腔内的血管、神经等整个骨组织发生的炎症过程。

【病因与发病机制】

1. 牙源性感染　临床上最多见,一般常在机体抵抗力下降和细菌毒力强时由急性根尖周炎、牙周炎等牙源性感染直接扩散引起。

2. 血源性感染　临床上多见于儿童。一般都有颌面部或全身其他部位化脓性病变或败血症史,感染经血行扩散至颌骨发生骨髓炎。

3. 损伤性感染　因口腔颌面部皮肤和黏膜的损伤,与口内相通的开放性颌骨粉碎性骨折或火器伤伴异物存留,有利于细菌直接侵入颌骨内,引起损伤性颌骨骨髓炎。

【护理评估】

1. 健康史　详细询问患者患病的相关因素,有无牙源性、血源性、损伤性感染。

2. 身体状况

(1)症状:局部剧烈跳痛,病牙可有明显叩痛及伸长感,口腔内黏膜及面颊部软组织肿胀、充血,皮肤微红,肿胀区牙松动,口腔内或面颊部可出现多数瘘孔溢脓。

(2)体征:机体呈慢性中毒消耗症状。

3. 心理-社会状况　给予患者充分的同情及理解,鼓励患者说出心理感受,对焦虑的患者进行心理疏导,向患者介绍患同种疾病的恢复期患者,通过现身说法增强患者的信心,恢复自信,积极配合治疗。

4. 辅助检查

(1)实验室检查:血常规可出现白细胞计数升高、中性粒细胞比例升高等。

(2)影像学检查:中央性颌骨骨髓炎的 X 射线片早期无变化,2~4 周后可见骨质疏松密度减低区,2~3 个月后显示骨破坏局限,有死骨形成或病理性骨折;边缘性颌骨骨髓炎 X 射线片早期变化不明显,晚期下颌支后前位片可见骨皮质不光滑,有小片死骨形成,或骨质增生。

【治疗要点/原则】

1. 抗感染治疗　根据细菌培养及药物敏感试验结果,遵医嘱给予足量、有效的抗生素。

2. 全身支持疗法　补充液体,纠正电解质紊乱,纠正贫血和低蛋白血症,提高免疫力,以增加患者的抵抗力和愈合能力。

3. 手术治疗　去除已形成的死骨和病灶。

【护理诊断/问题】

1. 疼痛　与炎症被致密骨板包围不易向外扩散有关。

2. 焦虑　病程迁延,对疾病预后担忧。

3. 营养失调:低于机体需要量　与感染造成机体消耗增加及摄入不足有关。

4. 张口受限　炎症影响。

【护理措施】

1. 心理护理 关心、爱护患者,与其积极地沟通交流,了解患者的真实感受,使其对疾病的发生、发展和结果有正确的认识,消除焦虑感。

2. 饮食护理 给予营养丰富、易消化的流食及软食,必要时给予鼻饲饮食、静脉补液,维持水、电解质平衡。

3. 口腔护理 保持口腔清洁,可给予高蛋白、高维生素、易消化的流质饮食,必要时给予全身支持疗法。

4. 抗生素应用 根据细菌培养、药物敏感试验结果和临床反应选择敏感抗生素控制感染。

5. 引流护理 密切观察引流液的颜色、量、性质,保持引流通畅。

6. 适当休息 为患者提供安静舒适的休养环境,保证充足的睡眠和休息。

7. 物理疗法 术后患者配合理疗,可改善局部血运,促进创口愈合。

8. 健康教育 对于使用结扎丝和夹板固定的患者,固定物去除后,嘱患者坚持练习张、闭口,直至功能完全恢复,注意勿进食坚硬食物。

第三节 口腔颌面部间隙感染

口腔颌面部间隙感染(infection of oral and maxillofacial space)是颜面、颌周、口腔及咽部软组织化脓性炎症的总称。根据解剖结构和临床感染常表现的部位,将其分为不同名称的间隙,如咬肌间隙、翼下颌间隙、颞下间隙、颞间隙、下颌下间隙、咽旁间隙、颊间隙、口底间隙等。感染累及潜在筋膜间隙内结构,初期表现为蜂窝织炎,在脂肪结缔组织变性坏死后,则可形成脓肿。化脓性炎症可局限于一个间隙内,亦可波及相邻的几个间隙,形成弥散性蜂窝织炎或脓肿,甚至可沿神经、血管扩散,引起海绵窦血栓性静脉炎、脑脓肿、败血症等严重并发症。

【病因与发病机制】

1. 口腔颌面部间隙感染均为继发性,常见为牙源性或腺源性感染扩散所致,损伤性、医源性、血源性较少见。

2. 感染多为需氧和厌氧菌引起的混合感染,也可为葡萄球菌、链球菌等引起的化脓性感染,或厌氧菌等引起的腐败坏死性感染。

【护理评估】

1. 健康史 评估患者近期有无未彻底治疗的牙病、颌骨骨髓炎、舌下腺感染等感染病史,有无外伤史等诱发因素,有无消耗性疾病、全身衰竭或糖尿病的病史,有无药物过敏史等。

2. 身体状况

(1)症状:炎症区域出现红、肿、热、痛的体征,病变与正常组织间无明显分界线,炎症区可出现功能障碍、引流区淋巴结肿痛等。若发病5~7 d后,体征无明显消退,可在中央区出现坏死、渗出物聚集,形成分界清楚、有一定范围的脓腔。可扪及波动感,局部皮肤有凹陷性水肿。

(2)体征:全身中毒症状。

3. 心理-社会状况 颌面部间隙感染病情进展较快,局部及全身症状严重,患者对疾病的预后担忧,常感到紧张及焦虑,表现出烦躁不安、失眠、沉默或多语,特别需要心理的安慰和疏导。评估患者的教育背景、婚姻及家庭情况、家庭经济状况、工作环境和对疾病的认知水平等。

4. 辅助检查

(1) 波动试验:波动感是浅部脓肿的重要特征。

(2) 穿刺法:协助确诊深部脓肿有无脓液或脓肿的部位。

(3) B超或CT检查:进一步明确脓肿部位及大小或引导进行深部脓肿穿刺或局部给药等。

(4) X射线检查:确定是否有骨感染。

(5) 脓液涂片及细菌培养:确定细菌种类,必要时做细菌药物敏感试验,指导临床合理用药。

(6) 实验室检查:一般可见白细胞计数明显升高,但重度感染或大量使用抗菌药物情况下,白细胞计数可无明显增加,但有中毒颗粒和核左移出现。

【治疗要点/原则】

遵医嘱合理全身应用抗菌药物,必要时配合医生行脓肿切开引流,全身支持疗法,对症处理。

【护理诊断/问题】

1. 疼痛　与颌面部炎症、肿胀有关。
2. 体温过高　与细菌毒力有关。
3. 有窒息的危险　肿胀向舌根发展,局部水肿,使咽腔缩小或压迫气管,出现呼吸困难。
4. 知识缺乏　与缺乏对疾病的认知有关。
5. 潜在并发症　海绵窦血栓性静脉炎、中毒性休克、脑脓肿、败血症。

【护理措施】

1. 防治为主　要爱护牙齿,早晚刷牙,勤漱口,保持口腔卫生,及时诊治病灶牙。
2. 严密观察病情变化　监测生命体征,高热、休克患者给予对症处理;细心观察炎症是否向邻近组织扩散;有无呼吸困难,必要时行气管切开术。
3. 手术护理　脓肿形成需切开引流,配合医生完善术前准备。
4. 全身应用抗生素　合理、正确、有效使用抗生素,观察用药反应。
5. 对症支持治疗　对病情严重者给予全身支持疗法,输血、输液,维持水、电解质平衡。
6. 心理护理　关心、爱护患者,向其耐心解释病情发展、治疗计划,减轻患者思想负担,消除焦虑,积极配合治疗。
7. 饮食护理　进食易消化、营养丰富的流食及半流食,加强营养;但如果合并糖尿病应少量多餐,定时定量,维持血糖稳定。
8. 注意休息　少说话避免不良刺激,为患者提供安静舒适的休养环境,严重感染急性期应卧床休息,减少局部活动。
9. 健康教育　对不能保留的患牙应及早拔除。

本章小结

颌面部感染较重且并发败血症、海绵窦血栓性静脉炎、全身其他脏器继发性脓肿、中毒性休克等严重并发症的患者,应在局部处理的同时,根据细菌药物敏感试验的结果选用敏感的抗菌药物,尽早、及时给予补液等全身支持治疗和对症治疗。

思考题

1. 什么是智齿冠周炎?其主要治疗原则是什么?
2. 颌骨骨髓炎的病因包括什么?

第三十章　口腔颌面部肿瘤患者的护理

▣▣▣ 学习目标 ▣▣▣

知识目标：掌握口腔颌面部肿瘤患者的临床表现和护理；熟悉口腔颌面部肿瘤的治疗原则；了解口腔颌面部肿瘤的发病机制。

能力目标：运用所学知识为口腔颌面部肿瘤患者制订护理计划，并根据具体情况实施护理措施和健康教育。

素质目标：通过本章节的学习，掌握口腔颌面部肿瘤患者的基本理论知识，根据患者的身心健康及社会家庭文化需求为其提供整体护理。

案例与思考

贾先生，49岁，以"发现下牙龈肿物1月余"为主诉就诊。测体温36.4℃，心率80次/min，呼吸20次/min，血压130/90 mmHg。口镜检查：37远中磨牙后可见一大小约1 cm×1.5 cm的菜花状外生型肿物。颌面部CT：左下颌后牙槽区异常强化，邻近骨质小片状低密度显示。诊断：左下牙龈肿瘤。

请思考：①为了明确诊断，还应完善哪些检查？②如何为该患者制订合理的治疗方案？③该患者的护理诊断有哪些？应采取哪些护理措施？

第一节　口腔颌面部囊肿

口腔颌面部囊肿包括软组织囊肿和颌骨囊肿。

【病因与发病机制】

1. 主要由发育异常导致，少数囊肿可由炎症、感染、损伤等引起。
2. 牙源性囊肿与成牙组织和牙有关；非牙源性囊肿由胚胎发育过程中残留的上皮发展而来。

【护理评估】

1. 健康史　评估患者全身情况，如体重、营养状况、心肺功能、肝肾功能等。评估有无药物过敏史、家族史及手术史。

2.身体状况

(1)症状

1)好发于口底、颏下、眼睑、额、鼻、眶外侧、耳下等部位,多见于儿童及青年。

2)常为球形,深在,界限清楚,触之有面团感,一般无自觉症状。

(2)体征:颌骨骨质肿胀,或因受压而吸收,皮质层变薄,向外膨隆,触诊时有"乒乓球"样弹性感。

3.心理-社会状况 因面部膨隆影响患者面容,囊肿局部肿胀、疼痛造成患者和家属对疾病治疗及预后的担心。入院后及时评估患者及家属的心理需求,如家庭成员和氛围、家庭经济状况、医疗费用的来源和支付方式等。

4.辅助检查

(1)穿刺:查看穿刺物颜色、性状,确定囊肿性质。

(2)X射线检查显示病灶位置。

【治疗要点/原则】

软组织囊肿常规手术切除。颌骨囊肿的治疗原则为囊肿刮治术。囊肿范围较大、骨质破坏较多患者,为预防发生病理性骨折,术后需做颌间结扎;病变范围过大或多次复发的角化囊肿,可行颌骨截骨,同期行游离骨植入修复。

【护理诊断/问题】

1.疼痛 与囊肿局部膨隆有关。

2.自我形象紊乱 与囊肿影响患者面容有关。

3.知识缺乏 与对疾病进展了解不足有关。

4.潜在并发症 感染。

【护理措施】

1.术前护理

(1)一般护理

1)协助完成各项化验检查,发现异常及时通知医生。

2)创造舒适安静的住院环境,确保患者良好的休息及睡眠,注意保暖,防止感冒。

3)术前并发感染患者及口腔卫生条件差的患者,给予口腔护理指导。

4)因病致吞咽困难患者,指导进软食或半流质饮食。

5)疼痛患者必要时遵医嘱给予镇痛药,并观察记录用药后疼痛缓解情况。

6)心理护理:了解患者家属的心理需求,加强护患沟通,根据病情向患者讲解有关疾病治疗、预后相关知识,帮助其正确认识疾病,鼓励积极治疗,获得患者及家属的理解和配合,缓解因对疾病缺乏了解所致的情绪紧张。

(2)术前准备

1)讲解术前皮肤准备及禁食、禁饮的目的,男性常规口周备皮,口外手术根据手术需要做相应皮肤准备,淋浴、修剪指甲、更换清洁病服。

2)保持口腔清洁,嘱患者充分休息及睡眠,必要时于术前一日晚酌情给予镇静安眠药。

3)根据医嘱做药物过敏试验,有阳性者,通知医生并标注于病历及床头卡相应位置。

2.手术日护理

(1)术晨测生命体征,如体温异常或女患者月经来潮及时通知医生。

(2)检查手术前准备工作是否完善。
(3)全麻手术患者勿穿内衣、内裤,排空膀胱。
(4)术晨根据医嘱留置导尿管,遵医嘱给予术前用药。
(5)取下活动义齿、眼镜、手表、首饰等,贵重物品交其家属保管。
(6)手术中所需药品及物品,如病历、X射线片、术中用药等清点后交给手术室接患者的工作人员并登记。

3.术后护理
(1)卧位:麻醉期过后给予半卧位,利于头颈部伤口引流,减轻颌面部水肿。
(2)饮食护理:给予患者相应的饮食指导,口内手术患者术后1周内进流食,1周后进半流质饮食,2~3周后可恢复正常饮食。口外手术患者术后进半流质饮食,3~4 d后改为普食。术后忌刺激性、过热食物。
(3)口腔护理:指导口内手术患者使用漱口液漱口,创伤较大不易清洁及行颌间结扎患者给予口腔护理。
(4)舌下腺囊肿术后切口常规放置引流条,注意观察切口引流、肿胀情况。
(5)行颌间结扎患者床旁备吸痰器及钢丝剪,必要时解除颌间结扎以保持患者呼吸道通畅。
(6)对行口底皮样囊肿摘除术的患者,注意观察口底肿胀情况。

4.健康教育
(1)加强营养,保持口腔卫生。
(2)皮脂腺囊肿患者,注意保持皮肤清洁。发生囊肿时不可用力挤压,以免引起炎症。
(3)病变范围较大的颌骨囊肿刮治术后,注意勿咬食硬物,以防止发生病理性骨折。
(4)遵医嘱按时复诊,不适随时就诊。

第二节　口腔颌面部恶性肿瘤

口腔颌面部恶性肿瘤以上皮源性组织来源最多,尤其是鳞状上皮细胞癌最常见。

【病因与发病机制】

口腔颌面部各种环境的致癌因素和遗传的致癌因素以协同或序贯的方式引起DNA损害,多阶段演进,导致口腔颌面部恶性肿瘤。

【护理评估】

1.健康史
(1)患病及治疗经过
1)现病史:详细询问患者此次就诊的主要原因和治疗目的,最初出现症状的时间,肿物确切的部位、生长速度以及最近是否突然加速生长。
2)既往史:仔细询问患者发病前的全身健康状况,过去有无炎症史、损伤史,有无严重的全身疾病和外科大手术史;患者预防接种史和药物过敏史。
3)治疗情况:询问患者是否到过医院就诊;是否接受过治疗,治疗的方式和效果,目前的治疗情况。

(2) 生活史和家族史

1) 生活史：询问患者的出生地和生活环境、婚姻和生育情况等；重点了解有无烟酒嗜好，有无锐利牙嵴、残根或不良修复体长期对口腔黏膜的损伤，口腔内有无白斑或扁平苔藓等危险因素。

2) 家族史：询问患者家族中有无类似疾病发生的病史。

2. 身体状况

(1) 症状

1) 疼痛：早期可无症状或仅有轻度疼痛，如有继发感染或侵犯舌根，常发生剧烈疼痛，疼痛可放射至耳颈部及整个同侧的头面部。

2) 进食和说话困难：病灶侵犯舌肌时，可使舌运动受限，从而导致患者进食困难，语言表达不清。

(2) 体征

1) 舌部病灶：舌癌多发生于舌缘，其次是舌尖、舌背，常为溃疡型或浸润型，也有菜花型。

2) 舌体运动受限：舌癌一般恶性程度较高，生长快，浸润性较强，常波及舌肌，可致舌运动受限。晚期舌癌可蔓延至口底及下颌骨，可使全舌固定。

3) 颈部及颏下淋巴结肿大：舌的血供及淋巴丰富，特别是舌肌的经常挤压运动，使得舌癌容易发生早期颈淋巴转移，远处可转移至肺部。

3. 心理-社会状况　肿瘤所致疼痛、对颜面部的破坏、病情的反复、放射治疗和化学治疗后的不良反应、手术对组织器官造成的毁坏性影响、生命质量的下降、较高的医疗费用等因素，都可对患者心理构成较大压力，使患者产生负性情绪反应，如抑郁、焦虑、恐惧，或伴有明显的睡眠障碍。个别晚期患者会因不堪忍受疼痛、吞咽或言语困难，对治疗丧失信心而产生轻生念头。评估患者家庭成员和氛围、家庭经济状况、医疗费用的来源和支付方式等。

4. 辅助检查　通过 X 射线、CT、MRI、血管造影和活体组织检查等确定肿瘤的性质、范围及与周围组织的关系。

【治疗要点/原则】

口腔颌面部恶性肿瘤的发生部位、临床表现、病理类型、恶性程度、转移部位各不相同，因此治疗方法各异，主要包括外科手术、放疗、化疗、中医中药治疗及其他特殊治疗，如冷冻、激光治疗等。目前认为除早期未分化癌外，均应以外科手术治疗为主，或采用以外科手术为主结合放、化疗的综合治疗。

1. 手术治疗　手术目前仍然是治疗口腔颌面部恶性肿瘤的主要、有效的方法，适用于放疗及化疗不能治愈的恶性肿瘤。大多采用联合根治术进行治疗，即将原发灶与相应的颈淋巴同时清除，部分患者还需同期行游离组织瓣修复术。

2. 放射治疗　放射治疗与外科治疗同为口腔颌面部恶性肿瘤的根治手段。未分化癌或低分化癌宜首选放射治疗，大多数晚期病例或累及骨质的病例则需与外科手术结合进行综合治疗。

3. 化学治疗　化疗是可用于晚期或复发病例的姑息治疗，术前应用可减小肿瘤体积，术后与放射治疗相结合进行综合治疗。

【护理诊断/问题】

1. 疼痛　与肿瘤生长有关。

2. 焦虑　与患者担心手术创伤、治疗效果及预后有关。

3. 有窒息的危险　术后易发生舌后坠致呼吸道梗阻。手术创伤致痰液不能顺利咳出，咽部水肿。

4. 有感染的危险　与手术创伤大、气管切开有关。

5. 营养失调：低于机体需要量　与术后张口受限、咀嚼及吞咽困难有关。

6. 语言沟通障碍　与患者说话不方便，不能有效沟通有关。

7. 知识缺乏　与缺乏功能锻炼知识、不知晓如何健康指导有关。

8. 潜在并发症　出血、血管危象、下肢深静脉血栓、乳糜漏。

【护理措施】

1. 术前护理

（1）心理护理：因舌癌术前、术后都会影响患者张口、说话和进食，使患者对预后十分担忧，因此产生恐惧、不安和悲观心理，护士对此应进行有针对性的心理护理，以消除患者的恐惧，使患者处于接受治疗的最佳心理状态。

（2）饮食护理：鼓励患者平衡膳食。对不能进食者应从静脉给予必要的营养补充，如通过静脉给予氨基酸、葡萄糖等营养素，以保证机体对营养的需要。

（3）口腔护理：术前应根据患者具体情况进行牙周洁治，及时治疗口腔及鼻腔的炎症，可给予适当的消毒含漱剂，如1%～3%过氧化氢溶液及0.5%氯己定含漱剂，让患者含漱，以防止术后伤口感染。

（4）术前常规准备：按口腔颌面外科术前护理要求，做好术前的各种准备工作，如备血、皮肤准备等。应在术前教会患者有效的咳嗽排痰方法，让患者戒烟及学会在床上进行大小便等。

（5）特殊护理：语言沟通障碍的护理。术后由于舌切除或气管切开，部分患者可能出现言语不清，对此在术前可以教会患者一些固定的手势用以表达基本的生理需要，或可用书面的形式进行交流。对于不能读写的患者，还可制作图片让患者选择想表达的内容。

2. 手术日护理

（1）术晨测生命体征，如体温异常或女患者月经来潮及时通知医生。

（2）检查手术前准备工作是否完善。

（3）全麻手术患者勿穿内衣、内裤，排空膀胱。

（4）术晨根据医嘱留置导尿管，遵医嘱给予术前用药。

（5）取下活动义齿、眼镜、手表、首饰等，贵重物品交其家属保管。

（6）手术中所需药品及物品，如病历、X射线片、术中用药等清点后交给手术室接患者的工作人员并登记。

3. 术后护理　术后护理工作的质量直接影响患者治疗及康复效果，口腔颌面部肿瘤患者术后护理工作是关键环节。

（1）体位：全麻手术患者去枕平卧6 h后，可采取半卧位，以减轻水肿及缝线处张力。术后第一天鼓励患者在能耐受的情况下早期活动。

（2）病情观察：密切观察患者意识、瞳孔、体温、脉搏、呼吸、血压，引流液颜色及性质，组织瓣颜色、质地、温湿度等变化，记录出入量等，若有异常及时通知医生处理，做好记录。

（3）伤口护理

1）注意观察伤口的愈合情况，注意有无渗血、肿胀、裂开等异常反应，尤其是负压引流拔除后观察伤口肿胀情况。

2）观察伤口渗出液性质，若渗出液浸湿敷料及时通知医生更换，必要时手术探查。

(4) 管道护理

1) 气管切开护理:妥善固定气管套管,保持切口清洁干燥,在气管套管下垫敷料,每天更换一次,若污染随时更换。保持套管通畅,及时吸出气管内分泌物,观察其性质及量。为防止痰液黏稠、结痂阻塞内套管,气管内套管应定期清洗消毒,根据患者痰液的性质和量,确定清洗消毒内套管的时间,一般每4～6 h一次。持续气道湿化,保持呼吸道湿润。病情允许时,定时为患者翻身拍背,鼓励患者咳嗽、咳痰,以利于痰液排出,减少肺部并发症。对于游离组织瓣术后头部制动的患者,可定时叩击前胸和两侧胸廓。为避免口咽部细菌定植,常规给予口腔护理,每日1～2次。为避免呼吸道感染,尽量安排人少的病室,减少陪护和探视的人数及次数,保持室内空气清新,持续开窗通风。

2) 留置胃管护理:留置胃管应妥善固定,防止脱出。定时给予鼻饲流质饮食,固定于患者鼻部的胶贴需每日更换。

3) 负压引流管的护理:妥善固定负压引流管,避免管道扭曲、弯折,保证负压鼓维持负压状态。

4) 留置尿管的护理:术后留置尿管的患者每日进行会阴擦洗,记录尿量。拔管前1 d予以夹闭尿管,间断开放,训练膀胱功能,无不适后第2天可拔尿管,拔除后观察患者自行排尿情况。

(5) 口腔护理:注意保持口腔卫生,每次进食后用漱口液含漱,或遵医嘱给予口腔冲洗,预防伤口感染。

(6) 皮肤护理:卧床患者防止压疮的发生,定时协助患者翻身,解除受压部位皮肤压力,必要时遵医嘱使用气垫床或给予液体敷料涂抹。

(7) 饮食护理:根据病情需要选择饮食种类。原则上口内伤口较大者给予鼻饲流食,1周后训练患者经口进食,无呛咳者可经口进流食;伤口较小者经口进流食,1周后改半流食,2周后进普食;口外伤口者可进软食或普食。注意进食后保持口腔清洁。

(8) 拆线时间:口外伤口7～10 d拆线。

4. 健康教育

(1) 保持乐观情绪,加强营养,提高机体免疫力。

(2) 保持口腔卫生,每次进食后用漱口液漱口,避免伤口感染。

(3) 坚持功能锻炼,直至完全恢复。

(4) 术后遵医嘱按时复查,若不适随时就诊。

(5) 遵医嘱按时放疗、化疗。

本章小结

口腔颌面部肿瘤是头颈肿瘤的重要组成部分,头颈肿瘤大多位于口腔颌面部。最初出现症状的时间,肿瘤确切的部位、生长速度及最近是否突然加速生长,这些是区分良性肿瘤与恶性肿瘤,以及确定晚期恶性肿瘤的原发部位的重要依据。口腔颌面部肿瘤常以外科治疗为主。早期发现,正确诊断是根治恶性肿瘤的关键。

思考题

1. 简述颌骨囊肿的术后护理。
2. 口腔颌面部恶性肿瘤的健康教育包括哪些?

第三十一章 口腔颌面部创伤患者的护理

学习目标

知识目标:掌握口腔颌面部创伤患者的临床表现和护理;熟悉口腔颌面部创伤的治疗原则;了解口腔颌面部创伤的发病机制。

能力目标:运用所学知识为口腔颌面部创伤患者制订护理计划,并根据具体情况实施护理措施和健康教育。

素质目标:通过本章的学习,引导同学们在学习过程中逐步形成评判性思维方式,为颌面部创伤患者的急救工作奠定基础。

案例与思考

刘先生,53岁,以"颌面部外伤后12 h"为主诉急诊就诊。测体温36.5 ℃,心率88次/min,呼吸22次/min,血压135/75 mmHg。专科检查:颌面部肿胀明显,双眼眶周青紫,右眶上缘及鼻部创口已缝合。当地颌面部CT:额部及面部挫伤,上颌骨、右侧颧弓、眼眶内侧壁、额骨骨折。诊断:上颌骨骨折。

请思考:①为了明确诊断,还应完善哪些检查?②如何为该患者制订合理的治疗方案?③该患者的护理诊断有哪些?应采取哪些护理措施?

第一节 牙损伤

【病因与发病机制】

1.牙损伤可以单独发生,也可以伴发颌面部及其他部位的损伤,多发生于前牙区,常因碰撞、打击、跌倒或咀嚼硬物而引起。

2.较常见的为牙挫伤、牙脱位及牙折。

【护理评估】

1.健康史 评估患者的年龄、病情,仔细询问患者发病前的全身健康状况,有无严重的全身疾病和外科大手术史,有无过敏史。

2.身体状况

(1)症状

1)牙挫伤:伤后患牙有轻微松动和叩痛,龈缘还可有少量出血。

2)牙脱位:牙部分脱位或完全脱位。

3)牙折:牙折常有冠折、根折、冠根联合折。冠折常局限于切角或切断一部分,只有轻微的过敏感觉,重者可使牙髓暴露,则刺激症状较明显。

(2)体征:若牙龈同时受伤,可伴发出血、局部肿胀。

3.心理-社会状况 患者因遭受意外,出现不同程度的恐惧或焦虑情绪。

4.辅助检查 X射线摄片是诊断根折的重要依据,X射线可显示根尖及牙周膜间隙。必要时可行CT或CBCT检查,评估骨折移位的程度。

【治疗要点/原则】

1.如牙体松动严重者,可对患牙行简单的结扎固定,如有牙髓炎症状,应行根管治疗。

2.牙移位、半脱位或嵌入深部等部分脱位者,均应先将牙充分复位,然后固定2~3周。如牙完全脱位,但离体时间不长,可将脱位的牙行再植术。固定的常用方法有牙弓夹板固定法、金属丝结扎法等。

3.牙髓暴露者先做根管治疗,再修复牙冠。牙齿有松动可试做牙齿结扎固定治疗,其他部位的牙根折断及冠根联合折断一般应拔除,不予保留。但对冠根联合纵折的磨牙或冠根联合斜折的磨牙,经过根管治疗后做固定套冠或桩冠的修复,仍然有保留的可能。

【护理诊断/问题】

1.疼痛 与牙损伤有关。

2.知识缺乏 与缺乏疾病、治疗相关知识有关。

3.自我形象紊乱 与牙外伤、缺失有关。

【护理措施】

1.牙外伤后较为常见的是牙齿折断、松动,疼痛明显,不能进食。不要过分紧张,可用清水冲洗口腔,去除血污及杂质。不要自行擦拭牙齿断面及晃动牙齿,这会加剧疼痛及恐惧心理,对后续治疗产生不利的影响。

2.尽快就诊,尤其是严重的牙外伤,如脱出、挫入、冠折露髓等,治疗越及时,预后越好。

3.不能及时就诊时,对于牙震荡、牙釉质折、牙本质折、轻度脱位等,可延迟到第2天治疗,不会影响预后。但切不可因为暂时没有疼痛、松动而不就诊。

4.全脱位的恒牙,脱出牙槽窝的时间越长预后越差,因此要对患牙作即刻再植,在无法及时到医院时,可将患牙用清水轻轻冲洗后植入牙槽窝。

5.对无法自行再植的脱位牙,可先保存在牛奶、生理盐水中,也可存于患者的口中,但放入儿童口中要防止患儿因为紧张而将牙齿吞入、误吸等,此方法不适用于低龄儿童。

6.维护口腔卫生对外伤牙的预后非常重要,应彻底清洁和去除患牙周围的菌斑,使用抗菌制剂,如氯己定、过氧化氢溶液等漱口,可促进受伤牙龈的愈合。低龄儿童漱口时可能会吞入药液,建议家长用棉签涂药擦拭患牙牙周组织,尤其是餐后。严重的牙齿脱位和口腔软组织损伤需服用抗生素。

7.受伤后几天内,要进软食,对于脱位牙切不可受力,不能用患牙咀嚼食物,否则会影响外伤牙的预后。

8.告知患者牙外伤后可能出现的并发症、预后,外伤乳牙可能对继承恒牙的影响,早期发现症状和体征,及时给予适当的治疗。

9.告知定期复查的重要性,不可因没有出现不适或没有时间而不定期复查,待出现牙髓坏死、牙根吸收时才就诊,影响患牙的预后。

第二节 颌骨骨折

颌骨骨折(fracture of jaw)主要包括上颌骨骨折、下颌骨骨折及上下颌骨联合骨折等。

【病因与发病机制】

由于颌骨位于面部最突出的部分,骨壁薄弱,当受到直接或间接撞击后易发生骨折。

【护理评估】

1.健康史 了解患者的受伤情况,询问家族史、过敏史及既往史。评估患者全身情况,如体重、营养、心肺功能、肝肾功能、血细胞分析、血型、凝血功能、胸片等。

2.身体状况

(1)症状:颌骨骨折部位明显肿胀、疼痛及皮下淤血,颌骨骨折伴牙龈撕裂及牙龈部位的出血,还会伴有牙齿的损伤,会引起牙齿的松动及脱落或者是牙齿的断裂情况发生。

(2)体征:骨折段移位、牙齿咬合错乱、骨折段异常活动、张口受限、影响呼吸和吞咽、视觉障碍等。

3.心理-社会状况 颌面部骨折常因交通事故、工伤或暴力所致,往往造成颜面不同程度损害,大多数患者对容貌和功能的恢复存有焦虑和担忧心理,既担心手术造成的痛苦及手术危险性,又担心因颌骨骨折造成的塌陷畸形和张口受限、进食和语言功能受影响,使其产生紧张、恐惧、忧郁的心理,拒绝或不配合治疗,尤其是年轻的患者。

4.辅助检查 ①曲面体层片常用于检查颌骨骨折的情况。②CT检查。

【治疗要点/原则】

颌骨骨折患者应及早进行治疗,但如合并颅脑及重要脏器或肢体严重损伤,全身情况不佳,应首先抢救患者的生命,待全身情况好转,生命体征稳定,再行颌骨骨折的处理。

【护理诊断/问题】

1.疼痛 与外伤、手术有关。

2.组织完整性受损 与外伤致皮肤黏膜破损、骨折有关。

3.吞咽困难 疼痛、咬合错乱、咀嚼功能障碍、下颌制动致吞咽不适。

4.营养失调:低于机体需要量 与张口受限,咀嚼、吞咽困难有关。

5.恐惧 突发外伤及手术所致。

6.知识缺乏 与对疾病相关知识不了解有关。

7.自我形象紊乱 与外伤、手术致面形改变有关。

8.潜在并发症 出血、感染、窒息。

【护理措施】

1. 术前护理

（1）协助患者摄片明确骨折部位，检查患者各项化验是否完成，如患者有传染性疾病应及时做好防护。

（2）有软组织损伤时先进行清创处理，按清创缝合术护理。

（3）有鼻眶筛骨折的患者常用手法复位或手术切开复位，有鼻腔出血而无脑脊液鼻漏者，可吸净鼻腔内分泌物及血凝块，以免误吸。

（4）术前清洁外耳道，眶周骨折需用生理盐水进行眼睛清洗。

（5）皮肤准备。

2. 手术日护理

（1）术晨测生命体征，如体温异常或女患者月经来潮及时通知医生。

（2）检查手术前准备工作是否完善。

（3）全麻手术患者勿穿内衣、内裤，排空膀胱。

（4）术晨根据医嘱留置导尿管，遵医嘱给予术前用药。

（5）取下活动义齿、眼镜、手表、首饰等，贵重物品交其家属保管。

（6）手术中所需药品及物品，如病历、X射线片、术中用药等清点后交给手术室接患者的工作人员并登记。

3. 术后护理

（1）密切观察病情变化，应注意体温、脉搏、呼吸、血压、神志及瞳孔的变化，注意有无颅脑损伤、颈部损伤、窒息、感染等并发症发生。

（2）保持呼吸道通畅，及时吸出口鼻腔分泌物。患者有舌后坠时，应将舌牵出口外固定。

（3）颌面部骨折固定术后6 h内患者取去枕平卧位，6 h后患者可取半坐卧位，以利伤口引流和减轻局部肿胀。

（4）术后24 h内疼痛和肿胀时，可给予颌面部冰块冷敷，以减轻肿胀和疼痛，减少出血。保持敷料清洁、干燥、固定，不要自行松脱，以防引起出血和感染。

（5）重症患者要注意变换体位，鼓励患者咳嗽排痰，防止坠积性肺炎的发生。

（6）做好口腔护理，保持口腔清洁。4～6周拆除固定装置后，指导患者练习张口和饮食方法，以逐渐恢复咀嚼功能。

4. 健康教育

（1）术后3 d内患者的体温稍高或伤口轻度肿胀属正常现象，应提前告诉患者和其家属，避免因知识缺乏而使患者产生心理负担。

（2）保持口腔卫生，进食后清洁口腔。

（3）术后1周给予高热量、高蛋白、高维生素流食，2周后可进软食，以保证充足的营养，增强机体抵抗力，保证创口愈合。

（4）患者出院后应每周复诊，由医生进行调验，一般术后2周就可以恢复正常咬合关系。

（5）张口受限的患者术后1～2周开始张口训练，术后2周内不宜张大口，应逐渐恢复开口度。术后1～2个月内可使用开口器，一般练习时间应持续1年左右。

（6）鼻骨手术后，应指导患者抑制打喷嚏，可采用张口呼吸或压迫人中的方法，如控制不住可张口打出，以减轻对伤口的冲击力。

（7）如发现结扎丝脱落、松解、断裂，咀嚼时颌骨、牙齿疼痛等情况应及时就诊。

（8）骨折部位禁忌用力咀嚼,不能吃坚硬食物,以免复折。

（9）术后3个月内避免剧烈活动、挤压、碰撞患处。

本章小结

口腔颌面部创伤是口腔颌面外科的常见病和多发病,口腔颌面部软组织创伤可以单独发生,也可以与颌面部骨折同时发生。颌面部骨折多因交通事故、工伤事故、跌打损伤及运动损伤所致,其中交通事故引起的骨折比例逐年增高,成为颌面部骨折的主要原因。

思考题

1. 简述发生牙移位、半脱位或嵌入深部等部分脱位的处理方法。
2. 颌骨骨折的术后护理要点有哪些?

第三十二章 唾液腺疾病患者的护理

●●●●●●●● 学习目标 ●●●●●●●●

知识目标:掌握唾液腺疾病患者的临床表现和护理;熟悉唾液腺疾病的治疗原则;了解唾液腺疾病的发病机制。

能力目标:运用所学知识为唾液腺疾病患者制订护理计划,并根据具体情况实施护理措施和健康教育。

素质目标:在护理工作中体现护士的人文关怀,提高护理职业责任感和价值感。

案例与思考

患儿,男,15岁,以"发现左侧耳垂下肿物3年余"为主诉就诊。查体:左侧耳垂下有一2 cm× 3 cm×4 cm大小肿物,表面皮肤颜色及皮温正常,质地偏硬,活动度一般,边界清晰,与周围皮肤无粘连,未扪及搏动感及波动感。双侧唾液腺及颈部超声:①左侧腮腺混合性回声团伴多发钙化,建议进一步检查;②右侧颈部Ⅱ区见异常淋巴结;③右侧腮腺及双侧颌下腺未见明显异常;④左侧颈部淋巴结未见明显异常淋巴结回声。诊断:左侧腮腺良性肿物。

请思考:①为了明确诊断,还应完善哪些检查?②如何为该患儿制订合理的治疗方案?③该患儿的护理诊断有哪些?应采取哪些护理措施?

第一节 唾液腺炎

根据感染性质,唾液腺炎(sialadenitis)分为化脓性、病毒性和特异性3类。此外,尚可有放射性、过敏性及退行性唾液腺炎。发病部位以腮腺最常见,其次为下颌下腺,而舌下腺和小唾液腺极少见。

【病因与发病机制】

1. 急性化脓性腮腺炎 脓毒血症、急性传染病等致患者机体抵抗力及口腔生物学免疫力降低,且因高热、脱水等,唾液分泌相应减少,机械性冲洗作用降低,口腔内致病菌逆行侵入导管。

2. **慢性复发性腮腺炎** 成人复发性腮腺炎为儿童复发性腮腺炎迁延未愈而来。儿童发病一般认为与先天性发育异常、自身免疫功能低下、细菌逆行感染有关。

3. **慢性阻塞性腮腺炎（腮腺管炎）** 由腮腺导管狭窄、堵塞引起。

4. **涎石病和下颌下腺炎** 下颌下腺导管长，且在口底后部有一弯曲部，易因异物、炎症等造成唾液淤滞。

5. **唾液腺特异性感染** 腮腺区淋巴结发生结核性感染。

【护理评估】

1. **健康史** 评估患者全身情况，如体重、营养、心肺功能、肝肾功能等。评估有无药物过敏史、家族史及手术史。

2. **身体状况**

（1）症状：病灶局部红、肿、热、触痛，伴皮肤潮红。

（2）体征：腮腺区肿块，导管口红肿，挤压腮腺可从导管口流出脓液；导管内结石，口底双合诊可触及硬块。

3. **心理-社会状况** 唾液腺炎起病急骤，病程进展迅速，常并发于全身严重疾患，患者及家属对疾病的急速进展缺乏必要的心理应对，极易出现焦虑、恐惧、易激惹情绪。同时患者对疾病的发生、发展、治疗缺乏了解，剧烈疼痛、高热、明显肿胀等严重影响患者进食及睡眠，可进一步加重焦虑，患者常处于无助及无能为力的状态。

4. **辅助检查** X射线检查、超声、CT、造影能明确诊断。

【治疗要点/原则】

1. **急性化脓性腮腺炎** 应及早、有效、正确遵医嘱应用抗生素，维持体液平衡，纠正机体脱水及电解质紊乱。炎症早期可用热敷、理疗促进炎症的消散，当炎症已发展至化脓及出现脓腔时需配合医生切开引流。

2. **慢性复发性腮腺炎** 具有自愈性，以增强抵抗力，防止继发感染，减少发作为原则，如有急性炎症表现可遵医嘱使用抗生素。

3. **慢性阻塞性腮腺炎** 以去除病因为主，有涎石者，去除涎石；导管口狭窄者扩张导管口，也可向导管内注入药物，如碘甘油、抗生素等；也可保守治疗，保守治疗无效者手术治疗。

4. **涎石病和下颌下腺炎** 较小的涎石可用保守治疗，必要时行切开取石术及行下颌下腺腺体切除术。

5. **唾液腺结核** 手术切除肿块，术前、术后配合抗结核治疗。

【护理诊断/问题】

1. **疼痛** 与颌面部肿胀有关。
2. **体温过高** 与感染导致全身重度反应有关。
3. **营养失调：低于机体需要量** 与进食困难有关。
4. **潜在并发症** 感染、出血。

【护理措施】

1. **术前护理**

（1）详细询问病史，了解患者的基本情况，准确测量生命体征，对血压高、血糖高、心电图异常等情况及时与医生沟通，使患者尽快达到适应手术的状态。

（2）心理护理：指导患者减压的方法，如对环境的适应、医护人员的了解、手术的方法介绍、疾病的宣教等,使患者消除紧张情绪。

(3)专科护理:保持口腔清洁。腮腺导管开口于口腔,因此保持口腔清洁尤为重要。术前检查患者有无龋齿或口腔疾患,如有相关疾病应及时治疗。术前给予复方洗必泰漱口,预防口腔炎及溃疡的发生。

(4)手术前做好术区备皮:剃发至患者耳后4指,男患者剃胡须,女患者询问月经是否来潮,并在术晨将头发梳到健侧,充分暴露手术部位。

2. 手术日护理　术日晨测量体温、脉搏、呼吸、血压,若有体温、血压升高或女性月经来潮时,及时通知医师,必要时延期手术;遵医嘱术前用药,必要时留置胃管、尿管等;嘱患者排空大、小便,取下义齿、饰物、贵重物品等,交予家人保管;准备手术需要物品,如病历、影像学资料、药品、特殊用物等,随患者一同带入手术室,与手术室人员核对患者手术部位并交接患者和病历。

3. 术后护理

(1)术后患者未清醒时取去枕平卧位,头偏向一侧,及时清理口鼻腔分泌物,保持呼吸道通畅。清醒6 h后取半卧位,利于伤口引流,减轻头面部肿胀。

(2)注意伤口的渗液、出血情况。由于颌面颈部血管、淋巴管丰富,术后伤口渗出液较多,术后多留置伤口引流管,应在术后注意观察引流液及伤口敷料渗血性质及量,保持伤口引流通畅,做好记录。

(3)保持口腔清洁,舌下腺手术后一般不宜漱口、刷牙,以免刺激伤口引起出血。腮腺炎患者应鼓励咀嚼运动,进食酸性饮料或食物以增加唾液的分泌,增强口腔冲洗自洁作用。

(4)术后如放置引流条或负压引流管,确保有效负压引流,切勿使引流管扭曲、压迫阻塞和脱出等,保持引流通畅,观察并记录引流液的颜色、性状及量。

(5)伤口疼痛护理:因手术创伤、加压包扎所致,若包扎太紧可适当放松。手术后取半卧位,减轻头部充血、组织水肿,减轻疼痛。告诉患者疼痛的原因及持续时间,指导患者减轻疼痛的方法,必要时给予镇痛剂和镇静剂。

(6)饮食护理:术后1 d起进食半流质饮食,第4天后可进普通饮食。嘱患者多饮水,遵医嘱用漱口液漱口,保持口腔卫生。

(7)保证伤口敷料加压包扎的正确与松紧适度,正确、适度的局部加压包扎可促进残余腺体萎缩,减少涎瘘的发生。包扎松紧度以颌下伸进一指,张口度一横指为宜,如敷料包扎过紧,可引起头痛不适,影响进食、睡眠,导致眼睑、颜面部肿胀,甚至呼吸困难。包扎期间随时观察患者的面部血供及循环是否正常。因加压包扎会引起头部胀痛,应耐心向患者解释加压包扎的必要性。

(8)对腮腺炎患者监测体温变化,评估患者发热程度,采取相应措施。高热期卧床休息,限制活动,避免患者情绪激动。

(9)观察有无面神经损伤的表现,如面神经损伤致患者眼睑不能闭合,睡眠时给予患者涂抹抗生素眼膏保护眼角膜,以防止暴露性角膜炎的发生。

(10)心理护理:因术中牵拉神经导致暂时性面神经损伤,一般3个月后可恢复正常,要做好相关疾病知识的解释工作,消除患者紧张、焦虑情绪。

4. 健康教育

(1)保持口腔清洁,减少感染的机会。

(2)腮腺炎及涎石病患者进食酸性食物,咀嚼无糖口香糖或含维生素C片刺激唾液分泌。

(3)阻塞性腮腺炎患者指导其按摩腺体,自耳屏前向口腔方向按摩腺体促进唾液排出。

(4)保持情绪稳定,建立良好的生活方式,养成规律的饮食习惯。

(5)遵医嘱3个月复查,半年复诊,出现不适随时就诊。

第二节 唾液腺肿瘤

唾液腺肿瘤(salivary gland tumor)是唾液腺组织中最常见的疾病,其中绝大多数系上皮性肿瘤,间叶组织来源的肿瘤较少见。

【病因与发病机制】

遗传学因素,口腔卫生差、局部刺激、长期吸烟等因素,均可导致唾液腺肿瘤。

【护理评估】

1. 健康史 有无严重全身性疾病、大手术史,有无面瘫、舌麻木、舌运动受限等,有无过敏史。

2. 身体状况

(1)症状:扪到肿块,牙痛,上腭、眶下区或上唇感觉异常或麻木,牙龈肿胀、牙齿松动,吞咽不适及疼痛。

(2)体征:生长缓慢的无痛性肿块,表面光滑或呈结节状。

3. 心理-社会状况 患者及家属可有紧张、恐惧、焦虑,患者自我形象紊乱,影响患者正常生活及社会交往。

4. 辅助检查

(1)B超:可判断有无占位性病变、肿瘤的大小及性质。

(2)CT、MRI、核素扫描:可确定肿瘤的部位以及与周围组织(包括重要血管)之间的关系。

(3)穿刺细胞学检查:穿刺抽取肿块内容物,了解内容物的性质,可进一步协助诊断。

【治疗要点/原则】

以手术治疗为主,配合医生完成术前各项检查化验项目,完善术前准备,做好术后护理工作。

【护理诊断/问题】

1. 焦虑 与患者担心手术、治疗效果及预后有关。

2. 自我形象紊乱 与肿物突出颌面部有关。

3. 潜在并发症 面神经损伤、涎瘘。

【护理措施】

1. 术前护理

(1)术前对患者及家属做好宣教,保证患者良好的情绪,做好心理护理。

(2)术前评估患者是否有既往病史及药物过敏史。

(3)术前指导患者用漱口液漱口,保持口腔清洁。因为腮腺导管开口于口腔,因此保持口腔清洁尤为重要,术前检查患者有无口腔疾病,如有应及时治疗。

(4)预防呼吸道感染,术前保暖,保证良好的睡眠,预防感冒。男性患者应戒烟酒。

(5)做好皮肤准备,手术前1d,指导患者(男性)剃胡须,女性患者询问月经史。将头发梳到健侧,其余头发剃至耳后4指、耳上5指范围,充分暴露手术部位。

2. 手术日护理 术日晨测量体温、脉搏、呼吸、血压,若有体温、血压升高或女性月经来潮时,及时通知医师,必要时延期手术;遵医嘱术前用药,必要时留置胃管、尿管等;嘱患者排空大、小便,取下义齿、饰物、贵重物品等,交予家人保管;准备手术需要物品,如病历、影像学资料、药品、特殊用物等,随患者一同带入手术室,与手术室人员核对患者手术部位并交接患者和病历。

3. 术后护理

(1)腮腺肿瘤患者术后护理

1)麻醉清醒后取半卧位或头高脚低位,利于伤口引流,减轻面部肿胀及疼痛。

2)术后第1天进食半流质食物,第2天可进食软食,逐渐恢复正常饮食。

3)保持术区敷料清洁干燥,浸湿后,协助医生换药。

4)负压引流管护理:保持引流管通畅,勿折叠、扭曲、受压,固定良好,观察引流液的颜色、性状、引流量,做好记录。正常情况下,引流液颜色由暗红到深红再到淡红,逐渐变淡,且术后12 h内引流量不应超过250 mL;若超过250 mL,短时间内引流过多、过快,呈鲜红色,则考虑血管活动性出血,应及时通知医生处理。术后3~5 d,当24 h引流量少于20 mL时可拔管,拔管后观察引流管切口情况,是否有渗液、漏气,若发生异常及时通知医生处理。当负压引流管内流出大量清亮液体时,提示有涎瘘发生,立即通知医生,协助拔除负压引流管,并局部加压包扎2周。

5)观察面神经是否损伤,如有面神经损伤致患者眼睑不能闭合,应在睡眠时涂抹金霉素眼膏保护角膜,防止暴露性角膜炎的发生。遵医嘱给予维生素 B_1、维生素 B_{12} 肌内注射,按摩局部等,促进面神经功能恢复。做好心理护理,减轻患者紧张、焦虑。

(2)下颌下腺肿瘤患者术后护理

1)一般护理同腮腺肿瘤术后护理。

2)观察颌下区肿胀及伤口出血情况:颌下区及口底肿胀明显时,注意有无血肿发生,发现异常应通知医生协助处理。

3)下颌下腺手术后伤口积血、积液多时,易流向口底疏松组织致其肿胀,口底肿胀则会影响呼吸,故应注意观察患者口底肿胀及呼吸情况。及时发现呼吸困难,通知医生处理。

本章小结

唾液腺疾病分为非肿瘤性疾病、瘤样病变和唾液腺肿瘤。非肿瘤性疾病包括唾液腺炎、唾液腺结石病、唾液腺瘘及舍格伦综合征等;唾液腺瘤样病变包括唾液腺黏液囊肿、腮腺囊肿和唾液腺良性肥大;唾液腺肿瘤中绝大多数是上皮性肿瘤,其病理类型复杂,不同类型的肿瘤在临床表现、影像学表现、治疗和预后等方面均不相同。

思考题

1. 简述唾液腺疾病手术前护理要点。
2. 简述唾液腺疾病健康教育内容。

参考文献

[1] 席淑新,肖惠明.眼耳鼻咽喉科护理学[M].5版.北京:人民卫生出版社,2021.

[2] 王宇鹰,唐丽玲.眼耳鼻咽喉口腔科护理学[M].3版.北京:人民卫生出版社,2020.

[3] 杨培增,范先群.眼科学[M].9版.北京:人民卫生出版社,2018.

[4] 张洛灵,张秀梅.五官科护理学[M].郑州:郑州大学出版社,2017.

[5] 吴昕娟,丁淑贞,刘莹.眼科临床护理[M].北京:人民卫生出版社,2020

[6] 王瑛,付海英,葛梅.眼科护理教学查房[M].3版.北京:科学出版社,2018.

[7] 喻京生.五官科护理学[M].4版.北京:中国中医药出版社,2021.

[8] 赵家良.第3版眼科临床指南[J].中国临床医生杂志,2018,46(6):628.

[9] 韩杰,席淑新.耳鼻咽喉头颈外科护理与操作指南[M].北京:人民卫生出版社,2019.

[10] 王斌全,黄健.眼耳鼻喉口腔科学[M].8版.北京:人民卫生出版社,2020.

[11] 田勇泉.耳鼻咽喉头颈外科学[M].8版.北京:人民卫生出版社,2013.

[12] 吴欣娟,耿小凤,田梓蓉.耳鼻咽喉头颈外科专科护理[M].北京:人民卫生出版社,2020.

[13] 高玉琴.口腔护理临床操作流程[M].沈阳:辽宁科学技术出版社,2018.

[14] 张志愿.口腔科学[M].9版.北京:人民卫生出版社,2018.

[15] 周学东.牙体牙髓病学[M].5版.北京:人民卫生出版社,2020.

[16] 谢继.根管治疗牙体牙髓病200例临床分析[J].实用临床医学,2021,22(4):50-52.

[17] 赵佛容.口腔护理诊疗与操作常规[M].北京:人民卫生出版社,2018.

[18] 于海洋.口腔修复科诊疗与操作常规[M].北京:人民卫生出版社,2018.

[19] 孟焕新.牙周病学[M].4版.北京:人民卫生出版社,2018.

[20] 陈谦明.口腔黏膜科诊疗与操作常规[M].北京:人民卫生出版社,2018.

[21] 周学东,宫苹,袁泉.口腔种植科诊疗与操作常规[M].北京:人民卫生出版社,2018.

[22] 中国企业管理研究会公共卫生与医疗健康管理研究院,浙江长三角健康科技研究院老年病急救技术研究部,浙江省增龄与理化损伤性疾病诊治研究重点实验室,等.成人食管异物急诊处置专家共识(2020版)[J].中华急诊医学杂志,2021,30(1):25-30.

[23] 亚洲干眼协会中国分会,海峡两岸医药卫生交流协会眼科学专业委员会眼表与泪液病学组,中国医师协会眼科医师分会眼表与干眼学组.中国干眼专家共识:定义和分类(2020年)[J].中华眼科杂志,2020,56(6):418-422.

[24] 李云鹏,石冰,张浚睿,等.口腔颌面部间隙感染诊疗专家共识[J].中华口腔医学杂志,2021,56(2):136-144.

[25] 陈彦球,成琦,窦训武,等.中国儿童气管支气管异物诊断与治疗专家共识[J].中华耳鼻咽喉头

颈外科杂志,2018,53(5):325-338.

[26]赵家良.我国防盲与眼健康事业的发展历程[J].眼科,2020,29(5):321-325.

[27]殷鸿波,张又尹,邓应平.强脉冲光联合睑板腺按摩治疗睑板腺功能障碍[J].国际眼科杂志,2021,21(1):124-131.

[28]李勇,杜婧,李晶,等.不同频率强脉冲光联合睑板腺按摩治疗睑板腺功能障碍导致的干眼症患者的临床疗效[J].眼科新进展,2020,40(12):1152-1156.

[29]ASSADI F A,NARAYANA S,YADALLA D,et al.Effect of congenital ptosis correction on corneal topography—a prospective study[J].Indian journal of ophthalmology,2021,69(6):1527-1530.